全国医学信息技术人才培养工程系列教材　高等院校数字化融媒体特色教材

医院
信息系统及应用

主编　李其铿　闫杰　　副主编　钮靖　宋理国

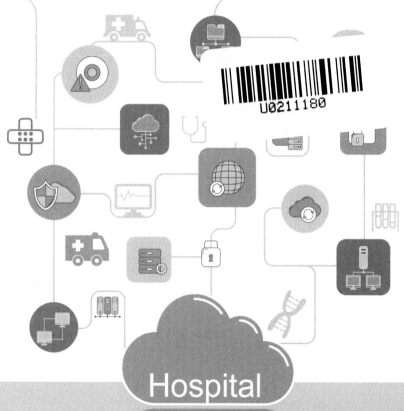

Hospital
Information System and
Its Application

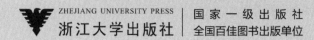

ZHEJIANG UNIVERSITY PRESS
浙江大学出版社

国家一级出版社
全国百佳图书出版单位

图书在版编目(CIP)数据

医院信息系统及应用/李其铿,闫杰主编. —杭州：
浙江大学出版社，2022.1(2023.6 重印)
ISBN 978-7-308-21860-3

Ⅰ.①医… Ⅱ.①李…②闫… Ⅲ.①医院—管理信
息系统—系统设计 Ⅳ.①R197.324

中国版本图书馆 CIP 数据核字（2021）第 211686 号

医院信息系统及应用

主编 李其铿 闫 杰

策划编辑	阮海潮(1020497465@qq.com)
责任编辑	阮海潮
责任校对	王元新
封面设计	杭州林智广告有限公司
出版发行	浙江大学出版社
	（杭州市天目山路 148 号 邮政编码 310007）
	（网址：http://www.zjupress.com）
排 版	浙江时代出版服务有限公司
印 刷	杭州杭新印务有限公司
开 本	787mm×1092mm 1/16
印 张	14.25
字 数	356 千
版 印 次	2022 年 1 月第 1 版 2023 年 6 月第 3 次印刷
书 号	ISBN 978-7-308-21860-3
定 价	49.00 元

《医院信息系统及应用》
编委会名单

唐　青　福建卫生职业技术学院

吴　超　齐齐哈尔医学院附属第二医院

郭庆峰　山西省汾阳医院

高　晶　华北理工大学冀唐学院

曹福凯　华北理工大学冀唐学院

张　飞　开封大学医学部

赵　鑫　开封大学医学部

罗桂林　贵州健康职业学院

朱长元　苏州卫生职业技术学院

吕　晶　青海卫生职业技术学院

康伟民　长春医学高等专科学校

前　言

　　21世纪被人类誉为信息化时代,信息技术正在深刻地改变着我们的学习、工作和生活。新兴的信息科学与古老的医学相互融合,诞生了一门新的学科——医学信息学,这门充满变革活力的学科正在迅速地影响和改变着传统医学,使身处21世纪的医学工作者和医科学生都面临着这一难得的机遇和挑战。

　　卫生行业的信息化已经成为卫生管理现代化的重要标志,利用信息技术更好地为医院的医疗、科研和教学服务,已成为提高医院经济和社会效益的重要手段。医院信息系统(Hospital Information System,HIS)在国际学术界被公认为新兴的医学信息学(Medical Informatics)的重要分支。医院信息系统是一个综合性的信息系统,本质是将医院各科室的系统进行整合,使其互联互通,避免信息孤岛现象,提高医院的整体管理水平和工作效率,不仅优化了流程还减少了人为的误操作,有效提升医院服务质量和患者满意度。

　　我国的医院信息系统建设已有20多年,从最初的单机收费、统计工资及人事管理等方面的初步应用,到如今三甲医院已基本具备HIS、LIS、PACS、EMR、集成平台等信息平台,可以说我国的医院信息系统得到了迅猛发展。同时,我国的医学信息机构正经历着经费和人员改革的挑战,我国当前医院信息系统存在覆盖面小、医疗救治系统信息不灵、疫情报告和疾病监测时效性差、卫生监管信息系统建设滞后、信息整合能力落后等问题,与发达国家相比,尚存在相当大的差距,可以说我国的医院信息系统建设依然任重而道远。

　　党的二十大吹响了全面建设社会主义现代化国家、全面推进中华民族伟大复兴的奋进号角。为更好地加快培养高素质的医学信息专业人才,建立健全医学信息专业教育体系,我们深入学习领会党的教育方针,细致调研相关院校教学需求,广泛收集教材使用反馈信息,优化教学设计,创新教学模式,担当为党育人、为国育才重要使命,为推动新形势下医学信息专业人才培养的教学改革与创新做出新贡献。

　　本书以习近平新时代中国特色社会主义思想为指导,全面贯彻落实党的二十大精神,以国家卫生健康委员会制定的《关于印发全国医院信息化建设标准与规范(试行)的通知》《关于印发全国基层医疗卫生机构信息化建设标准与规范(试行)的通知》等文件为遵循,以培养高素质的医学信息专业人才为宗旨,以落实立德树人为根本任务,全面贯彻价值塑造、知识传播和能力培养的育人理念,为医院高质量发展保驾护航。

目前医院信息系统还处于迅速发展中,由于编者水平和时间的限制,书中难免会有错漏之处,恳请广大读者给予批评指正。

主编

目　录

第一章 医学信息学基础

第一节 信息系统

一、信息与信息系统

进入 21 世纪，信息产业成为全球经济的主导产业。以计算机为核心的信息技术已广泛应用于社会生活和国民经济的各个领域，给人类带来了前所未有的深刻变革。信息、物质和能源一起组成了人类社会物质文明的三大要素。信息技术已成为衡量一个国家技术实力和综合国力的关键技术之一。

（一）信息的含义

在现代社会中，信息是广泛使用的一个概念。我们生活的环境中充满着信息，比如：刮风下雨表示天气信息；喜怒哀乐表示人的情感信息；报纸、电视和计算机网络等媒体承载着更加丰富的信息。目前，人们普遍认为，这些用语言、文字、符号、场景、图像、声音和视频等方式表达的新闻、消息、情报和数据等内容都是信息。

随着社会的发展和科学技术的进步，人类对信息的认识和利用日趋深入和广泛，信息资源的地位与作用日益凸显，信息已成为社会发展中的一个主导因素，是客观世界不可或缺的重要资源。

关于信息的定义迄今仍然众说纷纭，专家学者从不同的角度给出了信息的定义。例如控制论的创始人维纳认为："信息是人们在适应外部世界，并使这种适应反作用于外部世界的过程中，同外部世界进行互相交换的内容和名称。"也就是说，我们通过感官接收到的外部事物及其变化都含有信息。信息论的创始人香农则认为："信息是用来消除随机不确定性的东西。"

一般认为，信息是在自然界、人类社会和人类思维活动中普遍存在的一切物质和事物的属性。人通过获得、识别自然界和社会的不同信息来区别不同事物，得以认识和改造世界。在一切通信和控制系统中，信息是一种普遍联系的形式。

在信息系统中，信息可定义为：信息是加工后的数据。它对接收者有用，对决策或行为有现实或潜在的价值。数据和信息的关系可以看作原料和成品的关系。数据是一组数量、行动和目标可鉴别的非随机符号，它可以是字母、数字、图形、图像、音频和视频等。数据是信息系统的原材料。信息系统把数据加工成用户可以使用的形式即信息，如图 1-1 所示。

数据是信息的具体表现形式，是信息的载体。信息是对数据进行加工后得到的结果，它

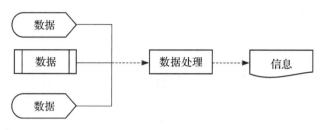

图 1-1　数据与信息

可以影响人们的行为、决策和对客观事物的认知。

医学数据则是与医疗活动有关的数据集合。根据医学数据的表现形式,可将它们分成如下几种:

(1)叙述(Narrative):由医生记录的内容,如主诉、现病史等。

(2)测量数值(Numerical Measurements):如血压、体温、化验结果等。

(3)编码数据(Coded Data):对医学活动中的概念、事物经过编码之后得到的数据,如利用疾病分类法给疾病标上分类号,以方便统计各种疾病发生情况。

(4)文本数据(Textual Data):某些以文本形式报告的结果,如病理回报单、放射线回报单等。

(5)记录的信号(Recorded Signals):对机器自动产生的信号记录后的数据,如心电图、脑电图等。

(6)图像:X线图像、超声波图像等。

(二)信息的特征

信息具有以下主要特征:

(1)事实性。事实性是信息最基本的特征。在信息系统中,我们必须重视这一特征。在收集信息时,最应该注意该性质。

(2)扩散性。扩散性是信息的本性。信息可以通过各种渠道传播。信息浓度越大,扩散性越强。信息的扩散性存在两面性:一方面有利于知识的传播,另一方面造成信息的贬值。在信息系统的建设中,软件设计者做好保密,才能调动用户使用系统的积极性。

(3)传输性。信息可通过各种手段传输到世界的各个地方。信息的传输方式有很多,如口头语言、体语、手抄文字、印刷文字、电信号等。

(4)共享性。信息可以共享但不能交换,不会因为某人获得信息而使他人减少信息。信息越具有科学性和社会规范就越有共享性。

(5)价值性。信息作为一种特殊的资源,具有相应的使用价值,它能够满足人们某些方面的需要。但信息的价值大小是相对的,它取决于接收信息者的需求及对信息的理解、认识和利用的能力。

(6)储存性。信息是可以储存的。储存信息的手段多种多样,如人脑和电脑的记忆、书写、印刷、缩微、录像、拍照、录音等。

(7)可预测性。可预测性指通过现时信息推导未来信息形态。信息对实际有超前反映,反映出事物的发展趋势。这是信息对"下判断"乃至"决策"的价值所在。

(8)有效性和无效性。信息符合接收者需要为有效,反之则无效;此时需要则有效,彼时不需要为无效;对此人有效,对他人可能无效。

(三)信息的类型

信息广泛地存在于自然界和人类社会,根据不同的划分标准可分为不同的类型。

(1)按时间划分,可分为历史信息和未来信息。历史信息是已知的信息。如果对历史信息进行科学的分析,就可以预测事物的发展趋势。未来信息是指能够在一定程度上表现事物未来发展趋势的信息,是制定规划不可或缺的预测性信息。对未来的猜想不是预测性信息,预测性信息必须建立在科学分析、科学预见的基础上。

(2)按内容划分,可分为社会信息、自然信息、机器信息。社会信息是指反映人类社会活动的信息,可分为政务信息、经济信息、科技信息、文化教育信息和军事信息等。自然信息是自然界事物的特征、变化及事物之间内在联系的反映,是客观事物自身规律的反映和表现形式。机器信息是指各种机械运动属性和相互联系的反映。

(3)按信息产生的先后和加工与否划分,可分为原始信息和加工信息。原始信息就是通常讲的"第一手材料",是最全面、最基本、量最大的信息资料,是信息工作的基础。对原始信息进行不同程度的加工处理,就可成为适应不同对象、不同层次需要的加工信息。

(4)按行业划分,可分为工业信息、农业信息、商业信息、金融信息、军事信息等。

(5)按性质划分,可分为定性信息和定量信息。定性信息主要反映事物的性质,定量信息主要反映事物的数量关系,两者都是信息构成不可少的因素。

(四)信息系统

简单地说,信息系统就是输入数据,通过加工处理,产生信息的系统。面向管理和支持生产是信息系统的显著特点。以计算机为基础的信息系统可以定义为:结合管理理论和方法,应用信息技术解决管理问题,提高生产效率,为生产或信息化过程以及管理和决策提供支撑的系统。管理模型、信息处理模型和系统实现条件三者的结合,构成信息系统。

信息系统的五个基本功能:输入、存储、处理、输出和控制。

(1)输入功能。信息系统的输入功能决定于系统所要达到的目的及系统的能力和信息环境的许可。

(2)存储功能。存储功能指的是系统存储各种信息资料和数据的能力。

(3)处理功能。基于数据仓库技术的联机分析处理(OLAP)和数据挖掘(DM)技术。

(4)输出功能。信息系统的各种功能都是为了保证最终实现最佳的输出功能。

(5)控制功能。对构成系统的各种信息处理设备进行控制和管理,对整个信息加工、处理、传输、输出等环节通过各种程序进行控制。

二、医院信息系统

随着信息技术的飞速发展,卫生行业信息化的重要性越来越突出。目前,卫生行业的信息化已经成为卫生管理现代化的重要标志。利用信息技术更好地为医院的医疗、科研和教学服务,已成为提高医院的经济和社会效益的重要手段。医院信息系统(Hospital Information System,HIS)在国际学术界被公认为新兴的医学信息学(Medical Informatics)的重要分支。

卫生部于2002年公布的《医院信息系统基本功能规范》对 HIS 的定义是:利用计算机

软硬件技术、网络通信技术等现代化手段，对医院及其所属各部门的人流、物流、资金流进行综合管理，对在医疗活动各阶段中产生的数据进行采集、存储、处理、提取、传输、汇总和加工生成各种信息，从而为医院的整体运行提供全面的、自动化的管理及各种服务的信息系统。

医院信息系统是一个综合性的信息系统，本质是将医院各科室的系统进行整合，使其互联互通，避免信息孤岛现象，提高医院的整体管理水平和工作效率，不仅优化流程，还减少了人为的误操作，有效提升医院服务质量和患者满意度。

2016年，国家卫生计生委办公厅颁布了《医院信息平台应用功能指引》，按照其功能划分为惠民服务、医疗业务、医疗管理、运营管理、医疗协同、数据应用、移动医疗、信息安全和信息平台基础等九个部分。

从系统结构上讲，一个完整的医院信息系统包括医院管理信息系统（HMS）和临床信息系统（CIS），CIS又包括以下几个子系统。

（一）医学影像存档与通信系统（PACS）

医学影像存档与通信系统（Picture Archiving and Communication System，PACS）是近年来随着数字成像技术、计算机和网络技术的进步而迅速发展起来的，旨在全面解决医学影像的采集和数字化、存储和管理、高速传输、数字化处理和重现以及图像信息和其他信息集成的综合系统。

PACS的主要作用有：连接不同的影像设备（CT、CR、DR、MRI、XRAY、超声、核医学等）；存储与管理图像；图像的调用与后处理。

按规模和功能的不同，PACS可分为小型PACS（Mini-PACS）、数字化PACS（Digital PACS）和全规模PACS（Full-service PACS）。对于PACS的实施，各个部门根据各自所处地区和经济状况的不同而可能有各自的实施方式和实施范围。

为了保证不同厂家的影像设备能信息共享，1982年美国成立了ACR-NEMA数字成像及通信标准委员会，1985年制定出ACR/NEMA 1.0标准，1988年发布ACR/NEMA 2.0标准；1992年，ACR/NEMA第3版更名为DICOM 3.0。目前该标准已经成为事实上的工业标准，各厂商的影像设备均支持该标准。

（二）电子病历系统（EMRS）

电子病历系统（Electronic Medical Record System，EMRS）也叫计算机化的病案系统或基于计算机的患者记录（Computer-based Patient Record，CPR）。它是用电子设备（计算机、健康卡等）收集、存储、管理、传输和处理的数字化的患者医疗记录，取代手写纸张病历。它的内容包括纸张病历的所有信息。

美国国立医学研究院将EMRS定义为：EMRS是基于一个特定系统的电子化患者记录，该系统提供访问准确的数据、警示、提示和临床决策支持系统的功能。

（三）实验室信息系统（LIS）

实验室信息系统（Laboratory Information System，LIS）利用计算机及网络技术实现实验室信息的采集、存储、查询及诊断支持，配合医生工作站完成检验过程管理功能，包括检验申请、标本采集管理、标本核收、标本重做、无主标本处理、结果填写、报告审核，以及各类检验数据的分析统计等功能，同时还能完成对患者费用的查询和补充等。

三、医院信息系统开发流程

信息系统开发主要经历系统规划、系统分析、系统设计、系统实施、系统运行和维护五个阶段。

(一)系统规划阶段

一个优秀的信息系统必须是好的系统规划加上好的开发才能实现。系统规划是决定信息系统建设成功的关键因素之一。

系统规划的任务是对企业的环境、目标及现行系统的状况进行初步调查,根据企业目标和发展战略,确定信息系统的发展战略,对建设新系统的需求做出分析和预测,同时考虑建设新系统所受的各种约束,研究建设新系统的必要性和可能性。根据需要与可能,给出拟建系统的备选方案。对这些方案进行可行性研究,写出可行性研究报告。可行性研究报告审议通过后,将新系统建设方案及实施计划编写成系统设计任务书。

系统规划阶段的主要任务是:

(1)制定信息系统的发展战略。制定信息系统的发展战略首先要调查分析企业的目标和发展战略,评价现行信息系统的功能、环境和应用状况。在此基础上,确定信息系统的战略目标及相关政策。

(2)制订信息系统的总体方案,安排项目开发计划。在调查分析医院信息需求的基础上,提出信息系统的总体结构方案,确定系统和应用项目开发次序及时间安排。

(3)制订系统建设的资源分配计划,提出实现开发计划所需要的硬件、软件、技术人员、资金等资源,以及整个系统建设的概算,进行可行性分析。

(二)系统分析阶段

此阶段主要回答系统"做什么"的问题,根据系统设计任务书所确定的范围,对现行系统进行详细调查,描述现行系统的业务流程,指出现行系统的局限性和不足之处,确定新系统的基本目标和逻辑功能要求,即提出新系统的逻辑模型。

系统分析阶段的基本任务是:系统分析员与用户一起,充分了解用户的要求,并把双方的理解用系统说明书表达出来。系统说明书审核通过之后,将成为系统设计的依据,也是将来验收系统的依据。

(三)系统设计阶段

系统设计阶段主要回答系统"怎么做"的问题,根据系统说明书规定的功能要求,考虑实际条件,具体设计实现逻辑模型的技术方案,也就是设计新系统的物理模型。

系统设计包括概要设计和详细设计两大部分。概要设计的任务是设计出系统的主要框架结构,完成系统的骨架。详细设计包括各分支技术的细节,包括输入输出设计、用户界面设计、程序处理设计、数据库设计、代码体系设计、计算机系统和网络设计等。

(四)系统实施阶段

系统实施阶段包括计算机等设备的购置、安装和调试、程序的编写和调试、人员培训、数据文件转换、系统调试与转换等。这个阶段的特点是几个互相联系、互相制约的任务同时展开,必须精心安排、合理组织。系统实施是按实施计划分阶段完成的,每个阶段应写出实施进展报告。

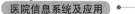

(五)系统运行和维护阶段

系统投入运行后,需要经常进行维护和评价,记录系统运行的情况,根据一定的规则对系统进行必要的修改,评估系统的工作质量和经济效益。

系统维护主要包括程序的维护、数据文件的维护、代码的维护和机器、设备的维护。

四、医学信息标准

医学信息标准是医学信息采集、传输和应用时采用的统一的规则,包括医学术语、代码、数据元和数据字典等信息表达的标准和信息传输与集成的标准。医学信息的标准化与规范化是医学信息共享和应用的基础。

医学信息标准大致可分为三类:信息表达标准、信息交换标准、信息处理与流程标准。信息表达标准是信息标准化的基础,包括命名和标准化,如国际疾病分类(International Classification of Diseases,ICD)等;信息交换标准主要解决信息传输与共享问题,如 HL7 标准、DICOM 标准等;信息处理与流程标准主要用来规范信息处理流程,对信息系统的开发与推广具有非常重要的意义。

常见的医学信息标准有国际疾病分类(ICD)、HL7 标准、DICOM 标准等。

(一)国际疾病分类

国际疾病分类(ICD)是世界卫生组织(World Health Organization,WHO)在欧洲早期制定的死因分类标准基础上补充、修订而成的国际标准分类体系,至今已有 100 多年的历史。2019 年 5 月 25 日,在瑞士日内瓦召开的第 72 届世界卫生大会审议通过了《国际疾病分类第 11 次修订本》,应用范围包括死因、疾病、损伤的统计、流行病学调查、健康预测、卫生经济、医疗保险,还首次将起源于中医药的传统医学纳入其中。WHO 推行 ICD 的目的是通过该标准对不同国家和地区收集的关于疾病和死亡的数据进行系统分析、比较和解释。该标准具有科学性、权威性和实用性。

(二)HL7 标准

HL7(Health Level 7)既指 HL7 标准,又指 HL7 组织。HL7 组织成立于 1987 年,于 1994 年成为美国国家标准局(American National Standards Institute,ANSI)认可的非营利性标准研发组织,其主要任务是开发用于电子健康信息的交换、集成和共享的通用标准。HL7 标准是一个内容丰富的标准家族,包括概念标准(如 HL7 RIM)、文档标准(如 HL7 CDA)、应用标准(如 HL7 CCOW)和消息标准(如 HL7 v3.0 Message),涉及知识表达的标准化(Arden 语法)、XML 文档结构的标准化、词汇术语系统、HL7 数据类型及其在消息和文档中的应用等,还发布了电子病历系统功能模型(HL7 EHR-SRM)和电子病历记录互操作模型草案(HL7 EHR IM DSTU),其应用范围非常广泛。

HL7 标准汇集了不同厂商用来设计应用软件之间接口的标准格式,允许各个医疗机构在异构系统之间进行数据交换。目前,HL7 最常见的应用领域是 HIS/RIS,主要是规范HIS/RIS 系统及其设备之间的通信,它涉及病房和患者信息管理、化验系统、药房系统、放射系统、收费系统等各个方面。通过 HL7 标准可以规范临床医学和管理信息格式,降低医院信息系统互连的成本,提高医院信息系统之间共享数据信息的程度。

(三)DICOM 标准

医学数字影像与通信标准(Digital Imaging and Communication in Medicine,DICOM),是医学图像和相关信息的国际标准(ISO 12052),它定义了质量能满足临床需要的可用于数据交换的医学图像格式。

DICOM 由美国放射医学会(American College of Radiology,ACR)和国家电子制造商协会(National Electronic Manufacturers Association,NEMA)为主发起制定,诞生于 1985 年,1992 年修订到第 3 版,正式命名为 DICOM 3.0,已成为全球医学影像存档与通信系统(PACS)普遍遵循的标准。

第二节 信息技术

一、计算机网络技术

随着计算机技术的发展,网络技术也经历了从无到有的发展过程。虽然计算机在 20 世纪 40 年代就已经研制成功,但是直到 20 世纪 80 年代初期,计算机网络仍然被认为是一种昂贵而奢侈的技术。一直到 20 世纪 90 年代,随着互联网的出现,基于计算机技术、通信技术的网络技术得到飞速发展。在今天,计算机网络技术已经和计算机技术本身一样精彩纷呈,应用到人们的生活和商业活动中,对社会各个领域产生了广泛而深远的影响。

(一)计算机网络的概念

计算机网络是现代通信技术与计算机技术相结合的产物。所谓计算机网络,就是把分布在不同地理区域的具有独立功能的计算机与专门的外部设备用通信线路互连成一个规模大、功能强的网络系统,从而使众多的计算机可以方便地共享硬件、软件和传递数据信息等资源。

(二)计算机网络的发展

计算机网络技术的发展速度与应用的广泛程度是人类科技发展史上的奇迹。计算机网络从形成、发展到广泛应用大致可以划分为以下四个阶段:

1. 面向终端的计算机通信网络

1954 年,美国军方的半自动地面防空系统将远距离的雷达和测控仪器所探测到的信息,通过通信线路汇集到某个基地的一台 IBM 计算机上进行集中处理,再将处理好的数据通过通信线路送回各自的终端设备。这种以单个计算机为中心、面向终端设备的网络结构,是一种主从式结构,这种网络与现在的计算机网络的概念不同,只是现代计算机网络的雏形。

2. 分组交换网

美国国防部高级研究计划局(Advanced Research Projects Agency,ARPA)于 1968 年主持研制,次年将分散在不同地区的 4 台计算机连接起来,建成了 ARPA 网。建立该网络最初是出于军事目的,保证在现代化战争情况下,仍能够利用具有充分抗故障能力的网络进行信息交换,确保军事指挥系统发出的指令能够畅通无阻。到 1972 年,有 50 多所大学和研究所与 ARPA 网连接,而到 1983 年,入网计算机多达 100 多台。ARPA 网使用了分组交换技术,为现代计算机网络的发展奠定了基础,它也是 Internet 的前身。

3. 体系结构标准化的计算机网络

由于 ARPA 网的成功,到 20 世纪 70 年代,不少公司推出了自己的网络系统结构,最著名的有 IBM 公司的系统网络体系结构(System Network Architecture,SNA)和 DEC 公司的数字网络体系结构(Digital Network Architecture,DNA)。随着社会的发展,需要各种不同体系结构的网络进行互连,但是由于不同体系的网络很难互连,因此国际标准化组织(ISO)在 1977 年设立了一个分委员会,专门研究网络通信的体系结构。1983 年,该委员会提出了著名的开放系统互连参考模型(Open System Interconnection,OSI),给网络的发展提供了一个可共同遵守的规则,从此,计算机网络的发展走上了标准化的道路。

4. Internet 时代

进入 20 世纪 90 年代,Internet 的建立将分散在世界各地的计算机和各种网络连接起来,形成了覆盖世界的大网络。随着信息高速公路计划的提出和实施,Internet 迅猛发展起来,它将世界带入了以网络为核心的信息时代。目前,计算机网络的发展特点呈现出高速互连、智能与更广泛的应用。

(三)计算机网络的功能

随着计算机网络技术的迅猛发展及应用需求层次的日益细化,计算机网络的功能也在不断扩大,归纳起来,计算机网络主要有以下功能:

1. 资源共享

资源共享是计算机网络的目的与核心功能。资源共享包括计算机硬件资源、软件资源和数据资源的共享。资源共享功能是组建计算机网络的驱动力之一,使得网络用户可以克服地理位置的差异性,共享网络中的计算机资源。共享硬件资源可以避免贵重硬件设备的重复购置,提高硬件设备的利用率;共享软件资源可以避免软件开发的重复劳动与大型软件的重复购置,进而实现分布式计算的目标;共享数据资源可以促进人们相互交流,达到充分利用信息资源的目的。

2. 数据通信

数据通信是计算机网络最基本的功能,是实现其他功能的基础,用于实现计算机之间的信息传送。在计算机网络中,人们可以收发电子邮件,发布新闻、消息,进行电子商务、远程教育、远程医疗,传递文字、图像、声音、视频等信息。

3. 提高系统的可靠性

在单机使用的情况下,任何一个系统都可能发生故障,这样就会为用户带来不便。而当计算机联网后,各计算机可以通过网络互为后备。例如,在工作过程中,如果一台设备出现了故障,可以使用网络中的另一台设备;网络中的一条通信线路出现了故障,可以取道另一条线路。这样计算机网络就能起到提高系统可靠性的作用了。

4. 实现分布式信息处理

对于大型任务或课题,如果都集中在一台计算机上进行运算负荷太重。这时可以将任务分散到不同的计算机分别完成,或由网络中比较空闲的计算机分担负荷。各个计算机连成网络有利于协作,进行重大科研课题的开发和研究。利用网络技术还可以将许多小型机或微型机连成具有高性能的分布式计算机系统,使它具有解决复杂问题的能力,从而大大降低成本。

(四)计算机网络的分类

从不同的角度出发,计算机网络可以有不同的分类方法,最常见的分类方法有以下几种:

1. 根据网络的覆盖范围划分

(1)局域网(Local Area Network,LAN)。目前,随着整个计算机网络技术的发展局域网得到了充分的应用和普及,几乎每个单位都有自己的局域网。局域网是一种小范围的网络,一般在几米至 10 千米以内,常见于几个房间、一栋大楼、一所学校或一个企业内。局域网传输速率高,可靠性好,适用各种传输介质,建设成本低。局域网在计算机数量配置上没有太多的限制,少的可能只有两台,多的可达几百台。

(2)城域网(Metropolitan Area Network,MAN)。城域网的作用范围在广域网和局域网之间,可能覆盖一组邻近的办公室、跨越几个街区,甚至覆盖整个城市。城域网的连接距离为 5~50 千米,既可能是私有的,也可能是公用的。城域网通常使用高速光纤将不同的局域网连接起来,构成一个覆盖大片区域的网络,其传输速率比局域网高。

(3)广域网(Wide Area Network,WAN)。广域网是一种跨越更大地域的网络,通常包含一个国家或省,作用范围通常为几十到几千千米。广域网大多使用电话线路、微波、光纤和卫星等多种方式进行通信。由于常租用传统的公共传输方式进行通信,广域网的传输速率比较低,误码率也比较高。

2. 根据网络的拓扑结构划分

网络的拓扑结构是指网络的物理连接形式。把网络中的计算机等设备抽象为点,通信线路抽象为线,这样就形成了由点和线组成的几何图形,即采用拓扑学方法抽象出的网络结构,称为网络的拓扑结构。

计算机网络的拓扑结构主要有总线型拓扑、环型拓扑、星型拓扑、树型拓扑和网状拓扑等。

(1)总线型拓扑。总线型拓扑结构是将各个节点和一根总线相连。网络中的所有节点都通过总线进行信息传输,任何一个节点的信息都可以沿着总线向两个方向传输,并被总线中任何一个节点所接收,如图 1-2 所示

总线型拓扑结构的优点是安装容易,扩充或删除一个节点很容易,不需停止网络的正常工作,节点的故障不会殃及系统。缺点是如果总线发生故障会导致系统瘫痪。

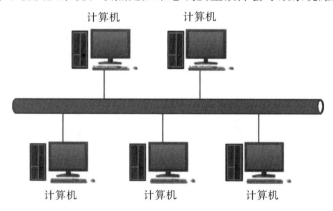

图 1-2　总线型拓扑结构

(2)环型拓扑。环型拓扑结构中的各个节点是连接在一条首尾相连的闭合环形线路中的,每个节点只与相邻的两个节点相连,信息沿着环路按同一个方向传输,依次通过每一节点,各节点识别信息中的目的地址,如与本节点地址相符,信息被接收下来。信息环绕一周后由发送节点将其从环上删除,如图 1-3 所示。

环型拓扑结构的优点是安装容易,费用较低,电缆故障容易查找和排除。有些网络系统为了提高通信效率和可靠性,采用了双环结构,即在原有的单环上再套一个环,使每个节点都具有两个接收通道。缺点是当节点发生故障时,整个网络就不能正常工作。

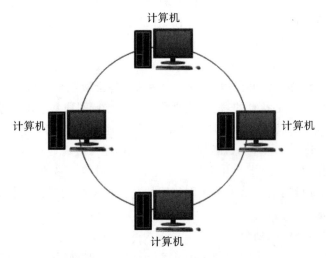

图 1-3 环型拓扑结构

(3)星型拓扑。星型拓扑结构是以中央节点为中心,并用单独的线路使中央节点与若干从节点相连。中央节点可以与从节点直接通信,而从节点之间的通信必须经过中央节点的转发,如图 1-4 所示。

星型拓扑结构的优点是传输速率快,误差小,扩容比较方便,易于管理和维护,故障的检测和隔离也很方便。缺点是若中央节点设备发生故障将导致整个网络瘫痪。

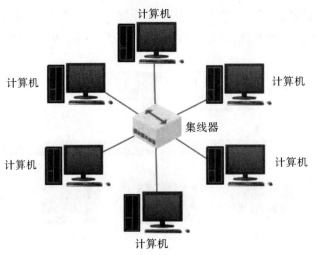

图 1-4 星型拓扑结构

（4）树型拓扑。树型拓扑结构实际上是星型拓扑结构的发展和扩充，是一种倒树型分级结构。在树型拓扑结构中各节点发送的信息首先被根节点接收，然后以广播式发送到全网，根节点起到中心的作用，如图1-5所示。

树型拓扑结构的优点是容易扩展，故障也容易分离处理。缺点是整个网络对根节点的依赖性很大，一旦网络的根节点发生故障，整个系统就不能正常工作了。

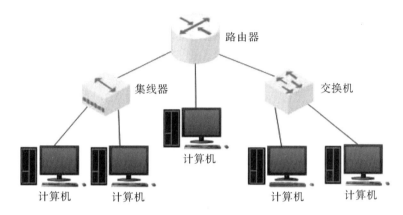

图 1-5　树型拓扑结构

（5）网状拓扑。网状拓扑结构是将各个节点用通信线路互连成不规则形状，每个节点至少与其他两个节点相连，如图1-6所示。

网状拓扑结构的优点是网络的容错能力强，如果网络中一个节点或一段线路发生故障，信息可以通过其他节点和线路到达目的节点，可靠性高，而且网络扩充比较灵活、简单。缺点是网络的结构和协议比较复杂，建网成本高。

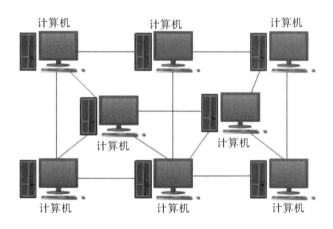

图 1-6　网状拓扑结构

网络拓扑结构影响着整个网络的设计、功能、可靠性和通信费用等重要指标，并与通信介质的种类和访问控制，以及数据传输方式等密切相关。选择网络拓扑结构时，应考虑其功能、技术、费用、灵活性、可靠性等因素。

（五）计算机网络的体系结构

在研究计算机网络时，分层次的论述有助于清晰地描述和理解复杂的计算机网络系统的工作模式与数据加工过程。

当一位用户利用他的计算机向网络中的另一位计算机用户发送一组数据时,所做的工作是只需要通过键盘输入数据并通过相应的软件(如 QQ 或电子邮箱等)发送出去就可以了。只要网络是正常的,对方就能看到这组数据,这是计算机网络用户经常做的操作。但是计算机网络为完成这项任务具体做了哪些工作呢?实际上为实现用户的这项任务,计算机所做的工作非常多,比如:如何把用户的这组数据转换成二进制数?如何把这组二进制数转换成物理线路上能够传送的电信号?如何准确地发送到目标计算机而不是网络中的其他计算机?对方计算机如何准确地识别这组信号并把它转换成计算机能识别的二进制信号?如何预防和解决传送这组数据时产生的各种错误与误差?等等。

对数据发送方的计算机而言,为了把用户的数据转换为能在网络上传送的电信号,需要对这组数据分步骤进行加工处理,其中的每一组相对独立的步骤都可以看作是一个"层"。用户的数据通过多个层的加工处理后,就会成为一个个包含对方地址、本地地址、用户数据段、数据校验信息等能在网络上传输的比特流(电信号)。在每一层中怎样加工处理这组数据,把它加工、处理成怎样的最终形式,这种规范就是协议。

1. 协议

(1)概念。网络用户之间若需要交换信息,就必须遵循一定的规则,网络协议规定了两台计算机之间通过一个网络进行通信的方式。网络协议是指为进行网络中的数据交换而建立的规则、标准或约定。协议的组成有三要素:语法、语义和时序。

①语法:用户数据与控制信息的结构或格式。

②语义:需要发出何种控制信息,以及完成的动作与做出的响应。

③时序:对事件实现顺序的详细说明。

(2)协议分层。网络协议对计算机网络是不可缺少的,一个功能完备的计算机网络需要制定一整套复杂的协议集。对于结构复杂的网络协议来说,最好的组织方式是层次结构。计算机网络的协议就是分层的,层与层之间相对独立,各层完成特定的功能,每一层都为上一层提供某种服务,最高层为用户提供诸如文件传输、电子邮件、打印等网络服务。

2. 分层次的网络体系结构

计算机网络的协议是按层次结构模型来组织的,我们将网络层次结构模型和计算机网络各层协议的集合称为网络体系结构或参考模型。世界上第一个网络体系结构是 IBM 公司于 1974 年提出来的,命名为系统网络体系结构(SNA)。此后,许多公司纷纷提出了各自的网络体系结构,如 DEC 公司的数字网络体系结构(DNA)、Honeywell 公司的分布式系统体系结构(Distributed System Architecture,DSA)等。这些网络体系结构的共同之处在于它们都采用了分层技术,但层次的划分、功能的分配与采用的技术术语均不相同,结果导致了不同网络之间难以互联。

1983 年,国际标准化组织(ISO)提出了开放系统互联参考模型(OSI/RM,简称 OSI)的概念,1984 年 10 月正式发布了整套 OSI 国际标准。

(1)OSI 参考模型。OSI 参考模型采用分层的描述方法,将整个网络的功能划分为七个层次,由低层到高层分别为物理层、数据链路层、网络层、传输层、会话层、表示层和应用层,如图 1-7 所示。

在 OSI 参考模型中,每层完成一个明确定义的功能并按协议相互通信。低层使用下层提供的服务向上层提供所需服务。每层的服务是相互独立的,层间的相互通信通过层接口实现,只要保证层接口不变,任何一层实现技术的变更均不影响其余各层。

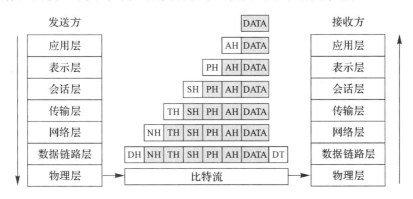

图 1-7　OSI 数据传输过程

下面对 OSI 参考模型各层的功能做简单介绍。

物理层:位于 OSI 参考模型的最底层,提供一个物理连接,所传数据的单位是比特(二进制位)。其功能是对上层屏蔽传输媒体的区别,提供比特流传输服务。

数据链路层:用于提供相邻节点间透明、可靠的信息传输服务。透明意味着对所传输数据的内容、格式及编码不做任何限制;可靠表示在该层设置有相应的检错和纠错设施。该层数据传输的基本单位是帧(Frame)。

网络层:用于源节点和目标节点间的信息传输服务,其基本传输单位是分组(Packet)。主要实现数据从源节点到目标节点之间路由的选择。

传输层:实现主机之间端到端的连接,提供可靠的数据传输,其基本传输单位是报文(Message)。

会话层:为不同系统的应用之间建立会话连接,使它们能按同步方式交换数据,并能有序地拆除连接,以保证不丢失数据。

表示层:向应用进程提供信息表示方式,对不同表示方式进行转换管理等,使采用不同表示的系统之间能进行通信,并提供标准的应用接口、公用通信服务,如数据加密及压缩等。

应用层:包括面向用户服务的各种软件,例如数据块存取协议、电子邮件协议及远程登录协议等。应用层以下的各层均通过应用层向应用进程提供服务。

这里需要说明的是,OSI 参考模型本身不是网络体系结构的全部内容,这是因为它并未确切地描述用于各层的服务和协议,而仅仅告诉我们每一层应该做什么。ISO 已经为各层制定了标准,尽管这些标准并不是模型的一部分,但它们是作为独立的国际标准公布的。

(2)TCP/IP 协议。Internet 采用 TCP/IP 协议进行通信,该协议是一个分层模型,由低层到高层分别为网络接口层、网际层、传输层和应用层,如图 1-8 所示。

网络接口层:是 TCP/IP 模型的最底层,负责接收 IP 数据包

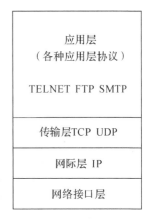

图 1-8　TCP/IP 协议分层模型

并发送到选定的网络。

网际层:它接收来自传输层的分组数据,封装到数据包中,填入数据包头,使用路由算法将数据发送到相应的网络接口。

传输层:为应用层提供可靠的传输服务,以确保数据无差错地按序到达。

应用层:提供各种应用服务,如电子邮件、文件传输、远程登录等。

TCP/IP 协议的每一层都包含若干个协议,其中传输控制协议 TCP 和网际协议 IP 是最重要的两个协议。

1-1 知识拓展:云计算

二、云计算技术

当今时代,互联网技术已渗透到人们生活和工作的各个方面。在线聊天、电子邮箱、微信、微博、网络搜索、电子商务和全球定位系统等给人们带来了前所未有的生活乐趣和工作效率,其背后无一例外地使用着一种被称为云计算的技术。

云计算技术的应用实现了信息化业务系统与 IT 基础设施的分离、IT 资源所有权与使用权的分离,使得用户由购买 IT 产品构建自有数据中心向购买计算服务转变。云计算是一种全新的 IT 商业模式。

(一)云计算的定义

对于云计算的定义有多种说法,现阶段广为接受的是美国国家标准与技术研究院(NIST)的定义:云计算(Cloud Computing)是一种按使用量付费的模式,这种模式提供可用的、便捷的、按需的网络访问,进入可配置的计算资源共享池(资源包括网络、服务器、存储、应用软件、服务等),这些资源能够被快速提供,只需投入很少的管理工作,或与服务供应商进行很少的交互。

(二)云计算的特点

云计算主要有按需自助服务、无处不在的网络接入、与位置无关的资源池、快速弹性和按使用付费五个特征。

1. 按需自助服务

在云计算中,客户可以根据业务的需求,自主向云端申请资源,如服务器和网络存储,省去了与服务供应商人工交互的过程,避免了人力、物力资源的浪费,提高工作效率,节约成本。

2. 无处不在的网络接入

云计算的出现,使得全球各地的用户借助一些客户端产品(如笔记本电脑、移动电话等)通过互联网访问到云,获取各种所需资源,所谓"无处不在"就体现在这里。

3. 与位置无关的资源池

资源池中的资源包括网络、服务器、存储、应用软件、服务等。供应商的资源被集中,以便以多用户租用的模式提供服务,同时不同的物理机和虚拟机资源可根据客户的需求动态分配。客户一般无法控制或知道资源的确切位置,只需要根据自身的需求申请相应的资源即可。

4. 快速弹性

在云计算环境中,消费者可以根据需求减少资源的租赁,释放多余的资源,从而节约租赁资源的成本。这就是云计算"弹性"特点的具体表现。

5. 按使用付费

在云计算环境中,为了促进资源的优化利用,将收费分为两种情况:一种是基于使用量的收费方式;另一种是基于时间的收费方式。

(三)云计算的分类

目前已出现的云计算技术种类非常多,对于云计算的分类可以有多种角度。这里介绍两种分类方法:根据云计算部署模式分类和根据云计算服务类型分类。

1. 根据云计算部署模式分类

根据云计算部署模式可分为公有云计算、私有云计算和混合云计算(图 1-9)。

图 1-9　云计算的三种部署模式

(1)公有云计算。公有云是面向互联网大众的云计算服务。公有云的受众是整个互联网环境下的所有人,只要注册并缴纳一定的费用任何人都可以使用其提供的云计算服务。用户不需要自己构建硬件、软件等基础设施和后期维护,可以在任何地方、任何时间、多种方式,以互联网的形式访问获取资源。目前,比较流行的公有云有国外的亚马逊云 AWS、微软云 Azure、GAE(Google App Engine),国内的有阿里云、SAE(Sina App Engine)、BAE(Baidu App Engine)等。

(2)私有云计算。私有云是面向企业内部的云计算平台。使用私有云提供的云计算服务需要一定的权限,一般只提供给企业内部员工或分支机构使用。其主要目的是合理地组织企业已有的软硬件资源,提供更加可靠、弹性的服务供企业内部使用。比较流行的私有云平台有 VMware vCloud Suite 和微软的 System Center 2016。

(3)混合云计算。混合云是把公有云和私有云进行整合,吸收两者的优点,给企业带来真正意义上的云计算服务。一般像银行这样的单位,其内部的私有云系统在用户访问高峰期很难满足要求,此时就可以接入公有云中应对更多的用户请求。

2. 根据云计算服务类型分类

根据云计算的服务类型可将云计算分为三类:基础设施即服务(Infrastructure as a Service,IaaS)、平台即服务(Platform as a Service,PaaS)和软件即服务(Software as a Service,SaaS),如图 1-10 所示。IaaS、PaaS、SaaS 是一个层次架构,IaaS 是所有云服务的基础,PaaS 建立在 IaaS 之上,而 SaaS 又建立在 PaaS 之上。

如果用盖房子来形容云计算的这三种服务模式,IaaS 可以看作服务商提供砖瓦等基本建材,开发者自己去造房子;PaaS 可以看作服务商已经搭建好了房屋的基本架构,开发者只需要再进行完善和装修；SaaS 可以看作服务商已经搭建了房子，用户直接租用即可。

(四)云计算关键技术

云计算是一种新型的、以数据为中心的密集型超级计算方式。建设云计算的目的是以低成本的方式提供高可靠、高可用、规模可伸缩的个性化服务。要实现这个目标，需要虚拟化技术、分布式海量数据存储技术、云平台技术、并行编程模式、数据管理技术等若干关键技术支持。

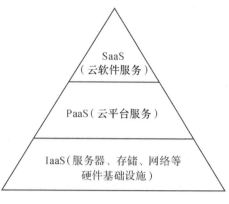

图 1-10　云计算服务

1. 虚拟化技术

通过虚拟化技术将一台计算机虚拟为多台逻辑计算机。在一台计算机上同时运行多个逻辑计算机，每个逻辑计算机可运行不同的操作系统，并且应用程序都可以在相互独立的空间内运行而互不影响，从而显著提高计算机的工作效率。也就是说，虚拟化技术是模拟真正的(或者称物理的)计算机资源，如 CPU、内存、存储、网络等用户可见的物理的硬件资源。用户通过虚拟化技术使用这些资源时，除了不能物理接触外，其他都与使用物理计算机没有任何区别。

2. 分布式海量数据存储技术

云计算系统由大量服务器组成，同时为大量用户服务，因此云计算系统采用分布式存储方式存储数据，用冗余存储的方式(集群计算、数据冗余和分布式存储)保证数据的可靠性。冗余的方式通过任务分解和集群，用低配机器替代超级计算机的性能来保证低成本，这种方式保证分布式数据的高可用、高可靠和经济性，即为同一份数据存储多个副本。

3. 云平台技术

云计算系统的平台管理技术能够使大量的服务器协同工作，方便地进行业务部署和开通，快速发现系统故障并排除，通过自动化、智能化的手段实现大规模系统的可靠运营。

云计算平台的主要特点是用户不必关心云平台底层的实现。用户使用平台，或使用云平台发布第三方应用的开发者(服务提供商或者云平台用户)只需要调用平台提供的接口就可以在云平台中完成自己的工作。

4. 并行编程模式

云计算提供了分布式计算模式，客观上要求必须有分布式编程模式。云计算采用了一种思想简捷的分布式并行编程模型 Map，这种模型是一种编程模型和任务调度模型，主要用于数据集的并行运算和并行任务的调度处理。在该模式下，用户只需要自行编写 Map 函数和 Reduce 函数即可进行并行计算。其中，Map 函数中定义各节点上的分块数据的处理方法，而 Reduce 函数中定义中间结果的保存方法以及最终结果的归纳方法。

5. 数据管理技术

云计算需要对分布的、海量的数据进行处理、分析，因此数据管理技术必须能够高效地管理大量的数据。云计算系统中的数据管理技术主要是 Google 的 BT(Big Table)数据管理技术和 Hadoop 团队开发的开源数据管理模块 HBase。

三、人工智能技术

(一)人工智能定义

1-2　知识拓展:人工智能

人工智能(Artificial Intelligence,AI)主要研究如何用人工的方法和技术,使用各种自动化机器或智能机器(主要指计算机)模拟、延伸和扩展人的智能,实现某些机器思维或脑力劳动自动化。

(二)人工智能技术定义

人工智能技术是研究、开发用于模拟、延伸和扩展人的智能的理论、方法、技术及应用系统的一门新的学科。人工智能技术是计算机科学的一个分支,它试图了解智能的实质,并生产出一种新的能与人类智能相似的方式做出反应的智能机器。

算法、数据和计算力是推动人工智能技术进步和产业发展的"三驾马车"。

一是在算法方面。2019 年,基于视觉、触觉传感的迁移学习、变分自动编码器(VAE)和生成对抗网络(GAN)是无监督学习中新涌现的算法类型;2020 年,上述新兴学习算法在主流机器学习算法模型库中得到更高效的实现,Caffe 框架、CNTK 框架等分别针对不同新兴人工智能算法模型进行整合,可以大幅度提高算法开发的场景适用性。

二是在数据方面。2019 年,我国 5G、物联网、汽车电子等多种新兴技术产业的快速发展,数据总量呈现海量爆发式增长;2020 年,我国 5G 通信网络部署加速,接入物联网的设备估计增加至 500 亿台,数据的增长速度越来越快,世界领先的互联网公司拥有大数据量估计达到上千 PB,传统行业龙头型企业拥有数据量估计达到 PB 级。

三是在计算力方面。2019 年以前我国人工智能的计算力以图形处理器(GPU)芯片为主要硬件承载,但随着技术的不断迭代,2020 年,ASIC、FPGA 等计算单元类别成为支撑我国人工智能技术发展的底层硬件能力。

(三)研究目标及研究领域

人工智能研究的主要目标就是希望用现代科学技术手段来扩展人类智能系统的能力,是对人的意识、思维过程的模拟,它不是人的智能,但能像人那样思考,也可能超过人的智能。人工智能研究领域有智能机器人、虚拟现实技术与应用、系统仿真技术与应用、工业过程建模与智能控制、人工智能理论、计算机感知、计算机神经网络、智能化技术与应用、人工智能相关其他学科等。

(四)人工智能发展史

(1)孕育期(1956 年以前):主要成就是提出了人工智能的思想,在数理逻辑、计算机理论和计算机模型等方面取得丰硕的研究成果(英国数学家阿兰·麦席森·图灵首次提出"机器也能思维")。

(2)形成期(1956—1970 年):主要是对定理证明、一般问题求解、计算机博弈、人工程序设计语言、模式识别等方面的早期研究[AI 诞生于一次历史性的聚会——达特莫斯(Dartmouth)会议]。

(3)暗淡期(1966—1974 年):"20 年内,机器将能做人所能做的一切",过高预言的失败,给 AI 的声誉造成重大伤害。

(4)知识应用期(1970—1988 年):专家系统(医学、地质勘探等)、计算机视觉、机器人、自然语言理解、机器翻译等 AI 应用研究获得发展。

(5)集成发展期(1986—):人工智能研究进入稳步增长的阶段,人工智能技术和方法论的发展始终保持较高的速度,实用化进程也步入加速阶段。

(五)人工智能发展趋势

(1)人工智能从生物学和技术两个维度不断取得新突破。生物学的人工智能强调探索人脑结构功能及其运行机理,真正模拟人脑的思维方式、思维过程、决策方法;技术上的人工智能是以新一代信息技术、大数据、算法模型、超级计算能力等为基础。相比之下,欧洲强调生物学上的人工智能,美国则走在了技术层面的人工智能的前列。尽管方向不同,但殊途同归,将共同推动人工智能不断取得新突破。

(2)深度学习成为推动人工智能革命的核心驱动力。深度学习是智能革命的核心,智能革命将深刻改变我们这个时代。当前,弱人工智能的产业发展正处于爆发期,以大数据驱动的深度卷积神经网络(Deep CNN)为代表的感知智能的成功,使机器在垂直细分领域初步获得了媲美人类水平的模式识别能力,这将成为认知智能发展的趋势。目前,对人工智能的理解有数据智能和生物智能两种,深度卷积神经网络受脑科学知识启发的东西并不多,尽管工作原理不尽相同,但数据智能可能是目前人工智能媲美生物智能的唯一希望。

(3)人工智能应用于物理世界的案例将更为丰富。基于深度学习,机器模拟人类唱歌、写词、作曲都达到了一定程度,但在需要知识和想象力的特殊情况下,机器识别与人脑相比还有很大差距,还属于弱人工智能。尽管如此,人工智能技术对生产生活效率的提升有目共睹。在制造业,富士康公司、京东方公司的工厂基于连续学习技术,用内外部大数据整合的办法实现可自主学习的供应链,打通企业资源计划(ERP),并与外部情况进行自动整合运作,进而减少库存,提高盈利能力。将人工智能与医疗诊断结合,已可取代医护人员日常工作中一些比较危险和麻烦的工作。此外,人工智能在自动分拣、自动驾驶、被动行走等方面,均已实现市场化应用,应用于物理世界的案例也将不断得到拓展和丰富。

(4)人工智能对经济的影响具有两面性。一方面,人工智能作为一种赋能的技术,将与传统行业不断融合,进而更好地提升后者信息化、智能化水平,促进行业转型升级。面对新一代人工智能发展浪潮,必须提前布局、积极谋划,以充分发挥人工智能技术对经济社会的引领和变革作用。另一方面,人工智能也可能引发法律、就业、安全等方面的问题,需要前瞻性地思考,加强监管,最大限度地避免可能带来的负面影响。

四、大数据技术

数据是人类社会发展的忠实记录者,它的获取、处理与应用在人类社会发展中一直扮演着重要角色。互联网快速发展带来无处不在的信息技术应用,海量数据随着这一进程不断产生,蕴含着巨大的社会、经济、科研价值,成为继物质、能源之后的第三大战略资源。信息技术的发展为数据处理提供了自动化方法和手段,"大数据"概念应运而生。

(一)大数据概述

大数据(Big Data)作为一种概念和思潮由计算领域发端,之后逐渐延伸到科学和商业领域。

1. 大数据的发展历程

大多数学者认为,"大数据"这一概念最早公开出现于 1998 年。美国高性能计算公司

SGI的首席科学家约翰·马西在一个国际会议报告中指出：随着数据量的快速增长，必将出现数据难理解、难获取、难处理和难组织等四个难题，并用"Big Data"来描述这一挑战，在计算领域引发思考。

2007年，数据库领域的先驱人物吉姆·格雷（Jim Gray）指出大数据将成为人类触摸、理解和逼近现实复杂系统的有效途径，并认为在实验观测、理论推导和计算仿真等三种科学研究范式后，将迎来第四种范式——数据探索，后来同行学者将其总结为"数据密集型科学发现"，开启了从科研视角审视大数据的热潮。

2012年，英国牛津大学教授维克托·迈尔-舍恩伯格等在《大数据时代：生活、工作与思维的大变革》一书中指出，数据分析将从"随机采样""精确求解"和"强调因果"的传统模式演变为大数据时代的"全体数据""近似求解"和"只看关联不问因果"的新模式，从而引发商业应用领域对大数据方法的广泛思考与探讨。

2015年，我国提出实施国家大数据战略。2017年，习近平总书记在中共中央政治局第二次集体学习时强调，要瞄准世界科技前沿，集中优势资源突破大数据核心技术，加快构建自主可控的大数据产业链、价值链和生态系统，以数据为纽带促进产学研深度融合，形成数据驱动型创新体系和发展模式，培育造就一批大数据领军企业，打造多层次、多类型的大数据人才队伍。

大数据于2014年后概念体系逐渐成型，大数据相关技术、产品、应用和标准不断发展，逐渐形成了由数据资源与应用程序接口（Application Programming Interface，API）、开源平台与工具、数据基础设施、数据分析、数据应用等板块构成的大数据生态系统，并持续发展和不断完善，其发展热点呈现了从技术向应用、再向治理的逐渐迁移。

2. 大数据的含义

经过多年来的发展和积淀，人们对大数据已经达成基本共识：大数据现象源于互联网及其延伸所带来的无处不在的信息技术应用以及信息技术的不断低成本化。大数据泛指无法在可容忍的时间内用传统信息技术和软硬件工具对其进行获取、管理和处理的巨量数据集合，具有体量大、种类多、速度快和价值高等特征，需要可伸缩的计算体系结构以支持其存储、处理和分析。

大数据技术的本质是提供一种人类认识复杂系统的新思维和新手段。大数据时代的到来，标志着信息化跨越以单机应用为特征的数字化阶段、以互联网应用为特征的网络化阶段，正式进入以数据深度挖掘与融合应用为特征的智慧化阶段。

3. 大数据的特征

"大数据"区别于"小数据"有四个关键特征（4V）：体量大、种类多、速度快和价值高。

（1）体量大（Volume）。随着传感设备、移动设备和网络宽带的成倍增加，在线交易和社交网络，每天生产成千上万兆字节的数据，数据规模在不断急剧增长。

大数据的体量大是指数据量大以及规模的完整性，全球数据量正以前所未有的速度增长，数据的存储容量从TB数量级扩大到PB数量级。

（2）种类多（Variety）。大数据涉及多种数据类型，包括结构化数据和非结构化数据。新型多结构的数据量也呈现爆炸式增长，有统计资料显示，在未来，结构化数据和非结构化数据占比悬殊，非结构化数据将达到90％以上。网络日记、电子文档、电子邮件、网页、音频、视频、图片、地理位置信息等大量的非结构化数据已经占总数据量的很大比重。非结构化数据往往导致数据的异构性,进而加大数据处理复杂性,对数据处理能力提出了更高的要求。

(3)速度快(Velocity)。速度快包括两个方面:增长速度和处理速度。

大数据增长速度快:有统计资料显示,2009—2020年,数字的年增长率达到41%。

大数据处理速度快:海量数据挖掘分析尽可能做到秒级响应。大数据要求数据处理速度快是区别于传统数据最显著的特征,在现实中,这体现在对数据的实时性需求上,否则,再有价值的数据,只要过了时效性,也失去存在的意义。

(4)价值高(Value)。大数据的价值隐藏在海量数据之中,往往表现为数据价值高但价值密度低的特点。

通过机器学习、统计模型以及算法深入复杂的数据分析,才能获得可对未来趋势和模式提供预测性分析的重要洞察力。在大数据中,价值密度的高低与数据总量的大小之间并不存在线性关系,有价值的数据,往往被淹没在海量无用数据之中。

大数据的战略意义不在于掌握庞大的数据信息,而在于对这些数据经过专业化处理后带来的价值。

4. 大数据的类型

数据分类在收集、处理和应用数据过程中非常重要。数据的分类方式很多,每种方式都有特别的作用,理解和掌握不同的分类方式,可以更好地组织、管理、分析和应用数据。

(1)从数据结构上:结构化数据、半结构化数据、非结构化数据。

结构化数据:通常是指用关系数据库方式记录的数据,数据按表和字段进行存储,字段之间相互独立。

半结构化数据:是指以自描述的文本方式记录的数据,由于自描述数据无需满足关系数据库上那种非常严格的结构和关系,所以使用非常方便。很多网站和应用访问日志都采用这种格式,网页本身也是这种格式。

非结构化数据:通常是指语音、图片、视频等格式的数据。这类数据一般按照特定应用格式进行编码,数据量非常大,且不能简单地转换成结构化数据。

(2)从更新方式上:批量数据、实时数据。

批量方式:这种方式每隔一段时间提供一次,把该时段内所有变化的都提供过来。批量方式时效性较低,大部分传统系统都采用"T+1"方式,业务用户最快只能分析到前一天的数据,看前一天的报表。

实时方式:每当数据发生变化或产生新数据,就会立刻提供过来。这种方式时效性较高,能有效满足时效性要求高的业务,比如场景营销。但该方式对技术要求更高,必须保证系统足够稳定,一旦出现数据错误,容易对业务造成较严重的影响。

(3)从数据粒度上:明细数据、汇总数据。

明细数据:通常从业务系统获取的原始数据,是粒度比较小的,包括大量业务细节。比如,客户表中包含每个客户的性别、年龄、姓名等数据,交易表中包含每笔交易的时间、地点、金额等数据。明细数据虽然包括了最为丰富的业务细节,但在分析和挖掘时,往往需要进行大量的计算,效率比较低。

汇总数据:为了提高数据分析效率,需要对数据进行预加工,通常按时间维度、地区维度、产品维度等常用维度进行汇总。分析数据时,优先使用汇总数据,如果汇总数据满足不了需求则使用明细数据,以此提高数据使用效率。

(二)大数据相关技术

大数据价值的完整体现需要多种技术的协同合作。

1. 大数据的架构

大数据平台做到采得全、存得下、算得快、来得易、范围广,同时基于大数据技术强大的存取和计算能力,能为相关领域提供丰富的数据服务。大数据的整体架构如图1-11所示。

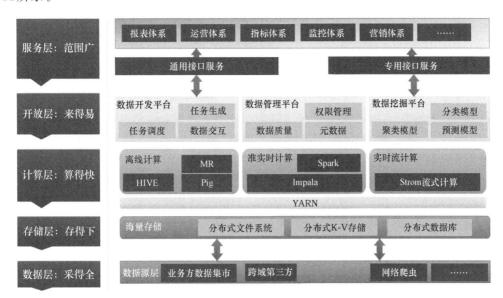

图 1-11　大数据的整体架构

2. 大数据的关键技术

大数据领域已经涌现出了大量新的技术,它们成为大数据采集、存储、处理和呈现的有力武器。大数据处理关键技术一般包括数据采集、大数据存储与管理、数据分析与挖掘、数据可视化(数据展现)及数据隐私和安全等。

(1)数据采集。数据采集是指通过射频识别(Radio Frequency Identification,RFID)、传感器、社交网络交互及移动互联网等方式获得各种结构化、半结构化及非结构化的海量数据,是大数据知识服务模型的根本。

(2)数据存储与管理。数据采集后,要进行数据集成,把不同来源、格式、性质的数据在逻辑上或物理上有机地集中,通过一种一致的、精确的、可用的表示法,对现实世界中同种实体对象的不同数据做整合,从而提供全面的数据共享,经过数据分析挖掘产生有价值的信息。数据集成后要用存储器把采集到的数据存储起来,并进行管理和调用。

(3)数据分析与挖掘。与传统数据不同,大数据有其特有的特征,从而也需要特殊的分析方法,见表1-1。

①数据描述性分析:着重描述一组数据的统计特征,帮助了解数据分布特征、以及分散性和关联性等数字特征。典型的统计指标为均值、方差、中位数、分位数等。

②数据挖掘和机器学习算法:分类算法、聚类算法、关联规则算法、PageRank 算法、人工神经网络和深度学习方法、机器学习方法等。

表 1-1 大数据与传统数据分析的不同

项目	传统数据分析	大数据分析
关注点	• 描述性分析 • 诊断性分析	• 预测性分析
数据集	• 有限的数据集 • 干净的数据集 • 简单方法	• 大规模数据集 • 多类型原始数据 • 复杂数据模型
分析结果	事件及其原因（Causation）	新的规律和知识（Correlation）

③预测性分析：根据客观对象的已知信息对事物在将来的某些特征、发展状况的一种估计、测算活动。典型的算法为回归分析、时间序列预测和因果关系预测等。

④推荐系统：根据用户的兴趣特点和购买行为，向用户推荐感兴趣的信息和商品。典型的算法为协同过滤算法、基于内容的过滤算法和基于关联规则的推荐算法。

⑤社会网络分析：被用来建立社会关系的模型，发现群体内行动者之间的社会关系，描述社会关系的结构，研究这种结构对群体功能或者群体内部个体的影响。典型的应用有社会舆情分析、网络社区发现、情感分析等。

（4）数据可视化。数据可视化（Data Visualization）是运用计算机图形学和图像处理技术，将大数据转换为图形或图像来显示，并进行交互处理的理论、方法和技术。可视化是理解、探索、分析大数据的重要手段。

（5）数据隐私和安全。在从大数据中挖掘潜在的巨大商业价值和学术价值的同时，需要构建隐私数据保护体系和数据安全体系，从而有效保护个人隐私和数据安全。

数据作为独立的生产要素已成为国家战略性重要资源，当前各国政府高度重视大数据的应用和发展，纷纷出台各领域、各行业的数据安全保护法规，以加强大数据应用过程中对个人隐私与数据安全的保障。2019 年 5 月，我国国家互联网信息办公室公布了《数据安全管理办法（征求意见稿）》，不仅对公众关注的个人敏感信息收集方式、广告精准推送、App 过度索权、账户注销难等问题做出了直接回应，还对网络运营者在数据收集、处理使用、安全监督管理等方面提出了要求，为个人数据安全加上了一把锁。

数据安全保护机制是确保经过网络传输和交换的数据不会发生增加、修改、丢失和泄露等，主要从数据本身的安全、数据防护的安全、数据处理的安全以及数据存储的安全角度对数据进行保护。

①数据本身的安全：主要是指采用现代密码算法对数据进行主动保护，如数据保密、数据完整性、双向强身份认证等。

②数据防护的安全：主要是采用现代信息存储手段对数据进行主动防护，如通过磁盘阵列、数据备份、异地容灾等手段保证数据的安全。数据安全是一种主动的防护措施，数据本身的安全必须基于可靠的加密算法与安全体系，主要有对称算法与公开密钥密码体系两种。

③数据处理的安全：是指如何有效地防止数据在录入、处理、统计或打印中由于硬件故障、断电、死机、人为的误操作、程序缺陷、病毒或黑客等造成的数据库损坏或数据丢失现象。某些敏感或保密的数据可能因不具备资格的人员或操作员阅读而造成数据泄密等后果。

④数据存储的安全：是指数据库在系统运行之外的可读性。一旦数据库被盗，即使没有原来的系统程序，照样可以另外编写程序对盗取的数据库进行查看或修改。从这个角度说，

不加密的数据库是不安全的,容易造成商业泄密,由此衍生出数据防泄密,涉及计算机网络通信的保密、安全及软件保护等技术。

3. 大数据的计算架构

面向大数据处理的数据查询、统计、分析、挖掘等需求,催生了大数据的不同计算模式,常用的大数据计算架构有两种:离线批处理计算和实时流式处理计算。

(1)离线批处理计算架构。离线批处理框架适用于数据在计算之前已经完全到位,不会发生变化,数据量巨大且保存时间长,在大量数据上进行复杂的批量运算。Hadoop 的 MapReduce 编程模型是最常用的一种批处理框架。MapReduce 分为 Map 阶段和 Reduce 阶段,能够很好地满足离线处理中需要进行大量计算的要求。

Hadoop 是 Apache 的子项目,是具有可靠性和扩展性的一个开源分布式计算的存储系统,它为用户提供了一个透明的生态系统,用户在不了解分布式底层细节的情况下,可开发分布式应用程序,充分利用集群的威力进行数据的高速运算和存储。Hadoop 是基于 Java 语言开发的,具有很好的跨平台特性。

Hadoop 生态系统由下层的 Hadoop 核心构件以及上层的 Hadoop 生态系统共同集成,而上层的生态系统都是基于下层的存储和计算来完成的,如图 1-12 所示。

Hadoop 生态系统中最核心的设计是为海量数据提供存储的分布式文件系统(Hadoop Distributed File System,HDFS)和对数据进行计算的 MapReduce。HDFS 可实现大数据的存储,MapReduce 可实现大数据复杂度计算。

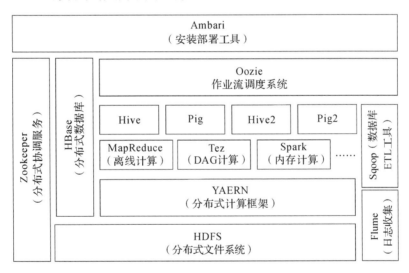

图 1-12　Hadoop 生态系统

(2)实时流式处理计算架构。在很多实时应用场景中,如实时交易系统、实时广告推送、实时监控、社交网络实时分析等,实时性要求高,而且数据源是实时不间断产生数据的。

新到的数据必须马上处理完,不然后续的数据就会堆积起来,永远也处理不完。反应时间经常要求在秒级以下,甚至是毫秒级,这就需要一个高度可扩展的流式计算解决方案。

大数据实时流式处理计算架构主要有三种:Spark、Storm 和 Samza。这三个实时计算系统都是开源的、低延迟的、分布式的、可扩展的和容错的。

(三)大数据在医学中的应用

2015 年 8 月,国务院印发了《促进大数据发展行动纲要》(国发〔2015〕50 号),指出发展医疗健康服务大数据,构建综合健康服务应用。随后,国务院、国家卫生健康委相继发布了多项政策,以促进各省(区、市)政府将健康医疗大数据提升至战略层面。

1. 健康医疗大数据

健康医疗大数据分为三大类,即院外数据、院内数据和基因数据。健康医疗大数据是指所有与医疗卫生和生命健康活动相关的数据集合,既包括个人从出生到死亡的全生命周期过程中因免疫、体检、治疗、运动、饮食等健康相关活动所产生的数据,又涉及医疗服务、疾病防控、健康保障和食品安全、养生保健等多方面数据。

(1)临床诊疗数据。医疗机构是健康医疗大数据的最主要来源,基于电子病历的临床诊疗数据是健康医疗大数据的核心。目前,医疗卫生机构中存在大量处理业务的信息系统,如医院内的医院信息系统(HIS)、临床信息系统(CIS)、电子病历系统(EMRS)、实验室信息系统(LIS)、放射信息系统(RIS)、影像存档与通信系统(PACS)等,临床诊疗数据便是这类系统产生的最主要数据。

(2)医学影像数据。影像存档与通信系统(PACS)是应用于医院的数字医疗设备,如CT、MRI(磁共振成像)、US(超声成像)、X 光机、DSA(数字减影)、CR(计算机成像)等所产生的数字化医学图像信息的采集、存储、管理、诊断以及信息处理的综合应用系统,该系统会产生大量的医学影像数据。

(3)基因检测数据。随着基因测序成本的降低,基因测序服务广泛开展,数据越来越多,基因检测数据成了健康医疗大数据的重要组成部分。

(4)公共卫生机构数据。医疗卫生系统中,除医院、基层医疗卫生机构之外,还有数量众多的专业公共卫生机构,如疾病预防控制中心、妇幼保健机构、专科疾病防治院(所、站)、卫生监督所(中心),这类机构产生的数据也是健康医疗大数据的重要组成部分。

(5)智能健康电子产品、可穿戴设备、健康医疗移动终端产生的数据。随着物联网、移动互联网、医疗硬件技术的发展,越来越多的智能健康电子产品、可穿戴设备、健康医疗移动终端应用于健康、亚健康人群以及疾病患者的日常健康或疾病管理过程中,这类软硬件均会高频次地产生海量的健康医疗数据,这类数据可以作为个人电子健康档案的有力补充。

2. 健康医疗大数据平台架构

健康医疗大数据平台通过数据开放服务与数据共享服务,分别向医疗机构、社会公众、政府、企事业单位和患者提供数据服务,如图 1-13 所示。

构建覆盖全生命周期、内涵丰富、结构合理的“以人为本”全面连续的综合健康服务体系,利用大数据技术、智能设备技术,提供线上线下相结合的公众健康服务,实现“未病先防、已病早治、既病防变、愈后防复”,满足社会公众多层次、多方位的健康服务需求,提升人民群众的身心健康水平。

五、物联网技术

物联网(Internet of Things,IoT)是新一代信息技术的重要组成部分,也是继互联网、移动通信等传统 IT 行业之后的又一次信息产业浪潮。当前,物联网以互联网为核心和基础,旨在实现物与物之间在任何时间、地点的互联,进行无所不在的计算,成为无所不在的网络。

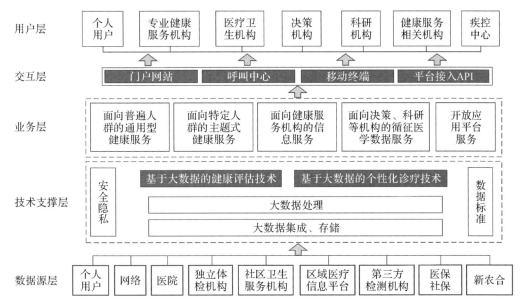

图 1-13　基于大数据的综合健康服务平台

5G 时代将实现毫秒级的端到端时延和可达海量的连接数,无限拉近人与人、人与物、物与物之间的距离。物联网正在推动人类社会从"信息化"向"智能化"转变,促进信息科技与产业发生巨大变化。不久的将来,物联网将有力改变我们生活与工作的环境,把我们带进智能化世界。

物联网已成为当前世界新一轮经济和科技发展的战略制高点之一,发展物联网对于促进经济发展和社会进步具有重要的现实意义。

(一)物联网概述

1. 物联网的发展历程

物联网最早要追溯到 1991 年,英国剑桥大学特洛伊计算机实验室的科学家们,常常要下楼去看咖啡煮好了没有,为了解决麻烦,他们编写了一套程序,咖啡壶旁边安装了一个便携式摄像头,利用终端计算机的图像捕捉技术,以 3 帧/秒的速率传递到实验室的计算机上,以方便工作人员随时查看咖啡是否煮好,这就是物联网最早的雏形——特洛伊咖啡壶。

1995 年,比尔·盖茨在《未来之路》一书中曾提到了"物联网"的构想,言指"互联网仅仅实现了计算机的联网而没有实现万事万物的互联"。

1998 年,麻省理工学院的 Kevin Ashton 首次提出"物联网"的概念。将射频识别(RFID)技术与传感器技术应用于日常物品中将会创建一个"物联网",这项技术将带来人们对机器理解的新纪元。

1999 年,在美国召开的移动计算和网络国际会议提出了"传感网是下一个世纪人类面临的又一个发展机遇"。

2003 年,美国《技术评论》杂志提出传感网络技术将是未来改变人们生活的十大技术之首。

2005 年 11 月 27 日,在突尼斯举行的信息社会峰会上,国际电信联盟(International Telecommunication Union,ITU)发布了《ITU 互联网报告 2005:物联网》,正式提出了物联网的概念。

2009 年 8 月 7 日,时任国务院总理温家宝在无锡提出"感知中国"的理念。

2009 年 11 月 3 日,温家宝同志在人民大会堂向首都科技界发表题为《让科技引领中国可持续发展》的讲话,其中将物联网列入战略性新兴产业之一,标志着物联网产业发展已提升至国家战略。

2009 年 11 月 13 日,国务院正式批准同意支持无锡建设国家传感网创新示范区(国家传感信息中心)。

2012 年 2 月 14 日,工业和信息化部颁布中国第一个物联网五年规划——《物联网"十二五"发展规划》。

我国政府高度重视物联网产业的发展,工业和信息化部等部门已经陆续发布多项政策,旨在探索和推进物联网产业链的生态构建。

2. 物联网的定义

物联网是通过使用射频识别(RFID)、传感器、红外感应器、全球定位系统、激光扫描器等信息采集设备,按约定的协议,把任何物品与互联网连接起来,进行信息交换和通信,以实现智能化识别、定位、跟踪、监控和管理的一种网络。

3. 物联网的特征

物联网是一个基于互联网、传统电信网等的信息承载体,它让所有能够被独立寻址的普通物理对象形成互联互通的网络。和传统的互联网相比,物联网有其鲜明的特征。

(1)它是各种感知技术的广泛应用。物联网上部署了海量的多种类型传感器,每个传感器都是一个信息源,不同类别的传感器所捕获的信息内容和信息格式不同。传感器获得的数据具有实时性,按一定的频率周期性采集环境信息,不断更新数据。

(2)它是一种建立在互联网上的泛在网络。物联网技术的重要基础和核心仍旧是互联网,通过各种有线和无线网络与互联网融合,将物体的信息实时准确地传递出去。在物联网上的传感器定时采集的信息需要通过网络传输,由于其数量极其庞大,形成了海量信息,在传输过程中,为了保障数据的正确性和及时性,必须适应各种异构网络和协议。

(3)物联网不仅仅提供了传感器的连接,其本身也具有智能处理的能力,能够对物体实施智能控制。物联网将传感器和智能处理相结合,利用云计算、模式识别等各种智能技术,扩充其应用领域。从传感器获得的海量信息中分析、加工和处理出有意义的数据,以适应不同用户的不同需求,发现新的应用领域和应用模式。

4. 物联网的应用领域

物联网的最终目标是实现任何物体在任何时间、任何地点的连接,帮助人类对物理世界具有"全面的感知能力、透彻的认知能力和智慧的处理能力"。物联网用途十分广泛,遍及交通运输、环境保护、公共设施、医疗、制造业、商业金融等多个行业。物联网常见应用行业如下:智慧工业、智慧农业、智慧能源环保、智慧物流、智慧交通、智慧安防、智慧医疗、智慧建筑和智慧零售。

(二)物联网相关技术

物联网具有数据海量化、连接设备种类多样化、应用终端智能化等特点,其发展依赖于感知与标识技术、信息传输技术、信息处理技术、信息安全技术等诸多技术。

1.物联网的体系架构

物联网体系架构包括三个逻辑层,即感知层、网络层、应用层。此外,围绕物联网的三个逻辑层,还存在一个共性技术(图1-14)。这些共性技术包括信息安全、网络管理、开放消息服务(Open Notification Service,ONS)和服务质量(Quality of Service,QoS)等具有普遍意义的技术,它们被同时应用在物联网技术架构的其他三个层次。

物联网的体系架构一般分为三层,但也有专业人士将管理服务单独列为一层来支撑行业应用,从而将体系结构分成四层:感知层、网络层、服务管理层(或平台层)和应用层。

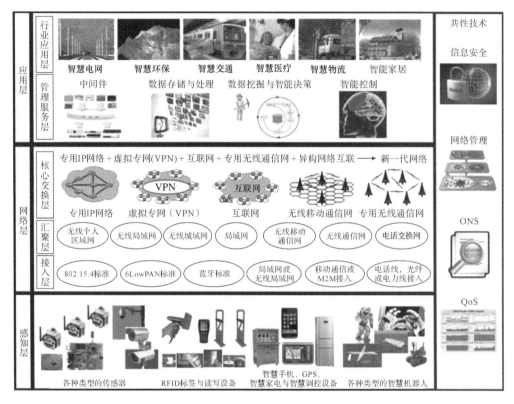

图 1-14　物联网体系架构

(1)感知层:感知层处在物联网最底层,主要由各种传感器以及传感器网关构成,包括二氧化碳浓度传感器、温度传感器、湿度传感器、二维码标签、RFID标签和读写器、摄像头、全球定位系统(GPS)等感知终端。感知层主要用于采集包括各类物理量、标识、音频和视频数据等在内的物理世界中发生的事件和数据,其作用相当于人的五官和皮肤等神经末梢,它是物联网识别物体、采集信息的工具。

(2)网络层:由各种私有网络、互联网、有线和无线通信网、网络管理系统和云计算平台等组成,相当于人的神经中枢和大脑,负责传递和处理感知层获取的信息。该层在物联网中起到信息传输的作用,主要用于对感知层和应用层之间的数据进行传递,它是连接感知层和应用层的桥梁。

(3)应用层:是物联网和用户(包括人、组织和其他系统)的接口,它与行业需求结合,实现物联网的智能应用。这一层把感知层得到的信息进行处理,实现智能化识别、定位、跟踪、监控和管理等实际应用。该层是物联网与各种行业的桥梁,可以实现物联网技术应用到各个行业中,满足行业需求,实现行业的智能化。

2. 物联网的关键技术

物联网体系架构包括感知层、网络层、应用层。在物联网体系架构中,三层的关系可以这样理解:感知层相当于人体的五官和皮肤,用于识别物体、感知物体、采集信息、自动控制;网络层相当于人体的神经中枢和大脑,主要负责传递和处理感知层获取的信息;应用层相当于人的社会分工,与行业需求结合,实现行业智能化。

(1)感知层关键技术:感知层处在物联网最底层,感知和标识技术是物联网的基础,感知层负责采集物理世界中发生的物理事件和数据。信息传感设备,如传感器、射频识别(RFID)技术、北斗卫星导航系统(BDS)、全球定位系统(GPS)、红外线感应器、激光扫描仪、气体感应器等各种装置与技术,实时采集任何需要监控、连接、互动的物体或过程,采集其声、光、热、电、力学、化学、生物、位置等各种需要的信息,从而实现对外部世界信息的感知和识别。

(2)网络层关键技术:网络层技术包含有线传感网络技术、无线传感网络技术和移动通信技术,其中无线传感网络技术应用较为广泛。无线传感网络技术主要分为远距离无线传输技术和近距离无线传输技术。其中,远距离无线传输技术包括 2G、3G、4G、5G、NB-IoT、Sigfox、LoRa,信号覆盖范围一般在几公里到几十公里,主要应用在远程数据的传输,如智能电表、智慧物流、远程设备数据采集等。近距离无线传输技术包括 Wi-Fi、蓝牙、UWB、MTC、ZigBee、NFC,信号覆盖范围一般在几十厘米到几百米之间,主要应用在局域网,如家庭网络、工厂车间联网、企业办公联网等。

物联网网络层具有多种关键性技术,如互联网、移动通信网以及无线传感器网络。

(3)应用层关键技术:应用层分为管理服务层和行业应用层。管理服务层通过中间件技术实现感知硬件和应用软件之间的物理隔离和无缝连接,提供海量数据的高效汇聚、存储,通过数据挖掘、智能数据处理计算等,为行业应用层提供安全的网络管理和智能服务。行业应用层为不同行业提供物联网服务。

此外,信息安全问题是互联网时代十分重要的议题,安全和隐私问题同样是物联网发展面临的巨大挑战。物联网除面临一般信息网络所具有的如物理安全、运行安全、数据安全等问题外,还面临特有的威胁和攻击,如物理俘获、传输威胁、阻塞干扰、信息篡改等。保障物联网安全涉及防范非授权实体的识别,阻止未经授权的访问,保证物体位置及其他数据的保密性、可用性,保护个人隐私、商业机密和信息安全等诸多内容,需要应用网络非集中管理方式下的用户身份验证技术、离散认证技术、云计算和云存储安全技术、高效数据加密和数据保护技术、隐私管理策略制定和实施技术等。

3. 物联网产业及发展

物联网产业链上的四大核心领域为采集、传输、处理、应用。当前物联网产业已形成包括芯片和元器件、传感设备、软件平台、系统集成、电信运营、物联网应用和服务在内的较为完善的产业体系。物联网未来发展趋势是更严格的合规性、更安全的防护措施、更普及的智能消费设备、更加关注人工智能、更专业的知识和人才以及移动访问更加轻松。

(1)更严格的合规性:数据隐私已成为网络社会的一个关键词,各种用户数据泄露或被滥用的事件频发。近年来,各种立法和监管机构提出更加严格的用户数据保护规定,用户的敏感数据会受到更严格的保护。

（2）更安全的防护措施：随着物联网设备和基础设施的价格持续降低，各种物联网设备在企业的应用就越来越普及。这也意味着，企业需要更加关注物联网的安全。以安全为重点的物联网设施将受到更多的关注，特别是某些特定的基础行业，如医疗健康、安全安防、金融等领域。

（3）更普及的智能消费设备：近年来智能家居快速发展，各种智能化电子设备正在让我们的家庭生活变得越来越简单，更多的智能化技术将融入日常家庭生活中，人们将获得越来越多的自由时间，而这都是物联网技术带来的变革。

（4）更加关注人工智能：随着数据处理能力的提升，边缘计算将成为物联网的重要力量，因为它可以实现更高效的操作和更快捷的响应，而混合的物联网技术将变得更加普及。随着越来越多的企业使用物联网设备与技术，收集到的数据量呈现指数级增长，传统的计算方式已经无法满足数据处理需求，而人工智能则能填补数据收集和数据分析之间的空白。此外，人工智能可以更好地实现图像处理、视频分析，创造更多的应用场景和商机。

（5）更专业的知识和人才：物联网专业知识的需求，将推动企业雇用更加专业的技术人员。随着数据分析变得越来越复杂，工作量越来越大，企业也越来越意识到需要在更宏观的角度来对数据进行分析和管理。

（6）移动访问更加轻松：智能手机的普及直接影响着物联网的普及。移动连接、传感器、导航芯片等成本的下降，以及零部件的快速小型化，将推动智能手机的功能越来越强大，越来越集成化。随着5G时代的到来，移动设备对物联网的访问将大幅增加。以智能手机为代表的移动设备将让每个人成为物联网社会中的一个连接点，从而共享物联网社会的便利性。

（三）物联网医学

物联网医学是指物联网技术广泛应用于医学教育、预防、保健、诊断、治疗、康复和养老等，实现医院、患者与医疗设备之间整合和创立三级联动的分级诊疗平台，可全时空管理和协调网内医生、患者和设备，大大提高医疗服务水平，能在很大程度上弥补偏远地区医疗技术水平的不足，改善病患陪护人员医疗知识不足及专业人员短缺的现状。

物联网医学中的"物"，是各种与医学服务活动相关的事物，如健康人、亚健康人、患者、医生、护士、医疗器械、检查设备、药品等。

物联网医学中的"联"，即信息交互连接，把上述"事物"产生的相关信息交互、传输和共享。

物联网医学中的"网"，是通过把"物"有机地连成一张"网"，利用感知技术与智能装置对与医疗卫生相关的事物和行为进行感知识别，通过网络传输互联，进行计算、处理和知识挖掘，实现各医学对象、各医学数据的交互和无缝链接，达到对医疗卫生健康领域的各种行为和变化的实时控制、精确管理和科学决策。

物联网医学的核心是：感、知、行。

感：就是数据采集和信息获取，包括采集人体体征参数、获取周边环境信息、感知设备和人员状况，如连续监测糖尿病患者的血糖情况。

知：就是数据智能分析，获取医学相关的知识，如针对患者的连续血糖值自动分析出他的血糖状况是否正常，如果不正常，生成报警信息通知相关医生知晓情况。

行：就是医生收到了血糖值和报警信号，为其调整用药量，使其恢复正常。

感、知、行三者是相互循环的关系，调整用药后，继续对其血糖值进行感知，从而展开下一轮循环。

1. 物联网医学的主要功能

（1）在线监测：这是物联最基本的功能，可以集中监测为主、控制为辅，全时空监测患者，适合在线监测患者病情和指导治疗。

（2）定位追溯：一般基于传感器、移动终端、楼控系统、家庭智能设施、视频监控系统等GPS和无线通信技术，或只依赖于无线通信技术的定位，如基于移动基站的定位、实时定位系统等，可用于患者定位追踪协助诊疗和保健。

（3）报警联动：主要提供事件报警和提示，有时还会提供基于工作流或规则引擎的联动功能，可用于监测生命体征，提供三级联动的反应功能，协助医师治疗和管理患者。

（4）指挥调度：基于时间排程和事件响应规则的指挥、调度和派遣功能，特别适合医疗管理部门或医院院长进行医疗急救调度和派遣工作。

（5）预案管理：基于预先设定的规章或法规对可能发生的事件进行处置，适合卫生管理者或分级诊疗慢性疾病。

（6）安全隐患：由于物联网所有权属性和隐私保护性，物联网系统可提供相应的安全保障机制，有利于提供用户或患者相应的安全保障机制。

（7）远程维护：这是物联网技术能够提供或提升的服务，主要适用于医疗产品联网服务，服务患者、造福社会。

（8）在线升级：这是保证物联网系统本身能够正常运行的手段，也是远程医疗自动服务的手段之一。

（9）领导桌面：经过多层过滤提炼的实时资讯，可供管理者根据所收集的海量信息，深度挖掘或拓展诊疗功能，指导如何更好地解决医疗问题，从而把握全局，协助决策。

（10）统计决策：指的是基于对联网信息的数据挖掘和统计分析，提供决策支持和统计报表功能，供医疗管理者决策参考。

2. 物联网医学的主要应用

物联网、大数据、云计算、人工智能、传感技术的发展使得计算机处理数据的能力快速提高，众多辅助决策、辅助医疗手段成为可能，技术进步促进实现医院智慧化建设。此外，移动通信技术促进医院联合医疗保险、社会服务等部门，在诊前、诊中、诊后各个环节，对患者就医及医院服务流程进行简化，也使得医疗信息在患者、医疗设备、医院信息系统和医护人员间流动共享，让医护人员可以随时随地获取医疗信息，实现医疗业务移动办公，极大地提高了医疗工作效率。

2018年4月，国家卫生健康委制定了《全国医院信息化建设标准与规范（试行）》，明确提出了下一阶段医院信息化的建设内容和建设要求，希望通过搭建完善的医疗物联网系统，大幅提高服务质量和效率，从而缓解日益沉重的医疗压力。该建设标准中，物联网的具体内容和要求如图1-15所示。

如今，物联网早已渗透到医疗领域的方方面面，从医疗机构内部的移动护理、移动门诊输液、供应室质量追溯、移动药物管理、婴儿防盗、医疗废弃物管理，到院外的远程医疗、生命体征监测，以及医疗IC卡的应用，无一没有物联网的影子（图1-16）。物联网让医疗变得更加智慧。

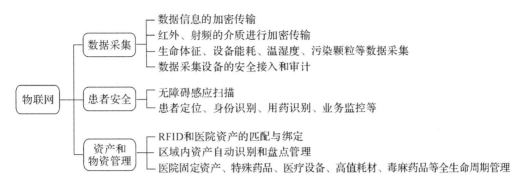

图 1-15 建设标准中的物联网要求

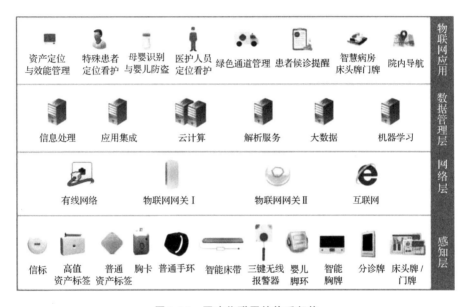

图 1-16 医疗物联网的体系架构

习 题

1.什么是信息？信息有哪些特征？

2.什么是数据？医学数据有哪些？

3.什么是计算机网络？它是如何分类的？

4.计算机网络有哪些常见的网络拓扑结构？其优缺点是什么？

5.什么是云计算？它有哪些特点？

第二章　医院信息平台

第一节　概　述

一、定义

医院信息系统存在多个应用软件并存的情况,并由不同的公司开发。由于医院信息系统发展较早、较快,各个系统使用不同的标准规范、不同的平台、不同的开发技术,导致不同的信息系统应用软件相互之间没有联系,如果缺乏有效的信息平台集成,将成为信息系统分散的孤岛,严重制约医院信息系统的发展。而医院信息平台是医院信息化阶段发展的产物,是对传统医院信息系统架构的升级和重构,是连接临床信息、医疗管理及运营信息等系统的信息共享和业务协作平台,是医院内不同业务系统之间实现统一集成、资源整合和高效运转的基础与载体,也是实现与外部机构信息共享和业务交流的重要技术支撑,具有统一高效、资源整合、互联互通、标准规范、安全可控等特点。

二、发展历程

(一)国内医院信息平台的发展历程

国内医疗信息化建设自 20 世纪 90 年代起步以来,经历几十年的发展有了长足的进步。1992 年,卫生部医院管理研究所组织全国多家医院的 IT 技术精英进行系统研发。20 世纪90 年代中期,国家"八五"重点科技攻关项目"医院综合信息系统研究"和"军字一号工程"实施成功。在卫生部的大力推动下,中国医疗信息化迎来第一次发展热潮。此阶段中费用计算和医疗保险为信息化建设的主要推手,主要完成以财务管理为中心的初级信息化管理系统。

2003 年,卫生部陆续颁布《全国卫生信息化发展规划纲要(2003—2010 年)》《国家公共卫生信息系统建设方案(草案)》,将信息化纳入卫生事业发展总体规划。此阶段医院信息平台建设重心向临床转变。临床信息系统以医生工作站为中心,包括 LIS、PACS 和合理用药监控系统等。

2009 年,实施新医改,掀起了以电子病历(EMR)为中心的医院信息平台建设热潮。从2011 年开始,卫生部陆续制定《"十二五"卫生信息化发展规划》《电子病历基本规范与功能规范》《电子病历基本架构与数据标准》《电子病历系统功能应用水平分级评价方法及标准》《基于电子病历的医院信息平台建设技术解决方案》等政策性文件。2014 年,国家卫生计生委统计信息中心发布了《关于卫生资源整合的顶层设计》,显示了其医疗健康信息整合的决心。全国开始了基于电子病历的信息平台和全方位数字化医院建设。

2017年,国家卫生计生委制定了《医院信息化建设应用技术指引(2017年版)(试行)》,以推进和规范二级以上医院的信息化建设,配合国家、省、市、县四级全民健康信息平台建设。

2018年4月,国家卫生健康委发布《全国医院信息化建设标准与规范(试行)》,明确医院信息平台的建设内容和建设要求。随后,针对电子病历、互联网医疗、分级诊疗、互联互通等,国家卫生健康委陆续发布相关政策。2018年8月,国家医政医管局发布了《关于进一步推进以电子病历为核心的医疗机构信息化建设工作的通知》,通知有利于电子病历信息化建设,并提出了明确的信息化建设指标。到2019年,辖区内所有三级医院要达到电子病历应用水平分级评价3级以上,即实现医院内不同部门间数据交换;到2020年,要达到电子病历应用水平分级评价4级以上,即医院内实现全院信息共享,并具备医疗决策支持功能。此次评级实际上是对医院信息平台建设的整体要求,医疗信息系统统一化进程呈现加速趋势。

2019年4月,国家卫生健康委联合国家中医药管理局共同发布《关于启动2019年全国三级公立医院绩效考核有关工作的通知》,明确指出要加强住院病案首页质量管理,提升首页数据质量,并使用统一的上传接口标准,体现了国家对医院信息平台及医疗信息化建设的高度重视。

我国的医疗信息化从早期的单机单用户应用到部门级和医院级管理信息系统的应用,以财务、药品、管理为中心,到以患者信息为中心的临床业务支持和电子病历申请,从局限在医院内部应用,发展到区域医疗信息共享。医疗卫生信息化作为国家信息化建设的重点,被纳入"十三五"国家网络安全和信息化建设重点,并已取得了一定的成效。随着医疗信息化工作的深入,更多的行业标准和功能标准还需跟进。互联网技术是信息技术的集大成者,移动医疗、物联网、大数据、云计算、人工智能等技术将会赋予医疗信息平台更多的可能性。未来,医疗信息化会朝着智能化、移动化、集成化、区域化方面发展。

(二)国外医院信息平台的发展历程

美国是全世界医院信息平台研发、应用的领跑者。美国在20世纪60年代初就开始医疗信息化建设,主要分为三个过程:一是以医院信息系统建设为主体,从医院内部开始信息化;二是以区域卫生信息化建设为重点,通过制定卫生信息标准和法规,将信息集中、分散到不同的医疗机构,实现区域卫生信息共享;三是政府积极推行新医改方案,通过经济激励重点推进电子病历建设和使用,提升医疗服务体系服务质量和效率。

美国医院信息平台建设,注重减少医疗差错,提高患者的治疗安全,实现医疗保险改革的法律条文(HIPAA)对健康医疗信息系统安全性、患者隐私权的保护、电子信息交换标准化的要求等。临床信息系统(CIS)最核心的目标也是美国医院的首要目标,就是提高医护质量、减少医疗差错和提高患者的安全性。

美国的医疗信息化机构主要包括国家卫生信息技术协调办公室(ONC)和医疗保险与医疗救助服务中心(CMS)。ONC从宏观上统筹全国医疗信息化工作,包括法律规范的制定、新型技术的应用以及医疗信息共享等。CMS则是通过执行电子病历激励法案来促进全国电子病历的改革。美国在标准制定方面一直是先行者,制定的医疗规范有DICOM、SNOMED-CT、MESH以及HL7,其中HL7是一种标准化信息传输协议,用于规范不同医疗信息系统的信息传输,使医疗信息共享成为可能,该标准也发展为一种国际通用的标准。

加拿大的医疗信息化水平处于世界前列。加拿大通过多种渠道筹措资金,以全国标准统一、可共享的电子健康档案为核心,建立了全国性的医疗卫生信息系统。加拿大政府在医疗信息化建设中起主导作用。2001年,由联邦政府资助,成立卫生信息公司(Infoway)。该公司是一个独立的、非营利性机构,负责领导全国医疗信息化建设。"加拿大电子健康记录蓝图"是加拿大制定的全国性电子健康档案系统,为每一个加拿大人提供一个安全的、个人的、终生的有关健康和医疗的关键记录。Infoway公司的核心战略是建立一个覆盖全国的电子健康档案系统,并实现从本地、区域、省到全国的点到点的电子健康记录信息共享和互联操作。目前Infoway公司的实验室信息系统、药物信息系统、诊断成像系统等基本实现了系统间的互联互通。

第二节　主要功能和作用

一、信息平台主要功能

各级医院信息平台参照《基于电子病历的医院信息平台技术规范》(WS/T 447—2014)等相关建设标准与规范进行建设。医院信息平台应具备包括数据交换、数据存储、数据质量、医院信息平台服务、全院业务协同、平台配置及服务监控、医院门户、单点登录、电子证照管理等主要功能。

1. 数据交换

医院信息平台数据交换的主要功能以满足医院内部、外部数据的共享和协同应用为目标。信息交换为整个平台的数据来源提供了技术基础和保障,通过信息标准、交换原则的制定,对业务系统提供标准的数据交换服务,确保数据交换过程的安全性,实现数据在系统平台范围内自由、可靠、可信地交换。

2. 数据存储

医院信息平台信息资源层用于整个平台各类数据的存储、处理和管理,主要包括信息目录库、基础信息库、业务信息库、临床文档信息库、交换信息库、操作数据库、数据仓库、对外服务信息库、智能化管理信息库。

3. 数据质量

实现数据的分层、分级、分类管理,从患者识别、隐私安全、临床应用、业务管理、科研价值等多角度出发,全面分析数据的真实性、完整性、时效性和有效性。确定数据质量评价标准,通过国家、省、市、县四级人口健康信息平台开展数据质量评价。

4. 医院信息平台服务

医院信息平台服务层的主要功能是为平台提供各种服务,包括注册服务、主索引、主数据管理等部分。

(1)注册服务。用于医院信息平台共享各种服务资源的注册,通过服务资源的发展—发现—访问机制,实现服务资源共享。注册服务是医疗信息闭环系统中的基础服务之一。注册服务包括对患者、医疗卫生服务人员、医疗卫生机构(科室)、医疗卫生术语的注册管理服务,系统对这些实体提供唯一的标识。针对各类实体形成各类注册库(如个人注册库、医疗卫生机构注册库、术语和字典库等),每个注册库都具有管理和解决单个实体具有多个标识符问题的能力。

(2)主索引。主索引是指在特定域范围内,用以标识该域内每个实例并保持其唯一性的编码。唯一标识是指用于临床实际业务并且能够辅助进行唯一性识别,在该域或跨域可见的唯一编码。采用居民健康卡、身份证进行唯一标识的加载与识别,建立统一的主索引。功能包括信息查询、检索索引历史、索引比较、索引修改等。

(3)主数据管理。主数据是跨系统、跨应用和跨流程的医学标准术语唯一来源,能够集成卫生信息基本数据集,并对业务系统主数据进行统一管理,规范医疗卫生事件的信息含义一致性、特征一致性、识别唯一性、长期有效性和业务稳定性。功能包括主数据模型管理、主数据定义、主数据映射、订阅、审核及发布等6项。

5. 全院业务协同

医院信息平台将业务过程管理、工作流管理、服务编排、即时消息、信息门户、视频流媒体、电子邮件、短消息和电话传真以及其他服务扩展等各种类型的协同工具服务组件化,统一在信息平台上进行注册,以便平台的其他应用程序和组件利用。

6. 平台配置及服务监控

平台提供用户、权限、业务系统接入等配置。同时对平台所有服务数据、消息路由情况、性能数据等进行实时、动态、灵活的智能监控,同时能够将错误队列、性能数据、磁盘空间、数据路由以及日志等信息通过定义电子邮件、手机短信等方式推送给相关人员。

7. 医院门户

医院门户将各种应用系统、数据资源和互联网资源集成到一个信息管理平台之上,建立院内员工和患者的信息通道,便于医院各种信息的公布,包括医院基本信息、预约挂号、信息查询等。

8. 单点登录

单点登录是建立在信息平台之上、浏览器界面的统一应用入口。用户可以一次登录多个应用系统,并在不同系统间随意切换并保持相同的背景信息,从而实现便捷、连续的业务操作,避免多次登录和切换而带来的操作麻烦和信息不一致隐患。在信息平台之上提供应用的统一入口,通过结合用户认证和统一权限管理系统,在门户框架中自由切换和应用不同系统,同时保证切换后的业务功能展现同一个患者信息。

9. 电子证照管理

包括医疗机构电子证照管理、医师电子证照管理以及护士电子证照管理。医疗机构电子证照管理主要为医疗机构的基本信息维护和机构的行政审批业务办理提供服务,并且对外提供医疗机构证照信息认证查询服务,具体功能包括机构注册、信息变更、信息校验、查询等。医师电子证照管理为医师在医疗机构进行执业提供服务,并且对外提供医师实名身份认证和电子证照(包括医师资格证书、医师执业证书)的认证服务,具体功能包括注册、变更、多地点执业、备案、查询、考核等。护士电子证照管理为护士在医疗机构进行执业提供服务,并且对外提供护士实名身份认证和电子证照的认证服务,具体功能包括注册、变更、延续注册、查询等。

二、信息平台的主要作用

近年,国家发布了一系列与医院信息平台相关的信息标准,初步构建了医院信息平台标准体系,为国内医院信息平台的建设和发展奠定了坚实的基础,实现对医院信息资源的精细管理和高效应用。信息平台提供了强大的系统集成、信息交互、流程再造功能,在信息系统之间架设了桥梁和纽带,将分布、异构的信息系统连接起来,实现互联互通、数据共享和业务协同。

信息平台实现了信息资源的统一管理和调度。基于总体架构的医院信息平台设计,使得可以在一个整体框架指导下,根据医院的发展现状、实际需求和经济能力,通过分步实施、分期建设,逐步完善信息平台。

信息平台提供信息的采集、处理、传输、存储、共享、交换、分析、利用、展现等服务功能的信息化公共基础设施,起到支撑医院信息应用系统之间互联互通、共享交换及时数据的作用,同时实现了无侵入式集成,既做好数据集成,又不影响现有系统的运行。

信息平台实现医院信息的统一管理,包括患者主索引、电子病历、决策支持数据、业务协同数据、对外服务数据、区域卫生共享和协同数据,整合各系统资源,达到异构数据共享,实现不同系统、不同数据结构间的数据共享,从而协同建设基于医院已有的各业务信息系统和各辅助管理系统。简单来说,医院的信息集成平台是实现医院内部数据的汇总和集成,包括HIS、CIS、EMRS、LIS、RIS、PACS等。

信息平台可以保证系统的可扩展性、稳定性和安全性,能够满足未来发展的需要,尤其在集中、抽取、清洗、共享临床数据等方面,可以为临床诊疗和临床科学研究提供强大的数据支撑。

第三节 平台的结构

一、远程医疗

远程医疗是将计算机技术、网络技术、通信技术应用到医疗方面的一个新兴的领域,它实现了医疗资源共享,减少了医疗水平的地域差异,使得一些偏远落后地区可以享受到高水平的医疗服务。在过去的几十年里,远程医疗技术迅速发展,已经从最初只能提供简单的医疗信息服务,发展到现在可以为患者提供远程医疗手术。

(一)远程医疗概述

远程医疗从广义上讲是使用远程通信技术和计算机多媒体技术提供医学信息服务,它包括远程诊断、远程会诊咨询及护理、远程教育、远程医疗信息服务等所有医学活动。从狭义上讲,远程医疗包括远程影像学、远程诊断及会诊、远程护理等医疗活动。目前,远程医疗技术已经从最初的电视监护、电话远程诊断发展到利用高速网络进行数字、图像语音的综合传输,并且实现了实时的语音和高清图像视频的交流,为现代医学提供了更广阔的发展空间。

2-1 知识拓展:远程医疗

1988年,远程医疗系统作为一个开放的分布式系统的概念在美国被提出以来,大家普遍认为,一个开放性的远程医疗系统应该包括远程诊断(Remote Diagnosis)、专家会诊(Consultation of Specialists)、信息服务(Information Service)、在线检查(Online Examination)和远程学习(Remote Studying)等几个主要部分,医疗系统需要以计算机和网络通信为基础,实现针对医学资料(包括数据、文本、图片和声像资料)的多媒体资源和远距离会诊视频与音频信息的传输、存储、查询比较以及显示。在未来,利用远程医疗系统还可以实现远程手术,即操作者在相距遥远的地方通过精密机械电子设备(电子手)对患者实施手术。

远程医疗中技术与实现特定信息交换的具体配置可能不尽相同,但共同的因素包括患者、医护人员、专家及其不同形式的用以在至少两个地方之间传递医学信息的电子信号。目前,远程医疗已用在农村、内陆城市和其他地方,甚至包括太空,用于心胸外科、脑外科、精神病科、眼科、放射科及其他医学专科领域。

1. 国内远程医疗发展概况

远程医疗会诊是近年来国内发展起来的一种新型医疗会诊服务模式,是国家卫生健康委"金卫工程"的重要组成部分,它是通过通信线路、多媒体技术和计算机网络系统实现跨区域医疗机构间、医院与患者之间的联系,达到远距离明确诊断和治疗的目的。远程医疗会诊系统的实施,对于解决医疗资源偏态分布、减少患者转诊费用支出和劳顿之苦、提高医院社会知名度、促进区域间学术交流等,具有重大意义。故其作为一新兴医疗事物,从一开始便显示出较强的生命力,以星火燎原之势迅速在全国发展起来。

广州远洋航运公司自1986年对远洋货轮船员急症患者进行了电报跨海会诊,有人认为这是我国最早的远程医疗活动。

1995年3月,山东姑娘杨晓霞因手臂不明原因腐烂,来北京求医。会诊医生遇到困难,通过Internet向国际社会求援,很快200余条信息从世界各地传到北京,病因最终被确诊为一种噬肌肉的病菌,有效地缩短了病程。

同年4月10日,一封紧急求助(SOS)的电子邮件通过Internet从北京大学发往全球,希望挽救一位患有非常严重而又不明病因的年轻女大学生的生命。10日内,收到来自世界各地的电子邮件近1000封,相当多的意见认为是重金属中毒,并被以后的临床检验所证实(铊中毒)。

这两例远程会诊,在国内引起巨大反响,并使更多的中国人从此认识了Internet和远程医疗。

我国现代意义的远程医疗活动开始于20世纪80年代。1988年,解放军总医院通过卫星与德国一家医院进行了神经外科远程病例讨论。1996年10月,上海医科大学附属华山医院开通了卫星远程会诊。1997年11月,上海医科大学儿童医院利用综合业务数据网(ISDN)与香港大学玛丽医院进行了疑难病的讨论。

1994年9月,上海医科大学附属华山医院与上海交通大学用电话线进行了会诊演示。1995年,上海教育科研网、上海医科大学远程会诊项目启动,并成立了远程医疗会诊研究室。该系统在网络上运行,具有较强的交互动态图像显示功能。

在卫生部直接领导和有关部委的支持下,中国金卫医疗网络(即卫生部卫生卫星专网)于1997年7月正式开通,金卫医疗网络全国网络管理中心在北京成立并投入运营。网络开通以来,已经为数百例各地疑难急重症患者进行了远程、异地、实时、动态电视直播会诊,成功地进行大型国际会议全程转播,组织国内外专题讲座、学术交流和手术观摩数十次,极大地促进了我国远程医疗事业的发展,标志着我国医疗卫生信息化事业跨入了世界先进水平。

2. 国外远程医疗发展概况

(1)第一代远程医疗。早期的远程医疗活动中,美国国家宇航局(NASA)充当了重要角色。20世纪60年代初,人类开始了太空飞行。为调查失重状态下宇航员的健康及生理状况,在亚利桑那州建立了远程医疗试验台,为太空中的宇航员以及亚利桑那州Papago印第安人居住区提供远程医疗服务,其通信手段是卫星和微波技术,传递包括心电图和X光片在内的医学信息。

1964年,美国国家精神卫生研究所提供48万美元,支持Nebraska心理研究所与180千米外一家州立精神病医院之间通过双向闭路微波电视进行远程心理咨询。1967年,麻省总医院与波士顿Logan国际机场医学中心通过双向视听系统为机场的工作人员及乘客提供医疗服务。美国阿拉斯加州是美国偏远地区,地广人稀,许多地区没有医生,为提高州内医疗服务水平,1972—1975年该州利用空中AST-1卫星,使州内其他地区通过卫星地面接收装置,直接获得州立医院的医疗服务。参与这项工作的斯坦福大学通信研究所的专家认为,卫星系统可为处于任何地域的人群提供有效的医疗服务。

除了美国,加拿大于1977年的太空计划中通过Newfoundland纪念大学实施了西北远程教育和医疗活动;1984年澳大利亚开展了西北远程医疗计划。

20世纪60年代初到80年代中期的远程医疗活动被美国人视为第一代远程医疗。这一阶段的远程医疗发展较缓慢。从客观上分析,当时的信息技术还不够发达,信息高速公路正处于新生阶段,信息传送量极为有限,远程医疗受到了通信条件的制约。

(2)第二代远程医疗。20世纪80年代后期,随着现代通信技术水平的不断提高,一大批有价值的项目相继启动,它代表了第二代远程医疗,其声势和影响远远超过了第一代技术。从Medline中所收录的文献数量看,1988—1997年的10年间,远程医疗方面的文献数量呈几何级数增长。在远程医疗系统的实施过程中,美国和西欧国家发展速度最快,联系方式多是通过卫星和综合业务数据网(ISDN),在远程咨询、远程会诊、医学图像的远距离传输、远程会议和军事医学方面取得了较大进展。

1988年,美国提出远程医疗系统应作为一个开放的分布式系统的概念,即从广义上讲,远程医疗应包括现代信息技术,特别是双向视听通信技术、计算机及遥感技术,向远方患者传送医学服务或医生之间的信息交流。同时,美国学者还对远程医疗系统的概念作了如下定义:远程医疗系统是指一个整体,它通过通信和计算机技术向特定人群提供医学服务,这一系统包括远程诊断、信息服务、远程教育等多种功能,它是以计算机网络通信为基础,针对医学资料(包括数据、文本、图片和声像资料)的多媒体技术,进行远距离视频、音频信息传输、存储、查询及显示。

1990年,南美国家仅有4个远程医疗工程,利用交互式字母数字电视(IATV)向患者提供服务,1994年即增加到50个IATV中心。澳大利亚、南非、日本等国家和地区也相继开展了各种形式的远程医疗活动。1988年12月,苏联发生强烈地震,在美苏太空生理联合工作组的支持下,美国国家宇航局首次进行了国际间远程医疗,使苏联的一家医院与美国四家医院联通会诊。不久,这套系统在俄罗斯Ufa的一次火车事故中再次得到应用。这表明,远程医疗能够跨越国际间政治、文化、社会以及经济的界限。

一项数据表明,1993 年,美国和加拿大约有 2250 例患者通过远程医疗系统就诊,其中 1000 人是由得克萨斯州的定点医生进行的仅 3～5 分钟的肾透析会诊,其余病种的平均会诊时间约 35 分钟。仅 1994 年上半年,美国就约有 500 人次向医师进行心理咨询。

美国的远程医疗工程拥有专款,部分是由各州和联邦资金委员会提供的。1994 年财政年度中,至少有 13 个不同的联邦拨款计划为远程医疗共拨款 8500 万美元,仅佐治亚州就拨款 800 万美元,用以建立 6 个地区的远程医疗网络。

美国的远程医疗虽然起步早,但其司法制度曾一度阻碍了远程医疗的全面开展。所谓远程仅限于某一州内,因为美国要求行医需取得所在州的行医执照,跨州行医涉及法律问题。得克萨斯州的跨州行医就曾引起国内的争论。现在这种法规政策有所改善。

(二)远程医疗的应用

1. 远程会诊

远程会诊是指医疗机构之间利用计算机技术和通信技术等手段,实现跨地域医疗会诊,从而减少医疗资源差异等造成各地区医疗水平的不平衡,使偏远地区的患者能够获得较高水平的医疗服务。

远程会诊主要包括紧急会诊、专家会诊和联合会诊。其中,紧急会诊通常用于急危重症患者和突发事件救治,上级医院或医疗中心的医生通过远程会诊系统指导现场诊疗和救治。还可以通过移动远程会诊设备,如远程会诊车、船舶等与医疗机构进行紧急会诊。专家会诊是指聘请医学专家对疑难杂症进行诊疗咨询和指导。患者可以参与专家的选择,允许患者及其家属参与会诊,并通过会诊系统与专家进行交流。联合会诊是指对涉及多学科的疑难病例,可安排多位异地专家进行联合会诊,其形式类似于多方的视频会议。

2. 远程放射学

远程放射学是通过网络传送放射图像,能及时分析放射图像,给出诊断意见,并对医生进行继续教育。远程放射学是为了提高医疗资源缺乏地区的医疗水平,为偏远地区提供放射诊断咨询或放射图像解释等服务。

远程放射学包括远程诊断、远程会诊等。

(1)远程诊断。利用远程放射系统,将影像和文字等合成为形象化的多媒体文档,不仅能提高影像诊断的正确性,而且能够提高放射诊断医生的医疗水平,为放射科医师完成影像检查和诊断,缩短诊断时间提供了快捷的途径。

(2)远程会诊。利用远程放射系统,通过通信网络对疑难病例进行远程会诊,随时提供咨询意见,使医疗资源得到充分利用,同时提高基层医院或偏远医院放射诊断质量,有效解决传统放射影像读片存在的质量问题,是一种合理、有效和经济的医疗服务手段。

3. 远程病理

远程病理是指通过远程病理学系统以网络方式进行静态图像或动态图像的实时传输,并在远端计算机屏幕上进行显示,形成一个集医学研究、诊断、信息共享的多媒体网络系统。远程病理学实现异地病理诊断、会诊和讨论等。

远程病理系统不但可以实现病理图像的采集和存储以及通过网络传送给异地会诊专家,而且还可以在两个病理实验室之间建立点对点通信链路,实时发送和接收图像,能主动控制远端显微镜,移动观察切片。远程病理学的应用主要包括远程病理会诊、术中冰冻切片诊断、远程病理学研究、远程教学等。

4. 远程手术

远程手术是通过互联网技术、虚拟现实技术与机器人技术，对临床诊断或手术现场的画面进行全程实时记录和远程传输，实现对异地患者进行远程手术。根据其应用特点，现已发展较成熟的有医疗外科手术导航、机器人辅助操作、微创外科、虚拟手术系统、医疗外科机器人临床应用研究等五个方面。

目前医疗外科机器人手术和远程指导手术技术已成为远程手术的重要组成部分。远程手术学的应用主要包括：

（1）实时远程手术教学。采用视频监控转播示教系统可以在手术室外通过大屏幕观摩手术过程，进行实时教学，既减少手术室内交叉感染，保障了手术室内无菌要求，又扩大了示教范围，促进了医疗手术示教视频资源的整合利用，为新医疗技术的推广、手术技术交流和医务人员的培养提供了方便。

（2）实时专家远程会诊。通过在观摩会议室实时观看手术的高清画面，与现场医生一同对患者进行会诊，并进行手术指导；当现场手术较为复杂时，借助网络通过教学终端进行手术讨论，及时解决疑难问题。

（3）实时虚拟现实。利用计算机来模拟手术环境，如手术计划制订、手术操作预习、手术示范教学、手术技能培训、术中操作引导和术后康复锻炼等。虚拟临床手术正是随着虚拟技术的发展而实现的，为医学教学开辟了新的途径。

（4）实时机器人手术。机器人手术定位系统主要用于脑及体部病变的诊断与治疗，目前已成功应用的项目有癫痫、精神病等脑功能性疾病的立体定向外科治疗、脑及体内深部病变活检、血肿及脓肿引流、异物摘除术、肿瘤内注药、放疗及神经细胞移植等手术。机器人技术和远程手术给医生带来了极大的帮助，特别是那些需要高难度技巧的复杂手术。

5. 远程护理

远程护理是利用远程通信技术和计算机多媒体技术来传输医学信息以进行诊断、治疗、护理和教学的一门应用性学科。通过传输数据、文字、视频、音频和图像等形式，为远程服务对象提供医疗监护、护理指导、家庭保健等培训。远程护理的目的是提高家庭护理质量，降低患者开支，缩短住院周期。

远程护理系统有远程护理教学、护理指导与咨询和护理保健技术等功能。

（1）远程护理教学。远程护理教学包括实时视频课堂教学与临床教学，其具有时空延展性、学习资源共享性、学习对象广泛性等优势。

（2）护理指导与咨询。就某一论题或对某一患者提供指导与咨询，如为老人、孕妇、婴儿、患有慢性疾病的患者、精神病患者的疑难问题及时提供临时性的护理指导和解答。

（3）护理保健技术。护理保健技术主要包括护理专业人员的护理技术和临床检测的工程技术，如对心电图、血压、血氧等生理参数，以及血、尿等的生化指标的采集与监测技术等。

6. 远程监护

远程监护是指利用计算机技术、网络技术等对患者进行连续的、远距离的监测，患者的活动范围可以不受医院的限制，实现患者与医院间、医院与医院间的医学信息的远程传输和监控、远程会诊、医疗急救、远程医学教育等。远程监护常用于糖尿病和高血压等患者。另外，通过远程监护系统的数据传送和查询，使各级救护人员及时掌握危重病患者的病情变化,指导现场救治,辅助给出救治方案,有助于减少伤病员伤残率和病死率。

另外,远程医疗在远程家庭医疗保障等方面也有广泛和重要的应用。

二、医院信息平台的集成服务

医院信息化系统是随着医院的发展需求逐步建设而成的,数量众多,通常有上百个子系统,并且由不同的厂商提供,又基于不同的技术,并且缺乏统一的信息交换标准,那么将这些系统进行集成整合,为当前的以及将来的系统提供一个统一且标准的数据交换和工作流协同的医院信息集成平台就成为当前医院信息化发展的主要任务。

医院信息平台是以基础信息采集为核心,整合 HIS、LIS、EMRS、PACS、HRP、OA 等医院内部的相关信息资源,面向临床、科研和集团化管理建立的网络化、实时化的运营与临床信息平台。平台运用消息引擎等数据传输技术和标准化的消息封装手段,实现院内各应用系统的互联互通。通过异构系统、异构数据、异构网络、异构协议之间的信息集成和基于规范的数据交换实现共享,从而形成全院级的患者主索引,满足医疗信息集成和共享交换要求。在此基础上使医院信息平台形成一个标准化、集成化、智能化的信息平台,并建立对外连接医保、公共卫生、区域医疗、社区医疗等多个信息系统,实现医院信息的规范化、一体化管理。

医院信息平台体系架构设计应遵循以下原则:

(1)基于企业信息架构分层设计思路。按照企业信息架构理论和方法,以分层的方式设计医院信息平台,不同的层次解决不同的问题。

(2)覆盖医院信息系统建设全生命周期。不仅包括从技术角度医院信息平台本身如何设计和建设,还包括医院信息平台项目管理、系统运维以及相关的信息安全保障体系。

(3)全面支持电子病历相关业务规范与标准体系。从数据层面遵循《电子病历基本架构与数据标准》,即医院信息平台上保存的电子病历数据符合该标准,在电子病历生成和使用上符合电子病历相关业务规范。

(一)基于 SOA 的医院信息平台的架构

医院信息平台通常采用面向服务的体系结构(Service-Oriented Architecture,SOA)进行设计。基于电子病历的医院信息平台,实现对全院数据标准化、一体化管理,支持多道接入和展现,如 Web 门户、手机、平板电脑、PDA 等,支持三网融合技术和物联网技术,实现医疗、服务和管理的智能化、自动化。

SOA 是一种可以根据需求通过网络对松散耦合的粗粒度应用组件进行分布式部署、组合和使用的架构模型。由于医院的业务处于发展过程中,当业务需求发生变化时会对系统的灵活性提示更多的要求,松散耦合服务一方面可以提供灵活性,另一方面是当组成整个应用程序的每个服务的内部结构逐渐发生改变时,整个应用程序能继续存在而不受影响,从而实现医院各信息系统在进行局部调整时不会影响整个系统的其他业务开展。如图 2-1 所示,医院信息平台的总体架构设计分为九个部分,包括医院信息平台门户层、医院信息平台应用层、医院信息平台服务层、医院信息平台信息资源层、医院信息平台信息交换层、医院业务应用层、信息基础设施层以及信息标准体系、信息安全体系与系统运维管理。

图 2-1 上半部分包括的医院信息平台门户层、医院信息平台应用层、医院信息平台服务层、医院信息平台信息资源层、医院信息平台信息交换层属于医院信息平台的软件部分,主

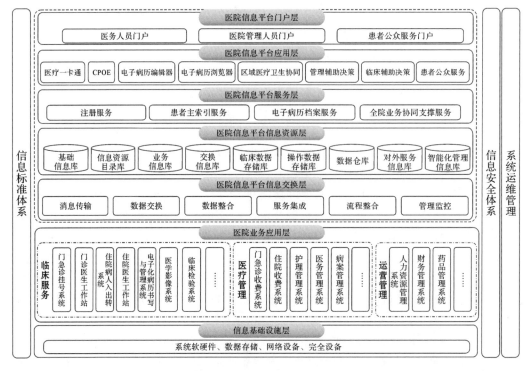

图 2-1 医院信息平台的架构

要服务于医院信息系统应用整合的需求;医院业务应用层是目前医院内部的业务应用系统,是医院信息平台的基础;信息基础设施层以及信息标准体系、信息安全体系与系统运维管理服务于医院业务应用系统。

(1)门户层是整个医院信息平台对内和对外使用展示的界面,根据不同的使用者可以分为医务人员门户、医院管理人员门户和患者公众服务门户。

医务人员门户:针对医务人员,提供 Web 应用的统一入口,医务人员所有的医院 Web 应用在该门户上使用。

医院管理人员门户:针对医院管理人员,提供 Web 应用的统一入口,医院管理人员所有的医院 Web 应用在该门户上使用,特别是提供统一的管理辅助决策和临床辅助决策支持。

患者公众服务门户:针对患者,提供各项信息化的医疗服务。

(2)医院信息平台应用层,即基于医院信息平台,通过基础业务数据的交换、共享和整合,结合实际的医疗业务和管理需要,建立扩展的应用,主要包括医院门户、计算机化医嘱录入(CPOE)、医疗一卡通、电子病历编辑器、电子病历浏览器、区域医疗卫生协同、管理辅助决策、临床辅助决策和患者公众服务等。

(3)医院信息平台服务层,即以 SOA 的标准架构封装的注册服务、患者主索引服务、电子病历档案服务、全院业务协同支撑服务等。

(4)医院信息平台信息资源层主要用于整个平台各类数据的存储、处理和管理,包括基础信息库、信息资源目录库、业务信息库、交换信息库、临床数据存储库(CDR)、操作数据存储库(ODS)、数据仓库、对外服务信息库、智能化管理信息库等。

(5)医院信息平台信息交换层主要用于实现全院级应用系统互联互通的需求;医院信息

平台信息资源层主要服务于建立全院级的患者主索引的需求、建立全院级电子病历的需求，并为医院信息二次利用、为患者提供公众服务、与外部互联等应用奠定数据基础；医院信息平台应用层包含了建立在医院信息平台信息资源层、医院信息平台服务层、医院信息平台信息交换层基础上的全院级应用。

（6）医院业务应用层是医院信息平台的基础，包括三大类业务系统：临床服务系统、医疗管理系统以及运营管理系统。业务应用层要接入到医院信息平台，向平台提供诊疗数据，同时也要从平台获得业务协同支持。

（7）信息基础设施层是支撑整个医院信息平台运行的基础设施资源，主要包括各类系统软件、系统硬件、数据存储、网络设备、安全设备等。

（8）信息安全体系与系统运维管理是整个平台建设和运作的重要组成部分，也应该贯穿项目建设的始终。其中，信息安全不仅包括技术层面的安全保障（如网络安全、系统安全、应用安全等），而且还包括各项安全管理制度，只有在一系列安全管理的规章制度实行的前提下，技术才能更好地为安全保障服务。同时，完善的系统运维管理也是系统稳定、安全运行的重要保障。

（9）信息标准体系贯穿于医院信息化建设的整个过程，通过规范的业务梳理和标准化的数据定义，要求系统建设必须遵循相应的规范标准来加以实施，严格遵守既定的标准和技术路线，从而实现多部门（单位）、多系统、多技术，以及异构平台环境下的信息互联互通，确保整个系统的成熟性、拓展性和适应性，规避系统建设风险。

（二）医院信息平台的软件架构

如图 2-2 所示，医院信息平台的软件架构包括四个层面：核心部分是医院信息平台及基于医院信息平台的应用系统；医院信息平台接入临床服务、医疗管理和运营管理各业务应用系统；医院信息平台对外接入区域卫生信息平台。

医院信息平台内部又可细分为医院信息平台服务层和医疗信息交换层。

医院信息平台主要用于实现全院级应用系统互联互通的需求。医院信息平台主要的功能组件有：

（1）患者主索引（Master Patient Identifiers，MPI），是指在特定域范围内，用以标识该域内每个患者实例并能保持其唯一性的编码。患者主索引服务是指为保持在多域或跨域中用以标识患者实例所涉及的所有域中患者实例的唯一性所提供的一种跨域系统服务。

MPI 信息的主要内容按照卫生部 2009 年《电子病历基本架构与数据标准》的规定，包含该标准的 H.02 服务对象标识、H.03 人口学、H.04 联系人、H.05 地址、H.06 通信等数据组。其中主要元素包括患者主 ID、业务系统 ID、患者 ID、姓名、性别、出生日期、出生地、民族、母亲姓名、婚姻状况、身份证号、住址、电话等。

（2）注册服务包括对患者、医护人员、医院科室、医疗卫生术语的注册管理服务，系统对这些实体提供唯一的标识。针对各类实体形成各类字典库（如人员字典、科室字典、ICD 字典等），每个注册库都具有管理和解决单个实体具有多个标识符问题的能力。注册库具有一个内部的非公布的标识符，为集成平台提供统一的公共数据字典服务。

（3）电子病历（Electronic Medical Record，EMR）是由医疗机构以电子化方式创建、保存和使用的，重点针对门诊、住院患者（或保健对象）临床诊疗和指导干预信息的数据集成系统，是居民个人在医疗机构历次就诊过程中产生和被记录的完整、详细的临床信息资源。按照以患

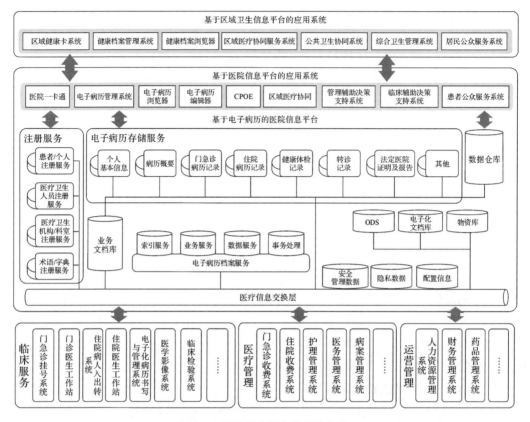

图 2-2 医院信息平台的软件架构

者为中心建立的 EMR 文档是临床数据存储库(Clinical Data Repository,CDR)的基础。

(4)电子病历浏览器,即 EMR 浏览器,是为终端用户提供的访问个人电子健康记录的应用程序,提供电子病历的展示,建议采用 Web 方式实现。电子病历浏览器的目标是建立一个用户友好的环境,在该环境下被授权的医护专业人员或患者可以方便地访问电子病历中保存的相关数据。电子病历信息主要由临床信息组成。电子病历浏览器可以根据使用者的特定需求提供不同医疗卫生领域的调阅展示服务。

(5)全院业务协同支撑服务。医院信息平台基于 SOA 架构设计,将各种类型的协同服务组件化,统一在信息平台上进行注册,提供服务调用适配器接口或者 Web 服务器,以便平台的其他应用程序和组件利用协同组件工作。

习 题

1.简述国内医院信息平台的发展历程。

2.什么是信息平台?信息平台有哪些主要功能?

3.什么是远程医疗?远程医疗有哪些应用?

4.医院信息平台总体架构采用什么模式?它的设计是如何分层的?其优缺点是什么?

5.医院信息平台有哪些主要功能?其优缺点是什么?

第三章　医院信息系统(HIS)

第一节　概　述

一、定义

医院信息系统(Hospital Information System,HIS)是医学信息学的一个重要分支,1988年,美国莫里斯·F.科伦(Morris F. Collen)教授的定义是:利用电子计算机和通信设备为医院所属各部门提供患者诊疗信息(Patient Care Information)和管理信息(Administration Information)的收集(Collect)、存储(Store)、处理(Process、提取(Retrieve)和数据交换(Communicate)的能力,并满足所有授权用户(Authorized Users)的功能需求。HIS是指利用计算机软硬件技术、网络通信技术等现代化手段,对医院及其所属各部门的人流、物流、财流进行综合管理,对在医疗活动各阶段产生的数据进行采集、储存、处理、提取、传输、汇总、加工生成各种信息,从而为医院的整体运行提供全面的、自动化的管理及各种服务的信息系统。HIS既有划价单、药物收费、药品库存等纯文档数据,也包括医学影像信息等,它是复杂的多媒体应用系统,是数字化医院信息管理系统的重要组成部分。医疗数据需要保持在线状态,易于医师迅速调出患者相关的数据进行对比确诊,所以医院产生的数据量呈现动态的膨胀趋势,需要高速度的网络和巨大的存储空间。医院信息系统是现代化医院建设中不可缺少的基础设施与支撑环境。

HIS融合医学、信息、管理、计算机等多种学科。HIS是应用计算机网络和通信等高科技手段对医院内大量信息进行数字化管理的现代信息系统,是整个数字化医院应用系统的主干,起到了整合其他辅助系统的作用。HIS能够提供全院的经济运行状态、医疗质量状态、工作质量状态等,以及获取各部门的信息反馈,从而使各部门的管理者进行计划决策、组织实施、协调控制。20世纪90年代初期,欧美先进国家及亚洲一些发达国家、地区将计算机网络及通信等最新科技成果引进医院管理及医疗诊断,使医院信息管理从简单的行政、财务管理系统向复杂的多功能系统发展,并得到了广泛的应用,同时创造了良好的社会效益和经济效益。

二、HIS 的发展

(一)国外医院信息系统的发展

医院信息系统(HIS)主要起源于美国。美国医院信息系统大致经历了四个发展阶段。

1. 探索阶段(20 世纪 60 年代初—70 年代初)

因为医疗保险制度改革,要求医院向政府提供患者详细信息,以此为驱动力,麻省总医院开发出了著名的流动护理系统 COSTAR(Computer Stored Ambulatory Record),供医疗、财务和管理人员使用。另一个著名系统是 PROMIS(Problem Oriented Medical Information System),它是第一个完整的、一体化的医院信息系统。当时所使用的是小型计算机,开发使用语言是汇编语言,开发的 HIS 的功能主要集中在护理和收费上,目的是满足医疗保险制度的要求。

2. 发展阶段(20 世纪 70 年代中—80 年代中)

1973 年,美国召开了首届关于公共卫生机构的管理信息系统会议。1977 年,WHO 发布了国际疾病及健康相关问题统计分类 ICD-9,很多医学信息标准陆续公布,如检验联机接口标准等。1985 年,为解决数字化医学影像的传送、显示和存储问题,美国放射学会发布了 DICOM 标准,这期间有著名的 Omaha 系统,使医院信息系统得到了大面积推广应用。这时所使用的是微机和局域网,主要开发语言为 MULPUS,当时开发的 HIS 基本覆盖了医院业务管理的方方面面。

3. 成熟阶段(20 世纪 80 年代末—90 年代中)

20 世纪 80 年代末,开发重点转向与诊疗有关的系统,如医嘱系统、实验室系统、影像存档与通信系统(Picture Archiving and Communication System,PACS)、患者监护系统等。1987 年,为了解决各系统之间的接口问题,发布了著名的 HL7(Health Level Seven)标准,1989 年,发布了统一的医学语言系统(Unified Medical Language System,UMLS)。这期间使用了网络和高速硬件设备,主要目的是降低医院运行成本和提高患者的治疗效果。

4. 提高阶段(20 世纪 90 年代末至今)

20 世纪 90 年代末,开发重点转向电子病历、计算机辅助决策、统一的医学语言系统等方面,开始出现了有关的法案,进行了各系统的集成与融合。1997 年,开始筹建新一代医院信息系统,系统周期估计为 18 年(1997—2014 年),总投资 50 亿美元,分 6 期完成,最终实现全球远程医疗。经过 30 年的艰辛历程之后,医院信息系统正向广度和深度发展,达到了前所未有的新高度、新水平,这主要表现在建立大规模一体化的医院信息系统,并形成计算机区域网络,这不仅包括一般信息管理的内容,还包括基于计算机的电子病历(Computer-based Patient Record,CPR)、医学影像存档与通信系统(PACS)为核心的临床信息系统(Clinical Information System,CIS),以及管理和医疗上的决策支持系统、医学专家系统、图书情报检索系统、远程医疗等。

(二)国内医院信息系统的发展

1. 萌芽阶段(20 世纪 70 年代末—80 年代初)

1978 年,南京军区总医院引用国产 DJS-130 计算机开始进行医院信息系统研究,后来解放军总医院与中国人民大学合作,开发自己的医院信息系统,在小型机上实现患者主索引、病案首页、药品、人事及图书采编、检索与借阅等信息管理。我国在此期间发展医院信息系统,受技术及商品禁运影响,只有少数几台小型机在少数医院使用,速度慢、可靠性差、容量小、价格昂贵,连汉字显示都很困难。

2. 起步阶段(20 世纪 80 年代中期)

1985 年,中华医学会第二届医院管理学术会议召开,计算机在医学中的应用成为会议的一项重要议题,这是我国医院管理初步进入现代化的标志之一。次年,卫生部向 10 个单位下达了研制统计、病案、人事、器械、药品、财务 6 个医院管理软件的任务委托书,一些大型医院相继开发了很多各自的医院信息系统。这期间我国医院信息系统开发的特点是:单机作业、兼容性差、数据流通性差,但是积累了一些经验。

3. 局部发展阶段(20 世纪 80 年代末—90 年代初)

这期间医院信息系统开发计划开始列入国家"八五"科技攻关课题,部分医院相继研制和开发基于局域网的医院信息系统,并且开始注重标准化工作。这期间我国医院信息系统开发的特点是:开始基于局域网技术,但规范没有统一标准,系统兼容性差,难移植。

4. 全面发展阶段(20 世纪 90 年代中期至今)

1993 年由国家计委牵头,正式下达了国家"八五"科技攻关课题"医院综合信息系统研究",1995 年,攻关项目中国医院信息系统(CHIS)的问世,标志着我国医院信息系统研制、开发应用水平进入了一个新的阶段:一体化医院信息系统(Integrated Hospital Information System,IHIS)的新阶段。主要特征如下:

(1)覆盖全院的计算机网络系统。早期是基于 155 Mbps 的双环光纤分布式数据接口(FDDI)网络,后来过渡到 100 Mbps/1000 Mbps 光纤以太网。一个千张床位左右的医院大约布网点在 1000 个左右。

(2)精心设计的关系数据库系统。该数据库逻辑上集中存储包括医院行政管理和患者临床所必需的基本数据,并且较好地实现了数据的完整性、一致性、规范标准和广泛的共享。

(3)自顶向下设计的、完整的一体化医院信息系统,它以整个医院的管理目标为根本目标,而不再是仅仅满足于部门级的窗口业务的需要,基本实现了信息在发生地一次性录入并可以被医院各部门充分共享的功能。

1996 年,卫生部启动"金卫工程",医院信息系统与全军远程医疗网络工程和全军卫生机关数据库与网络工程并列为"三大工程"。2001 年底全军医院全部采用了军队医院信息系统。这期间我国医院信息系统开发的特点是:基于网络化、大型数据库系统,采用面向对象的开发语言,操作界面比较友好,但标准性、通用性、移植性仍然存在很多问题。综观我国医院信息系统的发展史不难发现,国内医院信息系统的发展还存在下列问题:发展不平衡;法律性文件没出台或不完整,没有统一的信息处理规范,致使建设的医院信息系统及实施细则五花八门,各系统间及医院信息系统与社会医疗保险接口困难重重;标准化建设工作重视不够,导致重复建设、浪费建设、重建轻用等问题突出;软件工程技术不能跟上实际应用的需求。

三、HIS 的特征及组成

HIS 具有以下主要特征:

(1)具有一个大规模、高效率的数据库管理系统,从而支持医院快速、动态增加的信息量;

(2)有很强的联机事务处理(OLTP)能力;

(3)典型的 7 天 24 小时不间断系统,具有高安全性和高可靠性;

(4)易学易用的友善人机界面;

(5)可裁剪性和可伸缩性,适应不同医院的发展计划需求;

(6)模块化结构,可扩充性;

(7)实用性,总结多年研制 HIS 的经验,符合我国医院实际;

(8)较强的开放性,使用多种关系数据库和操作系统;

(9)采用先进的硬件技术支撑环境。

从功能、系统和医院信息的分类上,医院信息系统一般可分成 3 个部分:①满足管理要求的管理信息系统;②满足医疗要求的医疗信息系统;③满足以上两种要求的信息服务系统。各分系统又可划分为若干子系统。此外,许多医院还承担临床教学、科研、社会保健、医疗保险等任务,因此在医院信息系统中也应设置相应的信息系统。

信息系统为决策支持提供了充分的数据,而利用计算机中的信息为医疗、管理的决策服务则是计算机信息系统应用的一个很重要的目的。随着计算机技术的发展,医院中将越来越多地使用计算机来辅助医务人员的工作,到那时将使医学决策更加科学、合理、高效,大大提高医院的医疗和管理水平。

四、HIS 的应用范围及作用

(一)HIS 的主要应用范围

(1)临床病案管理子系统:主要目标是计算机存储和使用病案,即所谓"电子病案"。电子病案有很多优点,如易于存储、查找,便于医疗、科研和教学等。困难在于需要大量的软硬件投资和人员培训;病案信息的输入也是个大问题;计算机如果出错则将严重影响工作,因此还得保留书面记录,即实行"双轨制"。

(2)临床护理信息管理子系统:主要任务是根据医嘱产生各种治疗计划单据,帮助制订护理计划;也可用来进行护士培训。

(3)实验室信息管理子系统:管理检验申请并将结果通过计算机网络实时报告临床。

(4)药物信息管理子系统:可全面管理监督药物的使用、药品费用、药品信息、药品供求等情况。

(5)医技信息管理子系统:负责技术检验结果,如 CT 图像等的存储管理和传送临床。近年发展迅速的 PACS 技术就是专门研究这一领域的。

(6)出入院管理和财务管理子系统。

(7)医院事务管理子系统:管理包括人事、物资供应、后勤等医院事务。

(二)HIS 的主要作用

医院信息系统的应用已成为医院管理的重要工具及手段,它是医院深化改革和发展的重要保障,对加强医院管理和提高医疗护理质量有十分重要的作用。HIS 的主要作用有:

(1)改变工作方式,提高工作效率。有效的管理离不开信息系统的支持,信息系统效能的充分发挥有助于管理模式和工作流程的变革。医院信息系统的应用,可对医院原有的管理模式和工作流程进行重组、改革,既加快了医院内部信息的流动,提高了信息资源的利用率,又减轻医护人员的劳动强度,各部门的联系和反馈更加方便、快捷,各环节的工作效率普遍提高。例如,医院每年都要向上级主管部门和其他相关机构递交大量报表材料,良好的医院信息系统将大大简化这方面的工作并可以保证其连续性、准确性。

(2)减少卫生资源浪费,提高经济效益。运用医院信息系统,能够有效地减少医疗经费,杜绝各种卫生资源浪费的不合理现象。

第二节　HIS 的功能与流程

一、主要功能

HIS以患者基本信息、卫生经济信息和物资管理信息为三条主线,其应用范围覆盖了医疗护理管理部门、临床科室以及各个医技科室,能够满足不同类型医院的管理和医疗护理工作的需求。软件研制开发采用了整体规划、模块组合集成的设计方法,使系统的运行和应用十分灵活、方便。网络系统软件的应用,对规范医院管理,提高工作效率、经济效益以及社会效益等方面发挥了重要作用。

(一)信息服务功能

1. 辅助决策功能

医院每一项管理工作和决策工作的最终目的,是保证医院以最高的工作效率为患者提供最好的服务,并得到最佳的经济效益和社会效益。系统软件的应用,可以帮助决策者及时了解医院运行情况,开展一些在以往的传统管理中不能或难以实现的工作,以提高对医疗护理工作决策的能力和水平,最终提高决策的质量和效果。医院信息系统网络版软件能为决策者迅速而准确地提供决策所需要的数据、信息和背景资料,帮助决策者明确决策目标,建立、修改决策模型,提供各种可选择的方案,并对各种方案进行评价和优选,为医院领导决策和实施有效的管理发挥强大的辅助作用。例如,通过对患者信息的查询,可以及时了解患者的流动情况、危重病患者情况、病房床位占用情况等;在日常医疗管理中,放弃依赖看报表的方式,改为计算机网络实时查询,获得最新信息,使管理者的分析、判断有及时可靠的依据,使工作的针对性更强,从而提高了管理者的管理水平。

2. 统计服务功能

系统的应用软件有强大的综合医务统计功能,能够完成医疗数量和质量指标的统计分析,在院内实现数据共享。例如,当日或当月医疗数据、医疗经济、患者信息、病种分析、各种统计报表等,全部在网上传输,大大提高了信息的时效性。同时,还提供了多种多样的统计查询功能,使统计工作更加全面,统计职能进一步得到发挥。变集中录入、定期分析为适时采集、适时分析,免去了手工抄送报表,网上日报、月报及时生成,领导者和管理部门可以随时查询。该软件的应用,实现了医院分级管理标准中的病种管理、医疗经费管理和工作量统计等要求,并且克服了以往统计工作中的人为错误。例如,综合查询系统、医务统计系统等,提供了医疗数质量指标完成情况、医疗动态情况等,由以往单纯的医疗信息变为综合的和完整的信息,综合统计功能大大加强。

3. 为医疗、科研、教学服务功能

系统运行以后,院领导和各业务管理部门可以随时从自己的工作站上任意查询某一时段、某一类型的医疗数据、医疗经济、患者信息、病种分析等信息,还可提供单病种分析、病种治疗过程分析、药物治疗分析等。系统自动生成的统计分析图表,为医疗、科研、教学提供种类繁多的信息资料。同时,可利用这些丰富的信息资源,进行临床医疗管理、医院行政管理、卫生经济管理及药品物资管理等方面的综合对比和研究。例如,通过对患者诊疗信息的收集和汇总,可以完整地以现代化的手段保存和管理患者医疗信息,为临床医学研究和业务培训提供大量的信息资源。由于采用计算机网络管理模式,彻底改变了传统的经验管理方式,信息服务更加快速、准确,服务质量更高更优,推动了医院现代化管理的进程。

4. 卫生经济管理服务功能

计算机在记录患者医疗活动过程的同时,产生了各种医疗费用信息。通过对卫生经济信息的综合处理,可以查询单病种平均费用及人均费用、各种费用的构成比;再如,通过对成本信息的综合处理,可提供在收入增加中,调价因素所占的比例、新增设备所占的比例等。这些都为医院卫生经济宏观管理和微观管理创造了良好的条件。

(二)事务管理功能

1. 门诊管理

系统软件提供的门诊管理系统的功能覆盖了患者在门诊的挂号预约、就诊、划价、收费、取药等整个过程。患者既可以使用电话预约挂号,也可以实地进行挂号,患者所做的一切检查、治疗及取得药品都由计算机网络系统完成划价。患者还可使用医疗保险、医疗保健的IC卡,它既可方便持卡人进行挂号、检查、治疗、取药划价,还可以方便持卡人在院内消费,自动完成划价收费。有些医院还研制了触摸屏电子咨询系统或采用双屏显示方法,极大地方便了患者门诊就医,提高了医院的服务质量。

2. 住院管理

从患者入院开始,即可从网络中查询患者的基本信息,安排床位。医生在自己的工作站上书写病历、下达各种检查和治疗医嘱,通过网络传输,患者得到及时妥善的处理。患者在做完各种检查后,检查结果通过网络自动传回相关工作站。有需要手术的患者,在医生工作站提出手术预约申请,手术室进行手术安排。医生还可在工作站前阅读各种检查报告及影像图片。患者在医疗过程中,系统自动记录相关的医疗经费,并由卫生经济管理部门进行审核、监控,增加了卫生经济管理的透明度,有效地避免了欠费、漏费现象。计算机网络管理模式下的临床医疗管理,优化了工作流程,提高了诊治质量,实现一切以患者为中心的服务宗旨。

3. 药品管理

系统软件能对医院药品的购、用、制情况及分布于药库、各个药房、制剂室等部门的各种药品的物流和相应财流进行有效的管理。系统根据库存消耗情况制订采购供应计划,有效地避免和减少了药品的积压、浪费现象,而且还能动态地提供药品流向综合查询。药品管理系统的应用,严格规范了药品的采购、入库、上账、出库处理、药库管理、药品有效期管理、药品流向、药品调价收费等一系列计算机网络下的控制和管理,增加了药品采购、消耗的透明度,实现了门诊药房与门诊收费处、住院药房与护士工作站及住院收费处、卫生经济管理科一条龙管理。

4. 经济管理

医院采用计算机网络系统管理卫生经济,是强化医院经济活动实行统一、有序、规范管理的有效手段,也是对医院的经济活动进行决策、计划、组织、指挥、调节和监督的重要途径。医院实行全方位的卫生经济管理,不仅增强了收费的透明度,避免了欠费、漏费、错费现象,而且实现了会计收费账务管理、价表管理、自动分类记账、转记账、凭证生成、成本核算等一体化管理,形成了较为完整的医院卫生经济管理体系。

5. 综合信息管理

医院信息系统产生的患者基本信息、医疗护理信息、经济管理信息和药品物资信息等,可以满足医院信息集中存储、分散处理、综合查询的需求,并可用直观的图表方式查询任意时期各部门和各类人员的医疗工作综合信息、卫生经济管理综合信息、患者综合信息等。这一系列综合信息,是医院管理的基础和制订计划、决策的可靠依据,同时也是控制、监督各项工作和协调、促进各项工作的重要手段。它解决了手工管理无法解决的问题,使医院管理更加规范化、标准化和科学化。

(三)系统功能

医院信息系统的功能满足了医院不同层次和岗位的需要,这包括:医院管理者在医院宏观管理和决策方面的需要;医技人员在诊疗业务和科研上的需要;行政人员在日常工作中事务处理和汇总的需要;系统管理人员对系统管理和维护的需要。

1. 为医院管理者提供服务

医院管理者在宏观管理和决策方面需要医院信息系统。每一项管理工作的最终目的就是保证医院以最高的工作效率,为患者提供最好的服务,并得到最佳的经济效益和社会效益。医院信息系统的运用,可以帮助医院管理者及时了解医院运行情况,将传统管理方式不能或难以实现的工作开展起来,实现医院的宏观目标。医院信息系统的这个目标在医疗管理和经济管理两方面的功能中得到了实现。例如:

(1)通过门诊就诊卡的应用、门诊电话预约功能和门诊预交金管理的实现,将为改革传统的管理方法和改善服务质量提供有力的支持。

(2)通过对患者信息的综合,提供了医疗数质量指标完成情况,如平均住院天数、平均术前住院天数、治愈率、病案质量、诊断符合情况等,以及这些指标与等级医院标准指标的比较情况。

(3)通过对患者各项诊疗信息的收集和汇总,可以完整地以现代化手段保存和管理患者的医疗信息,为开展科研和业务培训提供完整的信息。

2. 为直接使用者带来便利

医生、技术人员、护士和行政人员是系统的直接用户,他们关心的是系统功能对他们的业务工作是否有直接的帮助。这在医院信息系统的各项功能中得到满意的回答,例如:

(1)在患者登记子系统中,提供自动按设定条件查重功能,防止重复建立病案。

(2)系统的价表管理和自动划价功能,减轻收费员的工作强度。

(3)各项查询、统计和报表功能的实现,极大地减少了有关人员的重复机械劳动。

3. 为维护人员提供所需工具

医院信息系统的开发,凝聚了开发者多年的开发和维护经验,很多常见问题的处理方法和系统维护方法都已经列入子系统的各项功能中。例如,在患者登记管理中,对于万一产生一个患者多个 ID 号的情况,系统提供了合并 ID 号的功能。

概括地说,医院信息系统运行后,可以获得如下益处:

(1)各类使用人员,包括领导干部、各级管理人员、医护人员等,可以及时地、广泛地获得必需的信息,从而可提高工作效率和服务质量。

(2)提高医院各类信息(费用信息、药品信息、医疗信息等)的准确性、及时性和可见性,从而可提高医院的工作效率和经济效益。

（3）医院信息系统是医疗护理、物品（如药品、器械）管理、财务管理、文字处理、信息传输等多方面工作的有效工具，使工作方便、快捷、质量高。

（4）为患者提供方便，使其获得最佳医疗效果。

二、主要流程

HIS 的主要流程分为门诊流程和住院流程。

（一）门诊流程

门诊流程主要有：患者来院——→建卡、交纳预交金——→开单就诊——→执行科室执行——→药房取药——→结算——→患者离院。

（二）住院流程

住院流程主要有：患者来院——→入院登记，交纳预交金——→护士站收治患者——→医生书写医嘱（药品及项目医嘱）——→护士核对医嘱——→执行科室执行医嘱——→住院医嘱发药——→医嘱停嘱——→出院登记——→出院结算，退还预交金——→患者离院。

第三节　HIS 的主要子系统

一、门急诊信息系统

（一）门诊信息系统定义

医院的门诊业务是医院业务的重要组成部分之一，是医院对外服务的窗口，也是医院收入的来源之一。门诊系统涉及的相关部门有门诊挂号室、病案室、门诊各诊疗科室、医技科室、门诊药房、门诊收费处。

（二）患者看病的流程

为了更好地了解门诊信息系统，我们首先了解一下门诊患者的就医过程。门诊是患者到医院寻医问诊的第一步，患者就诊的流程是门诊信息系统的依据。

（1）登记领卡。患者第一次到医院就诊，首先要领一张诊疗卡或医保卡注册登记为诊疗卡。患者 ID 作为患者的唯一识别号，患者多次在一家医院看病，他的所有就诊信息可以汇总在一起，有利于患者的治疗和医护人员的诊断、治疗、康复等医疗工作的开展。

（2）挂号。

（3）预检分诊。根据患者的主要症状及体征判断患者病情的轻重缓急及其隶属专科，并合理安排其就诊过程。

（4）患者就诊具体流程如下：

1）医生开具处方。医生开具处方后，患者拿着处方或就诊卡到门诊收费处或自助机等交费，付费后的处方从收费处传到门诊药房，药房根据处方为患者配药，药配好后在屏幕上通知患者领药。患者凭处方领药。

2）医生开具治疗单。医生开具治疗单后，患者到门诊收费处或自助机等交费。患者交费后的治疗单发送到治疗科室。

3）医生开具检查申请单。医生开具医技检查申请单后，患者到检查科室划价；然后在门诊收费处交费；患者交费后的检查申请单发送到检查科室，检查科室根据情况为患者预约检查日期；在预约的日期患者到检查科室，检查科室医生根据医生开具的检查单为患者进行检查；检查结果以报告或图像形式呈现；检查结果经过审核后发送医生工作站。

4）医生开具检验申请单。医生开具检验申请单后，患者到门诊收费处或自助机等交费；患者在指定时间到抽血室领取贴有条码的试管；然后抽血；贴有条码的血液样本送检验科；血液标本经扫描上机；在检验设备上对血液标本进行测试分析；检验结果由 LIS 自动采集；检验结果以报告或图像形式呈现；检验结果经过审核后发送医生工作站。

（三）门诊系统的组成

从门诊患者就诊流程可以看出，患者就诊过程中涉及门诊挂号、门诊护士分诊、门诊医生工作站、门诊收费、门诊药房、验血类生化检验、X 光及 CT 检查类影像检查等。

门诊系统由办理诊疗卡、门诊挂号、分诊排队、医生工作站、门诊收费、门诊药房、注射室/输液室、实验室信息系统（LIS）、医学影像存档与通信系统（PACS）、电生理信息系统、病理信息系统、合理用药咨询系统、传染病申报程序组成。

1. 门诊挂号子系统

门诊挂号子系统包括发放诊疗卡、门诊挂号两部分。

（1）登记发卡部分。登记发卡程序可根据患者信息分配一张诊疗卡，主要功能如下：

1）诊疗卡的 ID 号码是唯一的，方便管理。

2）录入患者基本信息，建立患者基本信息档案。

3）具有发卡、挂失、补卡和查询患者信息的功能，并处理各种与卡有关的问题。

4）支持门诊预交金的功能，方便患者就医。

（2）门诊挂号部分。门诊患者到医院看病，首先要选择就诊科室、就诊医生，门诊挂号是患者到医院就医时必须办理的一项手续，是医院开始为患者服务的第一步。

门诊挂号程序具有如下功能：

1）基础号表维护。基础号表包括科室名称及代码、号别、时间、医生名单、医院名称等。

2）号表维护。号表是每天为患者提供的挂号资源，它是基础号表的一个子集。

3）挂号程序支持现金、刷卡等多种收费方式。

4）挂号程序支持预约挂号。

5）患者挂号后，打印挂号单。

6）退号。

7）查询。

8）门、急诊挂号收费核算。

9）门、急诊患者统计。医院挂号室的一项日常工作是统计当天医院就诊患者人数，这是医院日常运行状态的一个基本数据。挂号程序能够提供按科室进行门诊工作量统计。

2. 门诊医生工作站

门诊医生工作站是门诊信息系统的中心，是医生为患者诊断、治疗的辅助工具，是协助门诊医生完成日常医疗工作的计算机应用程序。其主要任务是处理门诊记录、诊断、处方、检查、检验、治疗处置、手术和卫生材料等信息。

（1）门诊医生工作站的功能如下：

1）获取患者基本信息。

2）获取诊疗相关信息。

3）获取医生信息。

4）提供费用信息。

5）提供药品信息。

6）提供处方审核功能。

7）支持医生临床处理。

8）提供医院、科室、医生常用临床诊疗项目字典,相应编辑功能。

9）自动审核录入处方的完整性,记录医生姓名及时间,一经确认不得更改,同时提供医嘱作废功能。

10）处方提供备注功能,医师可以输入相关注意事项。

11）支持医生查询相关资料。

12）自动核算就诊费用,支持医保费用管理。

13）提供打印功能。

14）提供医生权限管理。

15）自动向有关部门传送检查、检验、诊断、处方、治疗处置、手术、收住院等诊疗信息,以及相关的费用信息,保证医嘱指令顺利执行。

16）门诊预约登记系统:Internet预约管理、电话预约管理。

17）手术室登记系统。

18）各种查询程序。

（2）门诊医生工作站典型流程如下：

1）录入病历流程。患者就诊时医生要写病历。在门诊信息系统中,医生是在医生工作站上用键盘录入病历。

医生录入病历主要步骤如下：

①进入医生工作站程序模块。

②选择患者。在书写病历之前要选择患者。选择患者的方法主要是使用患者ID,输入患者ID即可调出患者基本信息和以前病历。

③选择病历录入页签。病历录入页签是一个按钮,点击这个按钮后进入病历输入界面。

④选择病历模板。为了节省医生时间,提高医生工作效率,规范医疗行为,医生录入病历一般使用病历模板方式。

预先调取一份病历模板,在病历模板中已经按照病历格式填写了一些常用词汇,医生使用时需要根据患者实际情况添加一些描述。制作病历模板时需要按科室、按病种分别制作不同的模板,一般是一个科室有专用的一组模板。在这一组模板中又按病种分成不同的单病种模板。在医生需要书写病历时,可以先选择本科室的模板,再在本科室模板中选择和患者病情相符的病种模板。

⑤复制模板到病历书写板。在医生选择病历模板后,需要把选中模板的内容复制到当前病历模板上。

⑥选择医用词汇。在当前模板上对病历模板中的内容根据患者病情和医生的诊断进行

修改。为了规范医疗行为,医用词汇是根据医政管理要求预先确定的规范医用词汇,医生在修改病历时需要使用规范医用词汇。

⑦对病历进行检查。为了保证病历质量,医生写完病历后需要对病历进行检查。

⑧保存病历。医生在对病历进行检查,确认没有错误后,要做保存操作。只有执行了病历保存操作后,病历才真正保存到服务器中。另外,按照医政管理要求,病历一旦保存成功,就不能再修改了。

2)处方录入。医生在对患者的病情做出判断后,需要进行相应的处理,开处方是其中之一。

医生开处方步骤如下:

①进入医生工作站程序模块。

②选择患者。

③选择处方录入页签。

④进入处方诊断界面。

⑤选择诊断模板。诊断也有模板,录入诊断只要选择相应病种诊断模板即可。

⑥进入开药界面。选择开药界面,在开药界面下可以为患者开药。

⑦录入药品名称。

⑧选择药品属性。选择药品属性就是选择药品的剂型、剂量、包装单位、患者用药时一次用药量、一天用药次数、用药天数等信息。在选择用药属性后,系统会自动给出药品单价和药品费用合计。

⑨可以重复选择几种药品。医生在一张处方上可以开具多种药品,医生在开完一种药品后可以再开其他药品。

⑩保存处方。医生开完处方后需要对处方执行保存操作,只有执行保存操作后处方才能真正写到门诊信息系统服务器上。

医生工作站还有以下功能:

一是在具有合理用药咨询功能的系统中,医生每次开药时,合理用药咨询系统会自动给出医生所选药品性能方面的信息。

二是在具有合理用药咨询功能的系统中,医生每次开药后系统会对处方进行审核,根据审核结果给出提示信息,这些信息包括使用多种药品是否出现配伍禁忌现象,是否出现药品成分重复等。

三是在具有医生权限管理功能的系统中,系统自动对医生用药权限进行管理。例如,没用开具毒麻药权限的医生是无权限开毒麻类药物,抗生素类药物也必须是授权医生才能开药。

四是在具有处方备注功能的系统中,医生可以在备注框中录入相关注意事项、一些需要的特别说明,其作用是对用药情况进行辅助说明。

五是在具有医政管理功能的系统中,系统自动对处方使用药品情况进行审核,检查医生用药是否超出诊断病种范围,用药量是否过大等。

3)开检验/检查申请单。医生在对患者的病情做出判断后,需要进行相应的处理,开检验/检查申请单是其中之一。

开检验/检查申请单主要步骤如下:

①进入医生工作站程序模块。

②选择患者。

③选择检验/检查申请单录入页签。

④选择检验/检查项目。在检验/检查申请单界面有多项内容,医生根据临床要求选择相应的检验/检查项目。

⑤确定检验/检查项目。在选定检验/检查项目后需要确认。

⑥保存检验/检查申请单。

3.门诊收费子系统

门诊收费子系统主要管理患者在医院就诊过程中发生的费用,包括挂号费、药费、检查/检验费用、治疗费用、治疗过程中产生的耗材费用等。收费程序是一组程序,除了完成收费功能外,还有许多附加功能,如统计每日/月收费数据。

3-1 视频:
门诊收费
子系统

(1)门诊收费子系统具有如下功能:

1)基础代码维护。

2)划价功能。

3)收费处理。

4)处理退款。

5)门急诊收费报销凭证打印。

6)结算。结算分为日结、月结等几种。日结即收费员每日工作完毕后,要立即统计当天收入,并按照计算机统计结果上交款项。月结即按月份进行费用处理。全院门诊收费按月、季、年报表处理。

7)统计查询。统计查询是门诊收费子系统中的一个重要组成部分。统计查询主要功能有患者费用查询、收费员工作量统计、发票查询(查询条件包括收费凭证号、患者姓名、日期范围等)、作废发票查询、红冲发票查询等。

8)报表打印输出。作为存档的文件,报表打印输出功能包括打印日结汇总表、打印日结收费明细表、打印日结收费存根(可按收费凭证内容打印,以便会计存档)、打印日结科室核算表、打印全院月收入汇总表、打印全院月科室核算表、打印全院门诊月、季、年收费核算分析报表。

9)门诊发票管理。

(2)门诊收费流程:

门诊收费流程如图 3-1 所示,主要有刷卡、调阅处方、划价、交费、打印收据等。

1)刷卡。按照常规,患者凭卡交费,可以减少录入患者基本信息的时间。

2)调阅处方。收费员从医生工作站把处方、检验申请单、检查申请单、治疗单等收费凭据调到收费工作站。

3)划价。收费员根据处方、检验申请单、检查申请单、治疗单的项目内容确定费用并计算合计。

4)交费。患者按照划价合计交费。

5)打印收据。患者交费后系统自动为患者打印收费凭据。

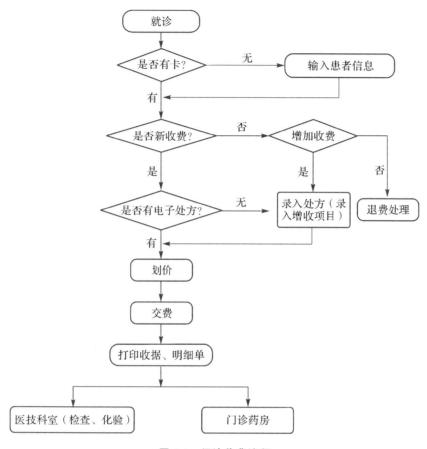

图 3-1 门诊收费流程

4.门诊药房子系统

门诊药房是医院的重要组成部分,是直接面对患者的。

(1)门诊药房子系统的主要功能如下:

1)发药功能。

2)领药功能。

3)药品入库。

4)药品库存控制。

5)药品有效期管理。

3-2 视频:
药房管理子
系统

6)毒麻、贵重、精神类药品的重点管理。系统提供识别毒麻、贵重、精神类药品和进行单独处理的功能。对毒麻、贵重、精神类药品的管理主要是药品去向管理,要准确记录这些药品的领用人、数量、日期等信息。

7)统计报表。很多医院的门诊药房对药品的管理遵照实物与金额并重方式。统计报表包括药品金额、工作量等各类数据的汇总统计与报表生成。

8)各项检索查询。此功能主要为查询药剂科各个部门各项信息及其动态,并可辅助药剂科主任对全院药品进出情况进行管理和控制。

9)系统维护。药品字典及其他各有关字典的维护;输入方法的选择、用户的登记和操作权限的设置。

10)药品盘点功能。

11)临床科室药品基数管理功能。

(2)门诊药房典型流程。

门诊药房系统是一组程序,可以完成很多功能,下面介绍几个典型的门诊药房的工作流程。

1)门诊药房系统组成如图3-2所示。

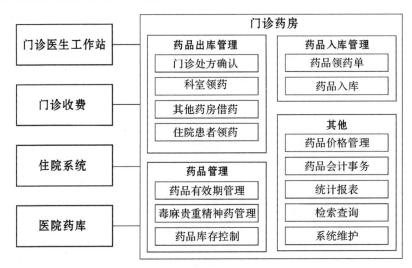

图3-2 门诊药房系统组成

从图3-2可以看出,门诊药房的组成主要有四部分,第一部分是药品出库管理。这部分主要是其他单位从病房药房领药、借药等。第二部分是药品入库管理,主要是从医院药房进药。第三部分是药品管理,主要内容一是药品质量管理,二是药品使用权限管理,三是药品库存管理。第四部分是其他类,包括财务管理、统计查询、系统维护等。

2)发药流程。发药流程是从医生开完处方到患者从门诊药房领到药品的过程。

门诊发药步骤如下:

①发送处方。医生开完处方后,处方从医生工作站送往收费处。

②收费。收费员按医生开的处方收费。收费后的处方发送至药房配药处。

③药房接收处方。配药处接收从收费处发来的处方。

④配药。配药处药师按处方为患者配药。

⑤处方和药品送发药窗口。配药完成后,核对无误后由药师确认,通知患者领药信息发送到发药窗口。

⑥发药。药师核对患者ID和处方后把药发给患者。

二、住院信息系统

(一)住院信息系统的含义

医院病房是医院业务的重要组成部分之一,是医院对外服务的窗口,也是医院收入的来源之一。在开发一个住院信息系统时,要充分考虑这些特性,才能使信息系统充分发挥作用。住院信息系统涉及的相关部门有入院处、出院处、医生工作站、护士工作站、医技科室、病房药房、手术室等。通过患者在医院每天的治疗过程将这些部门有序地连接在一起,仿佛一个个独立的齿轮被一条链条有机地串联在一起推动着医院的车轮运行。住院信息系统就像这条链条,从每一个齿轮中获得信息传递到下一个齿轮,最终我们获得一套完整的信息,这些信息为我们研究提高治疗水平、医院管理方法提供了真实、准确、完整的依据。

(二)住院患者诊疗流程

医院病房每天早晨有一个例行查房,一般是患者主管医生到患者面前了解患者病情,然后根据病情开具当日医嘱。图 3-3 是以医生每日查房后开具医嘱的过程为主线,给出患者每日的基本诊疗流程。

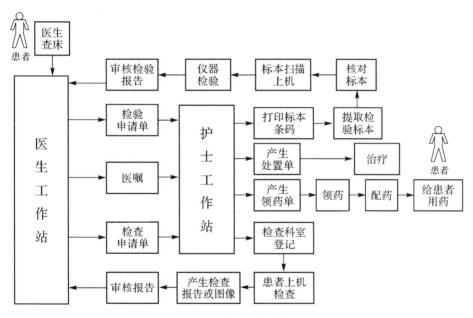

图 3-3　住院患者诊疗流程

为了更好地了解住院信息系统,我们先了解一下住院患者住院期间每天的诊疗过程。

(1)医生查床。

(2)医生查床完成后,到医生办公室使用医生工作站为患者开具当天的医嘱、检验申请单或检查申请单。

(3)用药医嘱。医生完成用药医嘱后,用药医嘱发送到护士工作站。

(4)治疗医嘱。医生完成治疗医嘱后,治疗医嘱发送到护士工作站。

(5)检验申请单。医生在医生工作站开具检验申请单;申请单发送到护士工作站,护士根据检验申请单打印标本条码,条码用于贴在试管上,作为识别标本的依据。

(6)检查申请单。医生在医生工作站开具检查申请单;申请单发送到检查医技科室,同时发送到护士工作站;申请单在检查医技科室登记并预约检查日期,预约日期发送到护士工作站;护士根据医生开的检查申请单和预约日期带患者到检查科室进行检查;检查后产生检查诊断报告或影像诊断报告;检查诊断报告在发送给临床之前,按照医政管理规定需要进行审核,一般是两次审核;审核后的检查诊断报告发送给临床科室的医生工作站。

(三)住院信息系统组成

住院信息系统包括住院医生工作站、护士工作站、入院工作站、病房药房、手术室信息系统、院内感染申报子系统、电子病历、临床路径、检验科信息系统(LIS)、医学影像存档与通信系统(PACS)、电生理信息系统、病理信息系统、合理用药咨询系统、出院工作站等组成。

在住院信息系统中,以住院医生工作站为核心,护士工作站是住院信息系统的一个重要组成部分,医技类信息系统是住院信息系统的组成部分,包括检验科信息系统、医学影像存档与通信系统(PACS)、电生理信息系统、病理信息系统、手术管理等,它们支撑着临床检验、检查、治疗等诸方面的工作。电子病历是指病程记录程序,它是一个信息工具,用于辅助医生完成每天的病程记录的输入工作。使用电子病历可以规范医疗行为,减少医疗差错,提高医疗质量,减轻医生工作强度,提高医生工作效率。入院/出院工作站是医院为患者办理入院手续和出院手续的工具,它们也是患者住院费用的管理和结算中心。

3-3 视频:
入出院管理
子系统

1. 入出院管理子系统

入出院管理子系统能够提高医院的工作效率,改善服务质量。入出院管理子系统的功能主要有:

(1)入院登记。

(2)预交金管理。

(3)床位管理。

(4)出院管理。一般出院处的出院管理是指财务意义上的出院。出院管理是为患者办理出院手续,出院管理还有一些特殊处理,包括召回和退院。患者费用信息由病区转到出院处,这时发现病区患者费用记录有偏差,需要把患者信息重新返回到病区进行处理。这种患者信息从出院处返回到病区的操作称为召回。

(5)住院费用管理。住院费用管理主要包括以下功能:

1)住院押金单据与发票管理。

2)住院预交金管理。预交金管理包括交纳押金管理、打印押金收据凭证。

3)患者账单管理。

4)支持住院结算时对医嘱进行补录,用于处理多收费或者漏费情况。

5)出院费用结算。核对患者账单,自付金额和押金总额无误后,办理患者出院。

6)支持中途结算或者取消结算功能。

7)支持住院押金预警功能。

8)支持收款员日结功能。支持收费查询功能,可按收费员、日期等条件组合查询。

9)支持患者费用明细单与日清明细单打印功能。

10)支持按项目、类别等查询医嘱功能。支持按收费类别查询待结算或已结算患者费用。

(6)欠费管理。患者在住院期间的费用是动态变化的,为了减少欠费,一般在检测到预交金余额低于一定数额时就通知患者交纳新的预交金。预交金预警通过及时汇总患者的费用和对预交金预警线的设置,能够及时发现患者余款的不足,从而有效地杜绝患者欠费结账的发生。可以打印患者催费单。

(7)统计查询。入出院管理子系统的一项常用功能是统计查询。统计查询包括在院患者信息、费用查询，出院患者信息、费用查询，人员统计，发票信息等。常用统计查询功能如下：

1）空床查询统计。对各部门的空床信息进行查询统计，打印清单。

2）患者信息查询。

3）入院报表和床位动态报表。

4）住院患者登记表。

5）按科室查看患者信息一览表，患者费用明细、患者预交金情况以及费用按照类别汇总信息。

6）在院患者费用查询和统计。

7）患者总账、结算账、细目账、预交金账的查询。

8）出院患者费用查询和统计。

9）患者欠费查询，可以查看患者的预交金、费用、欠费等信息。

统计查询的结果一般用报表形式给出。统计报表完成各种信息的统计输出工作，包括在院患者费用统计汇总、出院患者费用统计汇总、在院预交金的统计汇总、出院患者预交金的统计汇总、任意时间段的交款汇总、患者催费单、患者欠费查询等内容。

2. 住院医生工作站子系统

住院医生工作站是协助医生完成病房日常医疗工作的计算机应用程序。住院医生工作站是住院信息系统的中心，是医生为患者诊断、治疗的辅助工具。

（1）住院医生工作站具有如下功能：

1）自动获取或提供信息。

3-4 视频：
住院医生工
作站子系统

2）医嘱处理，包括用药医嘱、检查医嘱、检验医嘱、治疗处置、手术、护理、会诊、转科、出院等。

3）病历输入。

4）提供字典支持。

5）提供医嘱中药品的自动监测和咨询功能。

6）提供长期和临时医嘱处理功能。

7）支持医生查询相关资料。

8）支持国际疾病分类标准。

9）自动审核医嘱录入的完整性。提供对所有医嘱进行审核确认功能，根据确认后的医嘱自动定时产生用药信息和医嘱执行单，记录医生姓名及时间，一经确认不得更改。

10）所有医嘱均提供备注功能，在医嘱录入区有一个备注区域，医生可以在备注区域录入一些相关注意事项。

11）支持所有医嘱和申请单打印功能，符合有关医疗文件的格式要求，必须提供医生、操作员签字栏，打印结果由处方医师签字生效。

12）提供医生权限管理，管理项目包括部门、职称等级、毒麻药使用权限、抗生素药使用权限等。这样，医生使用医生工作站程序开立医嘱时使用药物要受权限限制，没有毒麻药权限的医生不能给患者开具毒麻药医嘱。

13）自动核算各项费用，支持医保费用管理。

14）自动向有关部门传送检查、检验、诊断、治疗处置、手术、转科、出院等诊疗信息，以及相关的费用信息,保证医嘱指令顺利执行。

15)查询功能。可以按照时间顺序查询医嘱、检验报告、检查报告。可以按照指定方式查询用药医嘱。

16)有新开医嘱时,护士工作站页面上患者床头卡可以有色灯提示,使得护士在第一时间获悉医生新开医嘱。

17)可根据不同人的不同需求查看未执行医嘱、已完成医嘱,例如查看全部、分组查看。

18)复制各种检查结果。为了方便医生工作,允许医生复制各种检验检查报告。

19)通过数据采集器(PDA)等手持移动设备及推车移动设备,在无线网络系统支持下,提供移动功能,使查房医生能够随时查询病历、医嘱,可以完成医生工作站全部功能。医院中使用 PDA 可以帮助病房医生随时查询患者的医疗记录,记录患者病情,进行对症治疗;药房通过支持条形码的手持设备,对物品按批号、效期进行清点,摆药,发药;可以从心电设备直接采集心电数据,显示心电图形。

20)支持临床路径的设置与应用功能。

21)支持辅助诊疗功能,通过知识驱动自动提示或建议医生进行各项诊疗行为。

22)可以查看动态影像,如超声心电图、冠脉 CT、胃肠造影、冠脉造影、胃镜等。

23)双屏医生工作站。医生可以使用双屏医生工作站工作,可以同时在一台医生工作站上查看患者影像,另一台进行医嘱处理等。

24)具有数据统计功能,以数据和图表形式表现。

25)建立各科室检查项目、治疗模块,可以分类查询。检查结果自动传给门诊病案室。

26)支持电子病历运行质量控制功能。

27)电子病历系统的归档。

(2)住院医生工作站典型流程。

住院医生工作站是一组程序,它可以完成很多功能。下面介绍几个典型的住院医生工作站的工作流程。

1)病程记录录入步骤如下:

①进入医生工作站程序模块。

②选择患者。在书写病历之前要选择患者。

③选择病程记录页签。

④选择病程记录模板。所谓病程记录模板,就是预选一份病程记录格式,在病程记录模板中已经按照病程记录格式填写了一些常用词汇,医生使用时需要根据患者实际情况添加一些描述。制作病程记录模板时需要按科室、病种分别制作不同的模板,一般是一个科室有专用的一组模板,在这一组模板中又按病种分成不同的单病种模板。

⑤复制模板到病程记录书写板。

⑥选择医用词汇。

⑦对病程记录进行检查。为了保证病程记录质量,医生写完病程记录后需要对病程记录进行检查。

⑧保存病程记录。医生在对病程记录进行检查,确认没有错误后,要进行病程记录保存操作。只有执行了病程记录保存操作后,病程记录才真正保存到服务器中。另外,按照医政管理要求,病程记录一旦保存成功,就不能再修改了。病程记录录入流程如图 3-4 所示。

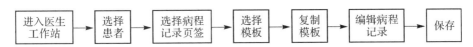

图 3-4　病程记录录入流程

2)医嘱录入。医生在对患者的病情做出判断后,需要进行相应的处理,写医嘱就是其中之一。医嘱录入流程如图 3-5 所示。

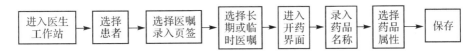

图 3-5　医嘱录入流程

医嘱录入具体步骤如下:

①进入医生工作站程序模块。

②选择患者。

③选择医嘱录入页签。医嘱录入页签是一个按钮,使用方法与病历录入页签一样,不再赘述。

④选择长期医嘱或临时医嘱。医嘱分长期医嘱和临时医嘱。长期医嘱是在一段时间内有效的医嘱,长期医嘱有开始时间和停止时间。临时医嘱是一次有效的医嘱。在开医嘱之前需要选择是长期医嘱还是临时医嘱。

⑤进入开药界面。

⑥录入药品名称。录入药品名称的方法有多种,有的系统是录入药品名称的汉语拼音首字母,有的系统是在开药界面上给出常用药品名称,医生用鼠标选择。

⑦选择药品属性。选择药品属性就是选择药品的剂型、剂量、包装单位、患者用药时一次用药量、一天用药次数、用药天数等信息。在选择用药属性后,系统会自动给出药品单价和药品费用合计。

⑧检查医嘱。开完医嘱后需要对医嘱进行正确性检查,检查内容是药品属性选择是否正确,药品疗效是否符合病情等。

⑨保存医嘱。医生开完医嘱后需要对医嘱执行保存操作,只有执行保存操作后医嘱才能真正写到服务器上。

3)开检验/检查申请单。住院医生开检验/检查申请单录入流程如图 3-6 所示。

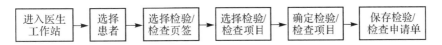

图 3-6　检验/检查申请单录入流程

检验/检查申请单录入主要步骤如下:

①进入医生工作站程序模块。

②选择患者。

③选择检验/检查申请单录入页签。

④选择检验/检查项目。在检验/检查申请单界面有多项内容,医生根据临床要求选择相应的检验/检查项目。

⑤确定检验/检查项目。在选定检验/检查项目后需要确认。

⑥保存检验/检查申请单。

3. 护理信息系统

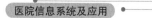

3-5 视频：
病区护士工
作站子系统

护理信息系统以护士工作站为主,主要任务是配合医生工作站完成患者护理信息工作,包括病房护理信息子系统(护士工作站)、护理质量信息管理子系统、护理人力资源信息管理子系统、护理科研管理信息子系统、护理教学管理信息子系统、物资管理信息子系统等。

在现代医院病房中,患者的诊疗过程呈流水线形式,医生根据患者病情需要为患者开具医嘱后,对患者的后续医疗工作由护士完成。在信息系统中,护士工作站是医生工作站的继续,医生工作站产生的信息要送到护士工作站进行后续处理,直到完成一个完整的医疗活动。

护士工作站是一组程序,它可以实现临床护理信息的应用和管理。

(1)护理管理。

1)转抄医嘱信息。

2)打印领药单及其他执行单。

3)打印、查询输液卡及瓶签。

4)记录患者生命体征及相关项目。

5)整体护理系统(护理相关记录),护理计划,护理评价单,护士排班,护理质量控制,每日工作量、每月工作量(按执行次数统计)。

6)接收检验/检查申请单。

7)能够提示医嘱项目的费用情况,便于护士判断此项目是否为收费项目,应收多少费用。

8)医保患者信息处理。按照医保的规定,在护理系统中为医保患者选取相应的护理方案或医用材料。

(2)患者费用管理。

1)录入一次性材料费用、治疗费用等医嘱。若一次性材料库存无货则不显示。耗材录入时显示价格,便于正确选择耗材。

2)退药管理。由于病情变化,造成已领药品没有使用,这时需要进行退药处理,退药后应该提供退药清单。

3)病区患者退费情况一览表。在有些情况下医生为患者开了某些计费医嘱,但是由于病情变化等原因而无法执行医嘱,这时要为患者做退费处理。

4)住院费用清单(含每日费用清单)查询打印。住院患者欠费要有提示,便于患者及时补款。

5)以图示方式显示患者费用剩余情况,查询病区欠费患者清单,打印催交通知单。

6)患者费用查询台。为了方便患者查询费用,设置一个专用查询装置,供患者查询费用。

7)特殊药品的申请能够随时让药房看到。毒麻、贵重、精神类药物是药品管理的重点之一,一般这种药品的用药医嘱都是临时医嘱,对于这些药品,医生开完医嘱后要尽快发送给药房。

8)住院患者统计:当月住院患者总收入、各项收入分类统计、特殊检查分类统计次数及费用统计。

（3）床位管理。

1）支持一个病区管理多个科室床位功能。

2）支持一个科室多个病区的功能。

3）各种状态患者显示。

4）病区床位使用情况。

5）转科。患者由于病情发生变化需要转到其他科室进行治疗,这时需要放弃本病房的床位,而在其他病房占用一张床位。

6）包床。患者由于某种原因不使用这张病床,但是依然占用这张病床,并交费用,称为包床。

7）占床。患者转入 ICU、麻醉恢复室后,原有病床依然保留,称为占床。

下面介绍几个典型的住院护士工作站的工作流程。

（1）医嘱确认。医嘱确认是医嘱处理全过程中至关重要的环节。确认医嘱实际上是检查医嘱录入的正确性。只有经过授权的人认真对医嘱进行核对、确认无误后,该条医嘱才能继续后面的处理,真正成为一个可生成的医嘱。确认医嘱一般情况下由主班护士完成。

确认医嘱流程如图 3-7 所示。

（2）医嘱生成。每天医嘱录入完成后,经过确认、生成后才能打印出各种执行单（包括药品单、服药卡片、输液卡片）等,并打出药品单来指导护士执行。因此,生成

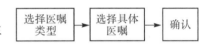

图 3-7 医嘱确认流程

医嘱是医嘱处理全过程中必不可少的重要一环。根据医嘱内容分为诊疗项目类医嘱生成和用药项目类医嘱生成。

1）诊疗项目类医嘱生成步骤:

①选择患者。

②选择日期。选择生成医嘱的开始日期和结束日期。

③选择诊疗项目类别。医嘱分为诊疗类医嘱和用药类医嘱。这里要选择诊疗类医嘱。

④执行生成操作,生成诊疗类执行单。

2）用药项目类医嘱生成步骤:

①选择患者。

②选择日期。选择生成医嘱的开始日期和结束日期。

③选择用药项目类别。医嘱分为诊疗类医嘱和用药类医嘱。这里要选择用药类医嘱。

④执行生成操作,生成用药类执行单。

（3）打印药品单。打印是护士处理信息过程中必不可缺的重要一环。打印包括打印各种单据和打印医嘱。打印单据中最重要的是打印药品单。药品单是指根据用药项目类医嘱打印已生成的各种药品医嘱单（包括西药、中成药、大输液、毒麻药等）。

药品单分成多种,主要有如下几种:

口服摆药单:一般由摆药室根据此单进行发药。

临时口服药单:指医嘱频率分为一种（once）或患者需要紧急用药（ST）,给药方式为口服的医嘱产生的单子。

统领药单:指长期非口服药所下医嘱。

大输液药单:指患者大输液时所下用药医嘱。

中成药单:药品的类型必须是中成药的医嘱所产生的药品单。

贵重中成药单:贵重药单的频率为 once,给药方式为领药。

贵重西药单:通常贵重药单的频率为 once,给药方式为领药。

出院带西药:在医嘱录入中必须选择药品类型为西药并且在出院标志处打上标志。

出院带中药:在医嘱录入中必须选择药品类型为中成药并且在出院标志处打上标志。

基数药:指存放在各科的药。

毒麻药单:在药品规格定义中该药品的属性为毒麻的医嘱。

打印药品单流程如图 3-8 所示。

打印药品单主要步骤如下:

1)选择时间。

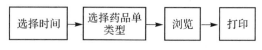

图 3-8　打印药品单流程

2)选择药品单类型。

3)浏览。浏览的目的是打印之前检查药品单是否正确。

4)打印。

(4)打印治疗卡。治疗卡是一张单子,上面内容是护士要进行的医疗操作项目。使用治疗卡是为了减少医疗差错,提示护士要进行的操作项目。治疗卡有多种,包括输液卡、杯卡、护理卡等。打印治疗卡流程如图 3-9 所示。

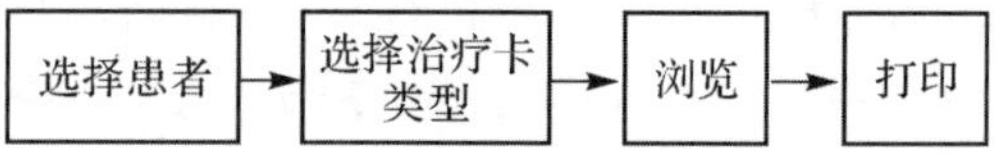

打印诊疗卡主要步骤如下:

1)选择患者。

2)选择治疗卡类型。

图 3-9　打印治疗卡流程

3)浏览。浏览的目的是打印之前检查治

疗卡上的要求与所要进行的操作是否一致,避免错误操作。

4)打印。

(5)录入患者体征信息。患者体征信息有体温、脉搏、血压、心跳次数等。录入体征信息是护士的日常工作,一天要进行数次。录入体征信息流程如图 3-10 所示。

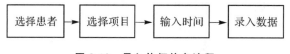

图 3-10　录入体征信息流程

录入体征信息主要步骤有:

1)选择患者。

2)选择项目。项目有体温、脉搏、血压、心跳次数等。

3)输入时间。由于体征数据需要一日检查数次,所以除了选择日期外,还要选择时间。

4)录入数据。录入患者体征具体数据,如体温、血压等。

(6)患者转科。患者住院过程中,因为病情的变化需要转到其他科室进行治疗,这时护士需要在护士站执行转科操作。所谓转科,就是把患者在院期间产生的临床及检验检查信息转到另外一个科室,并占用接受科室的一张床位,以便患者继续治疗。

转科操作流程如图 3-11 所示。

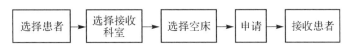

图 3-11 转科操作流程

转科操作主要步骤有：

1)选择患者。

2)选择接收科室。患者因病情变化需要转到其他科室治疗,转科操作要选择接收患者的科室。

3)选择空床。选择接收科室后还要在该科室的病房里为患者选择空闲病床。

4)申请。在选择好接收科室和空床后,执行"申请"操作,向接收科室提出申请,以便把患者的信息转到接收科室。

5)接收患者。接收科室收到申请科室的申请后,执行"接收"操作,接收患者信息到本科室病房指定床位。

(7)整理床位。医院病房在运行过程中,由于患者频繁出入院造成有些房间有空闲床位,而还有异性患者因为没有床位而等待,这时需要整理床位,把同性患者调到一间房间内,腾出空闲房间接收异性患者。整理床位是在科室病房内部调整患者床位,不生成转科记录,但生成转床记录。

整理床位主要步骤有：

1)选择患者标签。选择需要转床的患者,其标志是患者标签。

2)选择空闲床位。选择空闲床位,把待转患者标签拖到空闲床位上,这样就完成床位整理。

3)保存。床位整理完成后还要把修改的信息保存到数据库中,所以需要执行保存操作。

(8)患者出院。把患者信息从病房转到出院处。从临床角度看,患者在院期间产生的信息转到出院处就是患者出院了。在临床上统计患者住院天数是以患者信息从病房转到出院处为准。出院流程如图 3-12 所示。

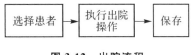

图 3-12 出院流程

出院主要步骤有：

1)选择出院患者。

2)执行出院操作。执行出院操作将把患者的信息转到准备出院患者列表中,这时护士可以核对所选患者是否正确。

3)保存。把出院患者信息从准备出院患者列表中转到出院处,完成出院工作。

为患者办理完成出院流程后,该患者的所有长期医嘱将自动停止执行。

(9)医嘱查询。医嘱查询是查询患者在院期间的医嘱。医嘱查询是一项经常执行的操作。查询医嘱的目的是了解医嘱的执行情况,由于医嘱和费用是关联在一起的,所以通过查询医嘱可以了解患者费用情况。

医嘱查询流程如图 3-13 所示。

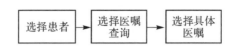

图 3-13　医嘱查询流程

医嘱查询主要步骤有：

1）选择患者。

2）选择医嘱查询。

3）选择具体医嘱。患者住院期间发生多条医嘱，在选择医嘱查询后，系统列出所有医嘱的目录，这时护士要选择具体的需要查询的医嘱，以便查看该医嘱的详细内容。

（10）检验申请单处理。医生在医生工作站开具检验申请单，护士工作站接收确认申请单，并根据申请单做打印条码、确认条码、采集检验标本、标本登记、核对检验标本、检验标本送检验科室等一系列工作。

检验申请单处理步骤有：

1）打印条码标签。

2）确认条码。把条码标签贴到试管上，同时核对检验单的患者信息。

3）采集标本。标本有多种，以血液标本为例，采集血液标本时，护士带着贴有条码标签的试管到患者床边，对试管上的患者信息进行核对，在有移动设备（PDA 或移动电脑）的情况下，可以使用移动设备上的扫描装置进行核对。

4）标本登记。标本采集后，需要进行标本登记，以确定标本的采集时间。

5）标本送检验科室。把检验申请单和条码标签信息发送到检验科室。

4. 住院药房子系统

住院药房子系统是住院系统的一个重要组成部分，它承担着药品管理、药品发放、药品统计等库房管理的多种任务。住院药房子系统主要功能如下：

（1）发药功能。

（2）领药功能。

（3）药品入库。

（4）出库处理。

（5）费用记账。

（6）药品库存控制。

（7）药品有效期管理。

（8）毒麻、贵重、精神类药品的重点管理。

（9）支持自动摆药机功能。

（10）药品会计事务。

（11）统计报表。

（12）各项检索查询。

（13）系统维护。

下面介绍几个典型的门诊药房的工作流程。

（1）病房药房系统组成，如图 3-14 所示。

（2）发药流程。发药流程包括从医生开完医嘱到护士取药完成。发药主要步骤有：

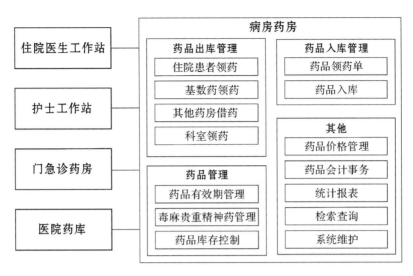

图 3-14　病房药房系统组成

1）开医嘱。

2）生成药品单。

3）药房接收领药单。

4）配药。病房药房的药剂师根据领药单为患者配药。

5）确认。药品准备好后，药剂师在计算机上执行确认操作，表示药品已经发出并通知病区护士取药，同时给患者作计费处理，把药品费用记在患者账上。

6）护士领药。病区护士到药房后，根据在病区打印的药品单与药房实物进行对照核对，核对无误后取走药品。

（3）退药流程。所谓退药，是指药房已经为患者发药，但由于某种原因，患者无法使用，在这种情况下需要退药。对于所退药品，是有一定限制的，药品已经使用过或基本包装已经开封的、口服药、中药、已经配好的药液不能退药，大输液类、针剂类药品可以退药。

常用退药的方法有两种，一种是药房用拒绝发药方式退药，另一种是病房医生用开领药量是负数的方式退药。

下面以第二种方式为例介绍退药流程，见图 3-15。

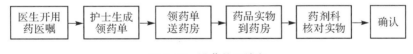

图 3-15　退药处理流程

退药步骤主要如下：

1）医生开用药医嘱。开药医嘱方式和正常用药医嘱一样，仅药品数量是负数。

2）护士生成领药单。护士把要做退药处理的医嘱单独生成一张领药单。

3）领药单送药房。做退药处理的领药单发送给药房。

4）药品实物到药房。护士把要退的药品送药房。

5）药剂科核对实物。药剂科人员必须见到实物后才能在药房系统上做发药确认。

6)确认。药剂科人员见到所退药品后执行确认操作,完成退药工作。

药品是医院的重要资源。药品管理是医院管理中的一个重要部分。药品管理包括药品的购入、分装、分发、使用、质量控制、价格控制等多方面的管理。药品管理的体系结构如图3-16所示。

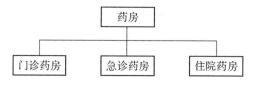

图3-16 药品管理的体系结构

从图3-16可以看出,一个医院设置一个药库,药库下设门诊药房、急诊药房和住院药房。药库负责从院外购药,然后发给门诊药房、急诊药房、住院药房,并负责药品的成本核算等。门诊药房是为门诊患者服务的药房,患者凭着医生处方到门诊药房取药。急诊药房是为急诊患者服务的,它和门诊药房的区别主要是药品种类比较少,主要是急诊用药。住院药房是为住院患者服务的。规模比较大的医院,有几个住院药房,一般是一栋病房楼宇设置一个住院药房。

第四节　HIS 的开发与实施

软件的开发与实施的过程实际上是软件生命周期的不同阶段。传统的软件生命周期一般可以划分为6个阶段:可行性研究、需求分析、软件设计、编码、软件测试、软件维护。

一、医院信息系统的可行性

软件可行性研究主要包括操作可行性、计划可行性、技术可行性、社会可行性、市场可行性和经济可行性等。

医院信息系统是基于先进的网络技术,利用计算机和通信设备,为医院所属各部门提供患者诊疗信息和行政管理信息的收集、存储、处理、提取和数据交换的能力,同时支持以患者医疗信息为中心的整个医疗、教学、科研活动。医院信息系统的构建旨在提高医务人员的工作效率、加快患者的就诊速度,为医院的教学及科研活动提供了数据平台,在经济效益方面节省了工资及管理成本,提高了医院的管理水平,在社会效益方面提高患者的满意度,提升医院的知名度。

医院信息管理系统在技术、操作、经济、社会等方面都有充分的可行性,医院信息管理系统所带来的经济效益及社会效益是不可比拟的,具有较大的开发性,可投入人力、物力进行开发。

二、医院信息系统的需求分析

软件需求就是用户对软件各种要求的通称,也就是用户希望软件做什么事情,完成什么样的任务,达到什么样的目标。获取需求的方法主要是与用户交谈、问卷调查及召开专题讨论会。在获取需求之后,为了更加直观地表达需求,需要将需求用模型描述出来,需求分析过程一般应建立3种模型,即数据模型(E-R 图)、功能模型(数据流图)和行为模型(状态转换图)。医院信息系统的需求主要从医院组织机构及医院活动情况两方面收集。

(一)HIS 的医院组织机构情况

一所医院的主要构成分为两部分,一是门诊部门,二是住院部门,医院的所有日常工作都是围绕着这两大部门展开的。门诊部门和住院部门各下设若干科室,如门诊部门下设内科、外科、皮肤科等,住院部门下设内科、外科、骨科等,两者下设的部分科室是交叉的。

为了支持这两大部门的工作,医院还设置了药库、中心药房、门诊药房、制剂室、设备科、财务科、后勤仓库、门诊收费处、门诊挂号处、问讯处、住院处、检验科室、检查科室、血库、病案室、手术室,以及为医院的日常管理而设置的行政部,如图 3-17 所示。

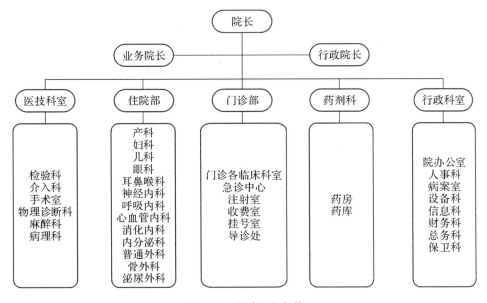

图 3-17　医院组织架构

(二)医院各部门的活动情况

医院活动的主要角色部门有门诊、药房、住院部、行政部门。

1. 门诊部门的活动

主要活动有:处理门诊患者挂号事务,并支持多种挂号类别以及自费、公费、记账等多种挂号患者。向首次来院就诊的患者登记患者基本信息,发放就医 IC 卡。对门诊患者的处方和各种诊疗项目进行划价。门诊医生为挂号成功的患者进行就诊,为患者出具就诊处方、检查或检验申请单。

2. 药品管理的活动

主要活动有:接收门诊收费处、门诊医生工作站及病区发送来的处方,按处方内容配药、备药、发药,向药库提交药品请领单,以从药库领药为入库,处方发药为出库,实现药房的出入库管理。进行药品盘点、报损处理。统计药房配、发药人员工作量,各科室、全院门诊药品消耗量。

3. 住院部的活动

主要活动有：住院收费及病区管理。住院收费主要为住院患者办理入出院、交退款、记账、结账、冲账等手续；形成住院部的收入日结算；将出院患者的信息传送至病案管理模块，并可以进行住院患者、出院患者费用明细等数据的查询。病区管理的主要任务是：完成患者的入、出、转登记；管理病区床位；录入、维护或执行各类长、短期医嘱；根据用药类医嘱自动生成处方并划价记账，发送至中心药房申领药品；向检查科室提交检查申请；向检验科室提交检验申请；向手术室提交手术申请；等等。

4. 行政部门的活动

主要活动有：对医院所有工作人员的详细资料的综合管理；对医院所有工作人员的工资管理和核算；对医院的医疗管理、经济管理、行政管理等方面信息的各种查询和统计、分析，提供报表打印和图形显示，可供医院领导进行综合查询，做辅助决策之用。

三、医院信息系统的软件设计

软件需求强调的是"做什么"，而软件设计解决的是"怎么做"的问题。根据软件设计难易度大小的不同可以将设计分为概要设计和详细设计两个级别。概要设计从需求出发，从总体上描述了系统架构包含的模块，同时准确地表达了各个模块之间的关系。详细设计主要描述了各个模块的算法和数据结构，以及用计算机语言实现的详细描述，如变量、指针、进程等的统一规定。由于篇幅的关系，这里主要介绍概要设计中的系统架构设计及详细设计中的功能模块设计。

（一）HIS 中的功能模块划分

根据上述需求分析来确定 HIS 的主要功能模块，这些确定的功能模块能覆盖医院的各个诊疗环节和医院管理的主要方面。图 3-18 用模块层次图来表示 HIS 的主要功能模块。

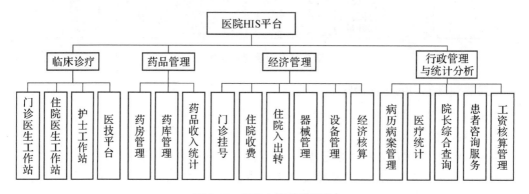

图 3-18　HIS 主要功能模块

医院信息系统一般情况下由临床诊疗、药品管理、经济管理、行政管理与统计分析四部分组成。

1. 临床诊疗模块

临床诊疗模块包括门诊医生工作站、住院医生工作站、护士工作站及医技平台。其中住院医生工作站的主要功能是住院患者办理入院登记，在指定病房入住，负责的医生对其诊断以后，进行录入医嘱的操作；医嘱录入，医生审核以后方可执行；对医嘱的管理活动有医嘱录入、医嘱开始执行、医嘱的停止、医嘱的取消等。临床医嘱计算机处理可提高医疗、护理质量及效率，并可减轻医护人员的工作强度。

2. 药品管理模块

药品管理模块包括药房管理、药库管理及药品收入统计。药品管理是医院管理的重要组成部分，包括药库、药房、药品价格、药品调剂、制剂、药检和临床药学、教学、科研等业务范围。药品管理模块的主要活动有药品入库操作、药库退库录入、药库退库单录入、生产厂家维护、入库查询、出库查询、药房门诊收入统计、药房病房收入统计、药房门诊发药统计、药房门诊退药统计等。

3. 经济管理模块

经济管理模块包括门诊挂号、住院收费、住院入出转、器械管理、设备管理及经济核算。该模块用于医院经济核算和科室核算。主要包括门诊平台上的收入情况及医院各科室收支核算等功能。该模块可促进医院有效地管理各方面的资金情况，使医院的资金管理更加优质、高效。

4. 行政管理与统计分析模块

行政管理与统计分析模块包括病历病案管理、医疗统计、院长综合查询、患者咨询服务及工资核算管理。该模块涵盖了医院每一个运行环节的数据，为医院领导掌握医院运行状况提供数据查询、统计和分析，从而能够做出正确的决策。

（二）HIS 软件架构的设计

软件架构为我们描绘了软件的整体视图，它包括这个系统的基础组织，包含各个构件及各个构件之间的联系。医院信息系统的架构设计除了具备上述特征外，它的设计原则是：以医院各项服务需求为导向，基于先进的计算机网络技术和医学信息处理技术，结合现代化的医院管理模式，构建全面、高效、安全、可持续发展的医院信息系统。

医院信息系统的软件架构设计涉及业务应用、数据中心、应用支撑、接入渠道、基础应用环境与安全策略方面的内容。其中，业务应用根据对需求的梳理主要有临床诊疗模块、药品管理模块、经济管理模块、行政管理与统计分析模块。接口主要有医疗保险接口、新农合系统接口等。数据中心包括 HIS 数据库、LIS 数据库、PACS 数据库、OA 数据库等。数据中心除对上述数据进行存储之外，还需要对这些数据进行管理，如数据备份、数据还原及数据转储等。基础应用环境是医院信息系统的技术基础，包括应用基础平台、系统集成平台，满足医院日常业务运行要求。安全策略的体系建设主要包括数据安全、服务器安全及网络安全，使医院信息系统具有合理、完善的信息安全体系。标准与规范体系的建设为医院信息系统合理建设指明方向。医院信息系统的架构设计如图 3-19 所示。

四、医院信息系统的运行与维护

医院信息系统在设计完成之后，还要经过编码（程序的编制）、测试及产品交付。产品交付之后，系统进入运行和维护阶段。

医院信息系统的初始运行称为"上线"，系统上线的原则是：稳定性、平滑性及一次性成功。上线一般选择每月的第一天零点，有利于医疗保险、统计报表的数据收集。对于大型的医院信息系统采取分批上线、逐个稳定的策略。对于新旧医院信息系统的切换，采用"双规制"的策略，各自平行运行 1～2 周，这样有利于数据的检测，使系统安全和平稳过渡。

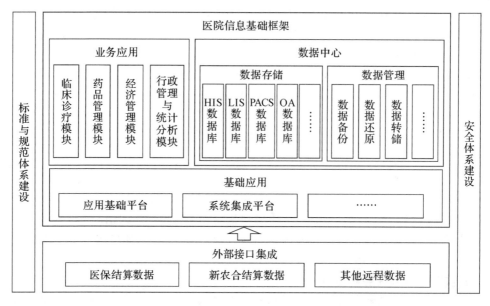

图 3-19　HIS 架构设计

系统正式运行之后即进入维护阶段。医院信息系统维护的主要内容是根据医院各种业务的需求及医院中软硬件环境的变化对系统的功能进行修改或扩充,目的是让用户体验更加满意,系统性能有所提高,使系统适应环境的变化。医院信息系统软件的维护主要包括纠错性维护、适应性维护、完善性维护、预防性维护。

1. 纠错性维护

一般情况下,还没有在实际环境下运行的软件总会有一些隐藏的错误被带到运行阶段,这些隐藏的错误在实际的使用环境下会暴露出来,为了纠正软件中的错误和缺陷,应对错误进行改正,这种维护叫作纠错性维护。这种维护要及时完成,当系统运行发生错误的时候,项目人员会确定纠错方案,以保证系统的顺利运行。

2. 适应性维护

在软件的运行过程中,软硬件或数据环境不断发生着变化,为了使软件适应这些变化而对软件进行修改的过程叫作适应性维护。如软件的升级、硬件配置的改变、数据存储介质的变化等都使得原有的软件系统不适应新的运行环境,维护人员需要对软件做出修改。

3. 完善性维护

随着时间的推移,业务环境不断地发生着变化,用户会对软件提出新的需求,根据这些新的需求维护人员会对软件进行维护,主要是在原有软件的基础上增加一些新的功能,或者对某方面的功能进行改进等。完善性维护一般发生在软件使用过程的中后期。

4. 预防性维护

预防性维护是为了预防软件运行中发生错误对软件的某些方面进行事先的维护准备,如完善硬件配置管理、程序中增加错误的控制等。通过预防性维护提高软件的可维护性、可靠性等。预防性维护贯穿于软件的整个生命周期。

对医院信息系统的维护除了上述几点之外,还有对数据的维护、硬件的维护及网络安全的维护。

第五节　工程实例——住院收费子系统

住院收费子系统是住院管理系统的一部分,这个子系统的功能主要是对住院患者费用及对住院部的收入进行管理。

一、住院收费子系统业务活动情况

(一)针对住院患者的主要业务活动

(1)住院患者的入院登记及预交金的交纳。

(2)生成住院患者的每日费用清单。

(3)住院患者的资料修改及转科操作。

(4)住院患者的出院结算。

(5)形成住院催款单及出院召回。

(6)将出院患者的信息传送至病案管理模块。

(二)针对住院部的主要业务活动情况

(1)生成住院部的收入日结算。

(2)生成与住院部费用相关的统计查询,生成各类报表,如统计收款员缴款报表、收入分类报表、全院收入报表等。

住院收费系统的主要业务活动可用简要的数据流图表示,如图 3-20 所示。

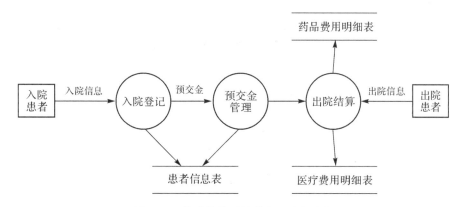

图 3-20　住院收费系统的主要业务流程

二、住院收费子系统的功能模块

基于对住院收费子系统业务活动的分析,该系统可分为入院管理模块、出院管理模块及查询与报表模块。

(一)入院管理模块

当患者接到医生的建议需住院治疗或接到医院的入院通知单后,需到住院处办理入院手续,入院手续就是入院管理模块所要完成的任务。入院管理模块的功能主要是完成患者入院时的信息录入或修改,记录预交金或住院押金的数量并打印预交金收据。

(二)出院管理模块

患者在住院期间进行了一系列的治疗并治愈,便可以办理出院手续。出院手续的办理就是出院管理模块所要完成的功能,这个模块的主要功能是完成出院费用的结算,同时打印药品费用明细及出院费用收据等。

(三)查询与报表模块

从住院开始,患者信息、治疗费用信息、使用药品信息等都会一一被系统记录。住院收费子系统提供了基于这些数据的查询功能。通过查询可以了解到患者费用明细、出院患者信息、住院患者信息、欠费患者信息等,同时生成全院收入、医生收入等各种所需的报表。住院收费子系统的功能模块如图 3-21 所示。

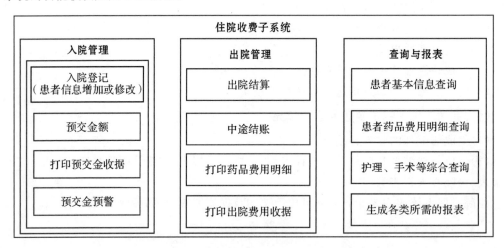

图 3-21 住院收费子系统的功能模块

习 题

1.什么是 HIS？HIS 主要经历哪些发展阶段？

2.HIS 有哪些主要功能？主要应用范围是什么？

3.HIS 门诊流程是什么？住院流程是什么？

4.门急诊系统涉及哪些科室？主要功能是什么？

5.住院系统涉及哪些科室？主要功能是什么？

第四章　医学影像系统(PACS)

第一节　概　述

影像存档与通信系统(PACS)与临床信息系统(CIS)、放射信息系统(Radiology Information System，RIS)、实验室信息系统(Laboratory Information System，LIS)同属医院信息系统(HIS)。PACS的主要任务就是把产生的各种医学影像(包括磁共振、CT、超声、X光机、红外仪、显微仪等设备产生的图像)通过各种接口(DICOM)、网络以数字化的方式海量保存起来，当需要的时候在一定的授权下能够很快地调回使用，同时增加一些辅助诊断管理功能。PACS在各种影像设备间传输数据和组织存储数据中发挥重要的作用。

一、定义

随着现代医学的发展，医疗机构的诊疗工作越来越多地依赖医学影像的检查(X线、CT、MR、超声、内镜、血管造影等)。传统的医学影像管理方法(如胶片、图片等)给查找和调阅带来诸多困难，丢失资料的情况时有发生，已无法适应现代医院中对如此大量医学影像的管理要求。采用数字化影像管理方法来解决这些问题已经大势所趋。随着计算机通信技术的发展，为数字化影像存储和传输奠定了基础。目前国内众多医院已完成医院信息化建设，其影像设备逐渐更新为数字化，已具备了联网的基本条件，实现彻底无胶片放射科和数字化医院。

放射信息系统(RIS)是优化医院放射科工作流程管理的软件系统，一个典型的流程包括登记预约、就诊、产生影像、出片、报告、审核、发片等环节，是PACS的一个重要组成部分。

二、发展历程

从PACS的技术发展来看，可分为三个阶段。

1. 第一阶段(20世纪80年代中期—90年代中期)

此时的计算机自身性能有限，CPU主频仅几十兆，内存只有64兆字节，而且价格昂贵。研究主要集中在如何用有限的计算机资源处理大容量的数字图像，如用各种算法优化、硬件加速等。而显示技术也不能保证图像显示的一致性，因为没有统一的标准，不同设备的图像交换困难。此时开始出现DICOM标准。

这一时期的PACS以单机为主，速度慢，功能单一，基本上没有RIS，显示质量不高，人们普遍认为不可能用软拷贝代替胶片。此时的 PACS 显然不能满足临床的需要。

2. 第二阶段(20 世纪 90 年代中期—20 世纪末)

计算机技术、网络技术的发展,特别是 PC 机性能的大大提高,使 PACS 用户终端的速度和功能加强了。

而显示技术的发展和显示质量控制软件的出现,图像显示质量基本达到读片要求,PACS 的诊断价值开始得到临床的认可。应诊断报告和信息保存的要求,RIS 开始出现。

临床的应用使人们关注工作流的问题,即在检查登记、图像获取、存储、分发、诊断等步骤中 PACS 如何与 RIS 沟通,提高工作效率。

3. 第三阶段(20 世纪末至今)

DICOM 标准被广泛接受,PACS、RIS 开始与 HIS 全面整合,PACS 被用于远程诊断。显示质量控制软件技术的进一步发展,新的显示设备的出现,淡化了温度、寿命对显示器显示质量的影响。

PACS 中引进临床专用软件,以利于辅助诊断和治疗。无胶片化的进程,促使人们开始研究 PACS 的安全性。

第二节　主要功能与流程

一、PACS 的功能

PACS 是利用计算机技术,将不同型号、类别、地点的设备产生的图像,在统一的数字图像格式标准下进行存储,按用户需求检索、调阅,用户可以在自己的终端上对图像做各种处理,辅助诊断和治疗。

图像保存采用的传统介质是胶片、照片或纸张等,其缺点是:①成本高,效率低;②保存场地需不断增加,保管不易;③需防蛀、防霉变、防丢失;④图像复制、传递不便,历史图像检索困难。PACS 彻底改变了传统的图像保存和传递方式,数字图像保存在磁盘、磁带、光盘上,占地少,成本低,保存时间长。

利用计算机技术可以高速、高效地检索、复制、传递图像,真正实现了医学图像信息资源的共享。图像的跨科室、医院、地区流动,减少了等待检查结果的时间,方便了医生检索相关图像,有利于迅速诊断和治疗。无损、高效的图像传输,提高了远程会诊的质量。

计算机强大的图像处理功能,可以在读片终端上对图像做各种处理,具有更多的图像显示方式(如三维重建、虚拟内镜、图像融合等),提供了更多的信息,有利于医生进行更细致的观察。将人类在利用医学图像诊断和治疗疾病上积累的知识,转变为计算机软件,使医学图像诊断治疗技术走向更深的层次。在图像信息越来越多的今天,让计算机成为图像的第一"读者"也将成为可能。

PACS 在物理结构上采用各种网络将不同类型的计算机连接起来,包括医学成像设备、图像采集计算机、PACS 控制器(包括数据库和存档管理),以及图像显示工作站。

其功能模块主要由以下几个方面组成:

(一)数据和图像的获取

图像采集工作站的主要任务包括从成像设备获取图像数据,将图像数据转换成 PACS 标准的格式,并将其送往 PACS 控制器。

临床医学图像包括静止图像和运动图像。静止图像可以分为以下三类:

(1)符合 DICOM3.0 的数字数据,可以直接与采集计算机相连。

(2)非标准的数字数据:设计者必须获得设备生产厂商关于数据结构和接口协议的详细说明,才能设计应用软件,从设备的串行口或并行口读取非标准数据,并转换为标准化数据。动态医学图像(如超声心动图和血管造影)包括一系列随时间变化的图像,通常采用帧捕捉的方式将其转换成数字图像。

(3)非数字数据(如胶片、视频图像等):一种方法是使用专用扫描仪直接得到数字图像;另一种方法则用摄像头获得模拟输出,然后用帧捕捉的方式将其转换成数字图像,这种方法也适用于从医疗设备的监视器输出获得的数字图像。

(二)图像处理

图像处理的主要任务是图像压缩。图像数据压缩技术包括有损和无损两种。

(1)无损压缩:能实现由压缩图像到原始图像的完全恢复,因此也称为可逆压缩。其特点是:在压缩过程中不会丢失重要信息,但压缩比小,一般为 2~3 倍。

(2)有损压缩:不能实现由压缩图像到原始图像的完全恢复,压缩过程不可逆。其出发点是以图像部分损失为代价换取高压缩比,得到视觉上可以接受的图像。有损压缩能得到较高的压缩比,一般在 10~50 倍或更高。

(三)网络传输

数字通信网络设计要考虑以下五个因素:通信速度、通信标准、容错性、安全性以及网络建设和维护费用。主要有以下三类:

(1)低速:以太网。

(2)中速:光纤分布数据接口(FDDI)。

(3)高速:异步传输模式(ATM)。

(四)图像存储管理系统

图像存储管理系统能够实现对短期、中期和长期图像存档的分级管理。系统设计中的两个核心问题是数据完整性和系统效率。数据完整性是指 PACS 从成像设备获得的图像数据不能被丢失;系统效率是指要缩短显示工作站对图像数据的访问时间。

存档系统是 PACS 的核心,主要由四部分构成:存档服务器、数据库系统、光盘库以及通信网络。采集计算机和显示工作站通过网络与存档系统连接。采集计算机从各种成像设备获得的图像首先被送到存档服务器,然后存储到光盘库,最后送到指定的显示工作站。

一家医院一天的图像数据总量至少几个 G,医疗资料安全、长期保存的要求使 PACS 的存储方案设计非常重要,高可靠性、超大容量和低成本的图像存储方式是追求的目标。

为了平衡投资与应用之间的关系,PACS 的图像通常采取分层次存储方式,如按图像产生时间分为在线、近线、离线三类。

磁盘或磁盘阵列存取速度快,但目前容量有限(数百个 G),用于存储在线图像。

近线图像多采用光盘库、磁带库。

（五）显示工作站

显示工作站包括通信、数据库、显示、资源管理和处理软件。目前常用的显示设备是阴极射线显像管，根据每屏的扫描线数，可将显示器分成 512 显示器、1K 显示器、2K 显示器几种，其扫描线分别为 512 线、1024 线和 2048 线。

每个工作站具有一个本地数据库用于管理当前病案，也可以从 PACS 数据库获取历史图像。

目前，显示工作站一般都具备数字图像管理和处理功能。图像处理会提高图像的诊断价值，主要包括以下处理工具：图像勾边（Outling）、边界检测（Boundary Detection）、去模糊（Deblurring）、消除噪声（Noise Cleaning）、滤波（Filtering）等。

显示工作站还具有图像显示和测量功能以辅助医生诊断，包括缩放和移动（Zoom and Scroll）、窗口和灰阶（Window and Level）调整、直方图修正（Histogram Modification）、图像反转（Image Reverse）及距离、面积和平均灰度测量（Distance，Area，and Average Gray Level Measurements）等。

4-1 视频：

PACS

二、PACS 工作流程及流程图

PACS 工作流程，门诊患者和住院患者略有差异，对于特殊情况的患者还有绿色通道。

（一）门诊患者

挂号──→患者看临床医生──→医生开检查申请单（姓名、性别、年龄）──→患者到门诊收费处缴费──→收费处根据申请单录入患者信息：姓名、性别、年龄，以及检查收费项目──→收费后系统自动发送检查申请单到各个医技科室──→患者到达医技科室登记台──→登记台护士引导患者到指定检查室检查──→医生操作系统给患者检查──→检查完毕、编辑报告、审核报告、打印报告──→医生在报告上签字、给患者报告单。

（二）住院患者

医生根据患者情况开出检查申请单、医嘱──→护士在护士站录入医嘱──→申请单自动发送到医技科室──→护士带患者到医技科室登记台──→登记台护士引导患者到指定检查室检查──→医生操作系统给患者检查──→检查完毕、编辑报告、审核报告、打印报告──→医生在报告上签字、给患者报告单──→登记室护士（或检查医生）审核患者费用──→产生患者费用补录、冲减（若患者所做检查的实际情况与系统内的检查申请有差别，则进行补充和冲减）。

（三）绿色通道

特殊情况下，患者到达医技科室──→医生使用系统内嵌的登记模块登记患者信息给予患者做检查──→后面的收费情况由医院自行操作。

PACS 工作流程如图 4-1 所示。

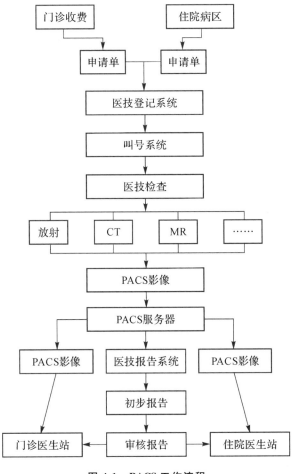

图 4-1　PACS 工作流程

第三节　PACS 开发与实施

一、PACS 开发流程

(一)设计阶段

1.PACS 设计流程如图 4-2 所示

2.流程说明

(1)初步设计

✓　责任人:开发组。

✓　要求参与人:开发组。

✓　提供资料:体系架构的各种可选方案及决策结果、工具的各种可选方案及决策结果、平台的各种可选方案及决策结果、设计方法的选择。

✓　完成标志:开发组内部讨论。

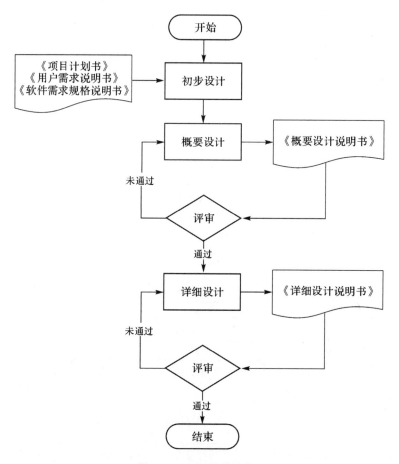

图 4-2　PACS 设计流程

（2）概要设计评审

✓　责任人：开发组。

✓　要求参与人：测试组、开发组、产品组。

✓　提供材料：《概要设计说明书》。

✓　完成标志：评审通过。

（3）详细设计评审

✓　责任人：开发组。

✓　参与人：测试组、开发组、产品组。

✓　提供资料：《详细设计说明书》。

✓　完成标志：评审通过。

（二）实现阶段

1. PACS 实现流程如图 4-3 所示

2. 流程说明

（1）编码阶段计划

✓　责任人：开发组。

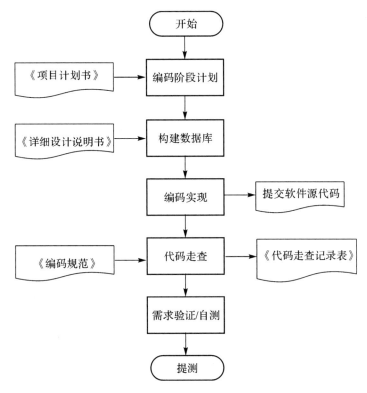

图 4-3　PACS 实现流程

- ✓　要求参与人：开发组。
- ✓　提供资料：《研发进度计划表》。
- ✓　完成标志：开发组内部讨论。

（2）构建数据库

- ✓　责任人：开发组。
- ✓　要求参与人：开发组。
- ✓　提供材料：构建数据库、表、视图、存储过程、触发器。
- ✓　完成标志：《数据库设计文档》。

（3）编码实现

- ✓　责任人：开发组。
- ✓　参与人：开发组。
- ✓　提供资料：代码。
- ✓　完成标志：提交软件源代码。

（4）代码走查

- ✓　责任人：开发组。
- ✓　参与人：开发组。
- ✓　提供资料：《代码走查记录表》。
- ✓　完成标志：代码走查通过。

(5)需求验证/自测

✓ 责任人:开发组。

✓ 参与人:开发组。

✓ 提供资料:无。

✓ 完成标志:提测。

(三)项目研发流程

1.PACS 研发流程如图 4-4 所示

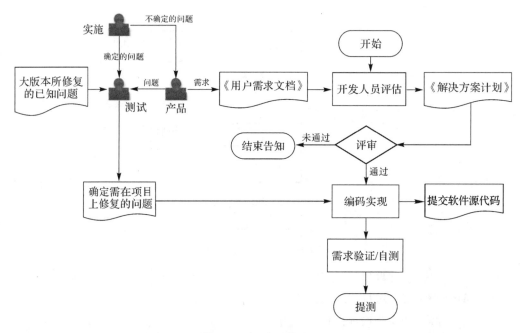

图 4-4　PACS 研发流程

2.流程说明

(1)开发人员评估

✓ 责任人:开发组。

✓ 要求参与人:开发组、产品组、测试组、项目组。

✓ 提供资料:《解决方案计划》。

✓ 完成标志:评审通过。

(2)问题修复版本

✓ 责任人:测试。

✓ 要求参与人:开发组、产品组、实施组。

✓ 提供资料:

✓ 大版本所修复的已知问题,确定需在项目上修复的问题。

✓ 完成标志:提交需要在项目上修复的问题列表。

(3)编码实现

✓ 责任人:开发组。

✓ 参与人:开发组。

✓　提供资料:代码。

✓　完成标志:提交软件源代码。

二、PACS 实施流程

(一)试点单位运行

1. PACS 试点单位运行流程如图 4-5 所示

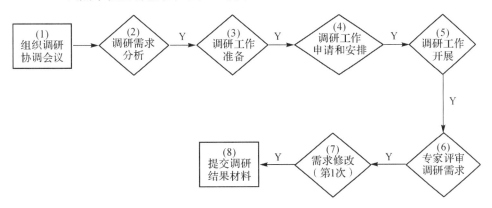

图 4-5　PACS 试点单位运行流程

2.工作步骤说明

(1)组织调研协调会议

✓　听取客户分管领导、样板试点单位分管领导对业务开展情况的介绍、信息系统建设要求等。

✓　请客户成立各业务专家委员会,为后续需求评审做准备。

✓　明确客户分管领导、样板试点单位的分管领导、各业务线的负责人。

✓　明确样板试点单位的硬件和网络等准备情况及要求完成时间。

✓　明确调研的范围、工作任务、方式、时间、人员等。

(2)调研工作准备

✓　结合样板试点单位情况和调研需求,编制调研计划,协调调研人员的安排。

✓　准备调研材料:文本、数据、图表、需搜集资料、政策文件等,备调研工作所需工具(如车辆、U 盘/移动硬盘、相机等)。

✓　将样板试点单位需准备的问题或材料,发送至试点单位负责人,并明确在调研工作开始时完成准备。

✓　提交调研工作申请,批复同意后,落实调研计划。

(3)调研工作开展

✓　先请样板试点单位介绍业务规模、科室设置、负责人员、业务流程等。

✓　向样板试点单位分管领导、信息科室负责人汇报调研计划、方式、人员、时间等情况。

✓　样板试点单位就对调研准备的问题进行答复和交流。

✓　在样板试点单位信息负责人的引领下,对需调研业务科室的工作人员,进行各业务开展范围、业务规模、业务模式、业务流程、工作开展配合方式、提交常规报表、改进建议等进行深入沟通。

✓ 对于合同需要建设的内容中，经调研后仍认为不是特别清楚，或需进一步进行业务沟通确认的，与客户协调安排，跟进落实工作内容和相关法规政策文件的搜集等。

✓ 与客户汇报调研工作具体开展情况和需解决的问题等。

（4）资源需求核实

主要涉及的资源需求有如下几种：

✓ 硬件设备采购、安装、调试。

✓ 软件采购、程序部署、系统调测。

✓ 网络条件。

✓ 其他，如基建配套改造、办公区域搬迁等。确保在系统上线前 3 周，上述需求的落实均满足上线条件的要求。

（5）提交方案和手册

✓ 根据试点单位本次计划上线的系统模块规模，提前准备好《系统实施方案》。

✓ 根据实施需要准备相关的手册：产品手册、操作手册、维护手册等。

✓ 将准备好的方案和手册提交试点单位和监理单位。

（6）程序部署

✓ 程序部署方式的选择应考虑程序更新的方便、快捷和灵活性。

✓ 根据确定的程序部署方式，结合业务开展情况，逐个工作站进行集中注册和部署。

✓ 在部署完成的同时，完成系统模块的功能测试。

（7）系统培训

✓ 与用户单位分管领导和信息建设负责人约定时间商谈培训工作安排相关事项。

✓ 汇报软件系统实施方式和培训工作计划的设想。

✓ 沟通业务科室设置、业务规模、参培人员数量、业务人员排班情况、培训形式、培训周期、培训时间、参培人员考核，以及考核结果应对措施等。

✓ 明确各个业务科室指定 2 人作为关键用户，作为重点培训对象和部门内业务操作的辅助指导。

✓ 对培训需求进行整理、汇总、统计和分析。

（8）系统试运行

✓ 确定试运行期限和各业务科室的试运行工作站。

✓ 试用人员的选择，其综合优先考虑科室业务熟练、计算机操作水平较高、年龄较轻等作为重要用户进行试用。

✓ 在试运行过程中，要保持良好的工作状态，对试用客户需要开发组配合的工作应及时响应，并将完成情况或状态及时反馈，创造和保持一个良性的沟通氛围。

（9）系统上线

✓ 上线前检查需上线终端的程序部署情况、软件版本、网络连接情况等。

✓ 确认数据准备情况，如药品信息、医疗收费、医生科室权限等。

✓ 上线前对已部署程序确保全部通过联调联测，以及处方、检查单、报表等正常输出。

✓ 测试医保连接和数据传输等。

✓ 提前检查确认其他工作准备情况,完成后按预定工程实施时间进行上线。

(10)正式运行后的协调会

✓ 在系统上线当日的中午或傍晚,与用户信息科及相关科室召开第一次协调会,对上线过程中出现的紧急问题进行协调磋商。后续协调会的召开频率视上线稳定情况而定。

✓ 明确系统上线试运行2周内工作重点的纠错,确保系统尽快稳定。新增需求先行过滤和记录,待系统稳定后再进行需求评审、提交、修改、测试、应用程序更新。

✓ 系统上线稳定后,填写《系统实施确认函》,请用户签字、盖章确认。

(二)系统推广

(1)结合试点单位实施情况、合同建设期限、客户准备情况等,制订系统推广计划。

(2)推广计划制订完成后,提交客户单位、监理审批通过后,进行落实。

(3)程序部署、系统培训、系统正式运行的工作步骤参照前面的内容进行,其中培训工作尽量采取集中培训+视频教学+关键用户的组合式培训方式,以期在满足工程实施质量的基础上,缩短工程实施时间和减少工程实施工作量。

(三)整体正式运行

(1)整体运行方案。根据已实施用户单位情况和系统部署架构拓扑图,编制整体运行方案。

(2)整体运行支持。在所有用户单位全部实施完成后,将整体运行支持的安排提交委托方,主要包括运行支持的类型、支持方式、响应时间。

1)支持的类型:技术支持、工程支持、服务支持、其他支持。

2)支持的方式:现场支持、远程支持。

3)响应时间:系统正式运行前,工程人员现场响应;系统正式运行后,视问题的严重性和紧急程度,灵活采取解决方式和响应安排。

第四节 PACS工程实例

一、总体设计

(一)设计思路

创建符合医院特点的影像中心,建设医院PACS,实现影像科的设备联网,达到影像信息数字化的统一存储管理。按照DICOM 3.0、医疗健康信息集成规范(Integrating the Healthcare Enterprise,IHE)等国际标准优化医院影像科室的工作流程。同时,在方案设计中应考虑医院现有的信息系统(如HIS)集成问题,为整个医院信息化建设及一体化平台的建设做好准备。

整个PACS采用分步实施的方案逐步实施,同时满足操作使用方便、可靠性高、易于扩展、维护少、运营费用低的要求,满足用户目前和未来十年内对医院各种数据管理的需要。

根据以上设计原则、设计思路,我们考虑采取"全面规划、分步实施、安全可靠、逐步完善"的设计指导思想来完成PACS的建设。

全面规划：在设计系统时，充分考虑医院整个信息化建设的需求和发展，全面考虑软件和硬件的先进性、实用性和可发展性，采用的技术、选中的软件、设备必须具备超前性，还要考虑到将来与区域化卫生信息管理工程和医疗保险系统的接口，以及将来可能的扩充发展，做好统筹规划。

分步实施：由于 PACS 的建设涉及全院的影像设备，建设时需充分考虑医院的整体业务流程，充分考虑医院各系统与 PACS 的联网问题，采取整体分步的原则。

安全可靠：在系统设计中要以安全可靠为第一出发点，系统一旦运行，必须有相应的安全机制来避免或减少因系统故障可能产生的影响和损失。

逐步完善：通过分步实施，逐步完善 PACS，实现整个影像科室全面的信息化管理。同时也要适应政策和管理的变化，对系统进行调整、改造，不断完善，达到整个医院信息化建设的全部目标。

(二)项目建设原则

按照国际集成技术规范，以保护现有投资和尽量减少对现有信息系统的冲击为宗旨，建设医院影像科 PACS/RIS 系统，同时要满足《医院信息系统基本功能规范》新版标准的要求。

(1)标准化：遵循 DIOCM 3.0 国际标准，并符合卫生部《医院信息系统基本功能规范》的要求，同时按照 ISO 9001 国际质量管理体系进行开发与实施。

(2)集成化：医院数字化系统是由众多不同的系统组建而成的，但这些系统必须有机地、统一地集成在一起，不能出现信息孤岛现象。

(3)智能化：整个系统的建设应突出智能化的特点，减少人工环节，增强自动化程度，增加辅助支持的功能。

(4)人性化：医院数字化建设应本着以人为本，以患者为中心的原则，在系统的每个细节都应该体现人文关怀，考虑如何更好地方便患者和业务人员。

(5)无纸化：通过电子处方、电子病历、电子申请单、电子报告和电子办公等应用，逐步走向无纸化。

(6)无胶片化：通过建设医学影像系统，建立影像科数字阅片中心、临床中心数字阅片室、医生影像浏览工作站、全院数字阅片中心、会诊中心及教学中心等实现全院无胶片化临床模式和管理模式。

(7)无线网络化：建立无线网络，使用 PACS，通过平板电脑、笔记本、无线病情跟踪器等无线设备，实现医生护士查房、库房管理、患者病情跟踪等，使一些业务不受空间的限制。

(8)安全性：在系统架构的设计中，充分考虑到系统的安全性和稳定性，考虑到防病毒、数据压力、安全应急等措施，保证业务 7 天 24 小时不间断运行。

(三)PACS 网络拓扑

画出 PACS 网络拓扑，如图 4-6 所示。

(四)PACS 业务流程

通过调研，画出 PACS 业务流程，如图 4-7 所示。

(五)架构设计

(1)中心服务器：PACS 服务器，双机热备，负责处理所有图像归档、查看和存储等相关操作。

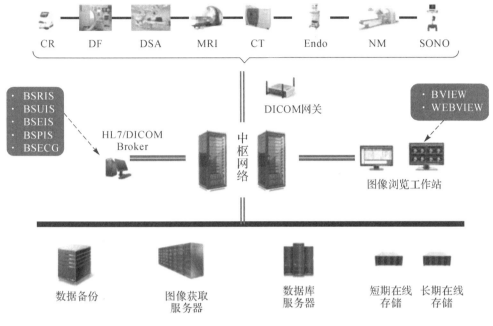

图 4-6　PACS 网络拓扑

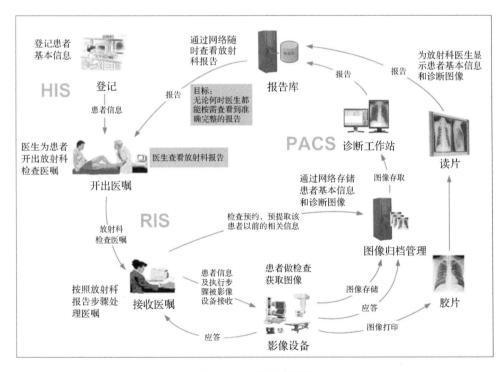

图 4-7　PACS 业务流程

(2)短期在线存储设备:根据医院总体规划要求,短期在线存储建议配置一套 10TB 磁盘阵列,可满足医院 1 年短期数据在线要求,具有将来扩展成双在线同步存储的能力。

(3)长期近线存储设备:根据医院总体规划要求,长期近线存储配置一套基于内容存储的磁盘阵列,容量为30TB,可满足医院2年的数据存储量要求,并可根据需要扩充容量。

(4)离线存储设备(可选):离线存储采用大容量、即插即用的企业硬盘来存储数据。

(5)RIS服务器:RIS服务器,负责处理所有患者信息、诊断报告等RIS业务。RIS服务器系统采用双机热备,高可用设计,大大提高了RIS服务器的可靠性。

(6)超声内镜病理管理服务器:超声内镜病理服务器负责处理所有患者信息、诊断报告等超声、内镜和病理业务。服务器系统采用双机热备,高可用设计,大大提高了服务器的可靠性。

(7)集成服务器:影像集成服务器负责处理所有影像集成功能,将DICOM影像和非DICOM影像全部集成在一起,统一接口。

(8)客户端工作站:

1)登记、报告发放工作站:可支持条码扫描、申请单扫描等登记方式,并与叫号系统集成,登记后信息自动发布到叫号LED屏幕。支持HIS集成,可获取患者基本信息,实现费用补充录入等操作。可打印报告,与胶片一起发放给患者。

2)报告工作站:工作站全部采用专业图形工作站。

3)临床工作站:临床医生可以使用HIS的医生工作站来部署PACS的Web客户端,实现临床DICOM浏览,系统支持与HIS的桌面集成。

PACS是以数据采集与传输、诊断、报告、信息共享为核心的,技术要求高,涉及用户范围广的大型应用系统,系统的设计既要切实保证整个系统的安全性,同时也要确保系统的开放性、可扩展性、先进性和跨平台性,以满足用户对复杂业务逻辑可定制和可管理的个性化开发需求。根据架构设计的总体技术路线,将采用基于C/S,C/S/S,B/S混合应用体系结构、模块化设计方法的技术架构,如图4-8所示。

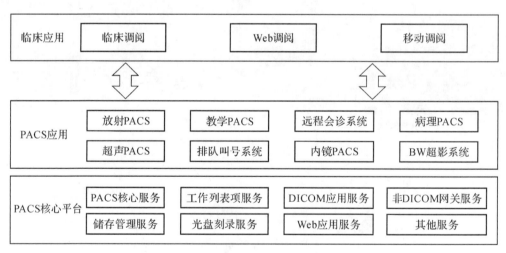

图 4-8　PACS 技术架构

二、实施与服务

(一)实施

1. 项目的实施准备

针对影像数据项目实施特点,其指导思想是:建立一个高效的组织结构,依据工程的过程管理、进度管理和质量管理等制度与规程,控制和管理项目的实施,以全方面地保证项目按期、按要求、高质量地完成。

实施原则是:"总体规划、分布实施、效益驱动、重点突破"。这就要求根据医院的应用环境、培训后技能水平、实施力量、数据和应用等方面状况,既要制定出近期和可预见的中期目标,并依此选择适合自己目标的实施步骤,认真做好调研和需求分析,制订建设计划,明确实施时的组织机构、人员分工及资金预算等。有重点地一步一步推进,并且这个计划要滚动式地、不折不扣地进行跟踪考核。做好相关文档的整理,每周定期向质量控制部门提交工程进度报告和质量控制报告。

2. 项目施工计划

项目实施可以分为十余个方面的工作,根据工作间的约束关系,确定大致的实施过程及其相应的工作结果。

项目实施首先要建立完善、有效的组织机构,对实施中所需的各类人员及其职责进行明确定义。最重要的是明确甲方的项目经理人选,这样在实施中双方各项工作的沟通才有接口。

在组织机构确立后,需要对项目整体实施工作进行总体规划并编制各项计划,以使各项工作能在时间、资源上得到保证。需要注意的是,计划并不是一成不变的,计划工作是一项不断循环进行的工作,经常需要根据项目实际情况,按一定的变更程序,对计划进行调整。

初步计划完成后,需要对高级用户进行初期培训,以使他们对系统有一定的了解,为后续的系统调研、流程设计和数据准备工作打基础。

初期培训完成后,进行系统调研、新工作流程的设计和需求分析;数据准备工作可以同时开展。

上述工作完成后,进入测试和模拟运行阶段,保证系统的各项功能符合用户要求,对新工作流程和新数据进行验证,以便及时做出调整。

新程序和流程得到确认后,需要进行最终用户的培训,需要编写培训教材。此外,新工作流程导致一些医院工作准则和规程的变化,也需要在培训之前整理确认,以便在培训时公布。培训工作量较大,应准备必要的教学设施和辅助手段。

各项工作基本就绪后就可以选择条件较好的科室进行小规模闭环试上线(双轨),试上线的目的主要是在真实环境中验证系统各方面功能,同时为大规模上线积累经验。

最后,系统就可以逐步切换上线了。

以上简要说明了实施的工作步骤,但在实际中由于有一些工作在实施过程中需要根据实际情况进行分析调整,属于在项目历程中要反复进行的工作(如计划和需求分析等),因此要避免机械地将各阶段的工作割裂开来。

本项目的实施实行领导小组负责制(领导小组由院方和承建方共同组建)。领导小组对项目实施提供全面的指导,一方面,它可以协调各方关系,调动各方力量;另一方面,它对项目实施过程中出现的问题及时提供咨询以帮助解决,对所有实施步骤进行严格的审定,从技术上保证系统的先进性、实用性、可靠性和可扩展性,从组织和管理上保证整个项目统一规划、统一管理、统一标准。

3. 项目实施进度表

制订出项目实施进度表(表 4-1)。

表 4-1　项目实施进度表

实施安排	实施内容	人员安排	建设工期
实施准备	硬件到货后,准备软件部署: 系统数据筹备及系统工作流程设定; 系统接口分析; 需求调研; 布线。	2人	3天
医院 PACS/RIS 中心建设	PACS/RIS 存储管理平台建设: 安装、调试服务器和存储器; 安装、调试软件服务系统与数据库系统; 接入网络; 完成数据流调试。	2人	5天
PACS/RIS 建设	项目经理与科室主任协调实施工作,尽量避免影响到科室的正常工作,指派至少一名科室人员协助项目的实施; 接入设备(DICOM 和非 DICOM 口); 院方或科室联系设备厂商技术人员到场,完成通信设备设置; 实现科室设备影像数据获取; 实现 DICOM 设备 Worklist 通信,获取登记信息; 完成 PACS 与 HIS 接口的调试,实现从 HIS 获取患者信息(需 HIS 厂商全力配合完成); 根据科室情况完成检查部位、费用、送检科室等系统配置; 安装分诊叫号系统; 完成登记、分诊、叫号、显示、Worklist 通信等数据流程调试; 根据科室要求完成报告输出格式设置; 完成登记(HIS 获取)、分诊、叫号、显示、Worklist 通信、检查、影像获取、影像调阅、报告编辑及审核、报告打印等科室工作数据流调试和测试; 项目经理与科室主任协调科室的日常工作,安排 PACS 应用培训; 科室 PACS 系统启动试用,实现科室数字化阅片、报告、信息管理和统计; 项目组协调科室日常工作流,现场指导; 科室意见及需求信息搜集。	2人	5天
完成客户化工作	根据收集的科室反馈需求,完成修改、测试,并更新程序,使系统切实符合科室的需求; 系统管理员综合培训(管理员培训贯穿系统安装整个工程周期); 系统试运行。	2人	7天

(二)售后服务

系统承建商需提供以下售后服务项目,其中包含详尽的规划、预防性维护等,以确保医院信息系统能够安全、稳定、高效、持续运行。

1.定期巡检

每月到场对本项目所建设的系统做定期巡检,内容如下:

✓　解决日常工作中出现的问题;

✓　了解使用中出现的新需求;

✓　对当前业务系统的运行效率及健康情况进行检查,以确定系统良好运行;

✓　检查当前系统是否有潜在威胁并提出针对性解决方案。

每季度将维护状况汇总后向医院做定期沟通汇报,解决医院现有问题,并为医院后续发展提供规划和建议。

2. 故障维修

提供专职资深技术人员到场对产品进行维修和安装服务,保证系统的稳定运行。

3. 客户化修改

系统在医院运行过程中为适应医院流程及管理需要而对软件提出的适应性调整。

4. 新增设备接入

系统保修期及未来的续保期内,免费接入医院新增的符合 DICOM 接口标准的医疗影像检查设备。

5. 应用培训

为医院提供持续的应用操作培训服务,包括新进医生、实习生等。

6. 系统应用咨询服务

由专业的工程师进行在线咨询服务,提供系统程序各项操作的咨询服务及在线问题分析,以求迅速解决院方操作上的问题。

7. 评估规划服务

提供专职工程师、优良工作团队针对院方的软、硬件环境提供扩充及升级的评估规划、效能改善的建议、系统资源分配的规划。

8. 工程师远程服务

可在院方授权允许的前提下,通过远程的方式对系统进行维护及修正。

习　题

1.医院专门为图像管理而设计的包括图像存档、检索、传送、显示、处理和拷贝或打印的硬件和软件的系统是　　　　　　　　　　　　　　　　　　　　　　(　　)

A. HIS　　　　　B. LIS　　　　　C. PACS　　　　　D. EMR

2.PACS 通过(　　)接口把磁共振、CT、超声、各种 X 光机等设备产生的图像以数字化的方式海量保存起来。　　　　　　　　　　　　　　　　　　　　　(　　)

A. DICOM　　　　B. COM　　　　　C. TTL　　　　　D. PCI-E

3.下列(　　)不是 PACS 的基本功能模块。　　　　　　　　　　　　(　　)

A. 图像获取　　　B. 图像处理　　　C. 图像存储　　　D. DICOM 模块

4. 图像处理的主要任务是　　　　　　　　　　　　　　　　　　　　(　　)

A. 图像压缩　　　B. 图像识别　　　C. 图像分割　　　D. 图像增强和复原

5. 图像存储管理系统能够实现对短期、中期和长期图像存档数据的分级管理,系统设计中的两个核心问题是(　　)和系统效率。　　　　　　　　　　　　(　　)

A. 数据有效性　　B. 数据完整性　　C. 数据真实性　　D. 数据及时性

第五章 实验室信息系统(LIS)

第一节 概 述

一、定义

实验室信息系统(Laboratory Information System,LIS),又叫临床检验系统,是一类智能化网络信息系统,其应用于现代临床检验,用来处理医院检验部门的数据信息,利用计算机将检验科各个项目数据(如血常规、尿常规等)进行统一归纳和储存,将患者的各类信息有效保存、共享,以此提高检验科的医疗服务质量。LIS 的发展依赖于医院网络、电信产业及IT 技术的发展,今后的 LIS 将是实用性强、功能强大、性能稳定、安全性高的系统,实现临床实验室信息处理的规范化和自动化,保证实验结果的准确性和真实性。

二、发展历程

LIS 兴起于 20 世纪 90 年代,它的应用经历了单机版、部门小网络直至目前全联网、功能齐全的完善的系统。以 Browser/Server 为结构模式的 LIS 极大地方便了应用程序的开发和维护,是设计先进的 LIS 的必然趋势。

随着 LIS 在检验医学领域的广泛应用,检验医学已经步入一个以自动化、信息化、网络化为主要特征的新时期。LIS 逐渐发展,目前已具有检验无纸化、条码统一化多维化、网络全球化、信息即时化等优点。LIS 作为现代新型的管理系统,满足医疗信息化建设的实际需求。

(一)起步阶段

国内医院的大多数检验仪器是进口的,从 20 世纪 80 年代后期开始,大多数检验仪器采用了计算机进行数据处理,但大多数是单片机,输出设备主要是微型打印机,用微机来处理的很少。90 年代初,随着计算机价格的下降和技术的进步,用微机处理数据的检验仪器逐渐多了起来,不用微机处理的,也为微机提供输出接口,但是这种接口通常为单向的,即只能够把检验结果输出到微机中。到了 90 年代中期,逐渐出现了可以支持双向通信的大型检验仪器,即可以支持计算机对仪器的反向控制。

随着医院计算机管理的发展,一些医院开始考虑到建设 LIS,但是开始多数只是把单个检验仪器联到微机中,或者几台仪器联在一起处理数据,并没有真正形成系统。

94

(二)发展阶段

20 世纪 90 年代末是国内 LIS 发展的高速时期,是随着 HIS 的高速发展而发展的,这时的 LIS 基本上都可以实现仪器的数据采集、标本的条形码管理等。

(三)未来发展

1. 简化信息采集、录入手段

在医疗过程中现场采集患者信息一直是 LIS 倡导的记录方式。如何减轻录入工作量,使录入过程符合人的思维过程,避免对医疗过程的干扰是信息录入手段所追求的目标。一方面,大量的检验设备已具备数字化接口,信息系统可以通过接口自动进行数据采集,免去手工输入的麻烦;另一方面,积极探索新的录入手段,更多的工作投入到智能化设备的研究开发上,让输入系统尽量简单。

2. 医疗管理模式的融入

对新的检验管理方式的支持是临床信息系统发展的又一特点。国际标准化的检验室管理思想是通过规范操作流程,达到降低医疗成本的目的。

3. 智能化知识库的应用

在医护人员的日常医疗工作中,有大量涉及相关医学知识的应用。检验知识库是比较常见的应用之一,系统可以根据医嘱,对标本的采集条件进行提示,可以对检验项目与患者用药的冲突提出警告,可以对检验结果进行解释等。

4. 新技术手段的应用

计算机网络技术的快速发展对临床信息系统是一个巨大的推动。新技术的出现为临床信息系统的实现提供了新的手段,表现出了良好的效果,如指纹识别技术、条码识别技术、电子签名等。

第二节 LIS 的功能与流程

一、LIS 的主要功能

LIS 的主要功能有样本管理、样本检验、检验报告、质控分析、质量控制等,如图 5-1 所示。

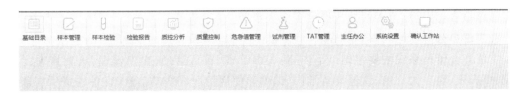

图 5-1 LIS 的主要功能

1. 样本管理

样本管理包含样本采集、样本核收、样本留存三大部分。

(1)样本采集:样本由医生或护士采集,LIS 记录采样者、采样时间、采样日期、检验项目列表、收费情况。

（2）样本核收：扫描条形码确从，LIS获取患者的信息及检验项目，同时记录样本核收者和核收日期。

（3）样本留存：对患者的每次检查结果进行留存，以便医生对其病情的观察和判断。

2. 样本检验

支持双向通信，计算机自动接收仪器检验结果，并向仪器下达检验任务。支持自动生成计算项目，判断结果高的状态，表示结果异常状态。支持多种连接方式，如数字结果或图形结果的调用等。

3. 检验报告

检验报告可实时共享，检验科内各个工作站可对同一患者进行资料编录和结果查询、编辑、审核、打印等操作，实现数据实时共享和检验报告结果历史回顾，且检验报告信息完整。电子申请单的应用解决了手写申请单字迹不清楚难以辨认的问题，LIS的应用解决了检验信息不全等问题，大大降低了错误的发生率。

4. 质控分析

（1）自动接收仪器的质控结果。LIS适合卫生部临检中心接口程序，以实现联网或多网联控。

（2）自动绘制质控图，标示结果失控或在质控状态并可打印质控图。

（3）自动判断仪器的失控和在控状态，给出提示。

（4）支持多规则质控。

5. 质量控制

LIS对质量控制分为质控样品、质控规则、质控项目规则、质控分析。质控分析又包括质控图表、质控数据、失控处理、质控评价与质控设置，其主要目的是保证检验数据的准确性。

6. 试剂管理

对试剂的管理主要包含试剂的出入库管理、库存流水、库存管理、效期、库存盘点、试剂移库、温度管理、采购计划等。每位患者都有自己唯一的住院号或者门诊号，护士和医生通过扫描条形码对试剂进行保管和检测。

7. 危急值管理

设置危机值报告程序，系统可自动识别危急值，经检验人员审核后，第一时间可自动识别危急值，经检验人员审核后，第一时间向临床发布，并可通过颜色、声音、游离对话框等形式向临床报告，为重症患者的抢救提供了极大帮助。

8. 主任办公

主任办公管理系统主要包括以下内容：人事管理、排班管理、奖惩管理、培训管理、科室业绩、排班表、科室大记录、仪器设备维修、保养和使用情况等变动信息、设备的费用信息等。

9. 检验周期缩短

检验样本条形码的应用实现了快速输入患者信息；内在的标识保证了样本唯一性；与分析仪器进行双向通信大提高了工作效率。

10. 降低生物安全风险

各科室及患者本人的检验报告实现了自行打印，避免了交叉感染及对医患感染的风险。

11. 检验数据实时共享

检验科内各个工作站可对同一患者进行资料编录、结果查询、编辑、审核、打印等操作，实现数据实时共享。

12. 系统设置

应用 LIS,结合检验科工作人员的具体情况为其设置相应的权限、用户名以及密码,例如在得到检验结果后,专业组长如果没有对检验结果进行确认和审核,则不能打印检验报告,只有系统管理人员和科室主任能控制审核权限,有权限进行修正或删除。LIS 还设置了工作绩效奖惩类型、科室技术培训类型、培训项目、科室人员班次类型、LIS 计算机设备终端仪器配置、设置日常推送模板、样本架等。

13. 确认工作站

填写申请科室及其相关信息。

二、LIS 的检验流程

根据医院门诊及住院业务特点和程序,设计了患者检验项目就医检验流程,主要包括门诊就医系统和住院就医系统。检验流程如图 5-2 所示。

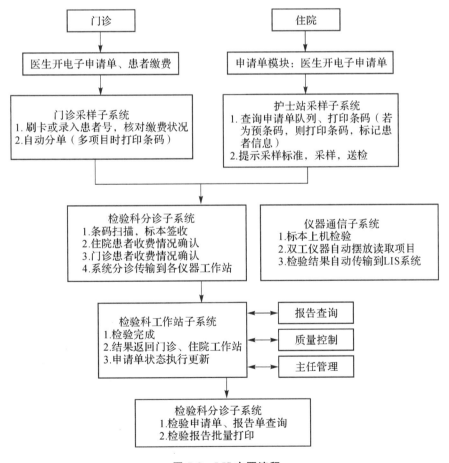

图 5-2　LIS 主要流程

由图 5-2 可看出系统业务流程是：医生根据患者情况在医生工作站中开具检验申请单，患者到化验室采集标本，系统生成患者的检验条码标签，在生成化验单的同时将患者的基本信息与检验仪器相对应；当检验仪器生成检验结果后，系统会根据条码对应关系，通过数据接口和检验结果核准将检验数据自动与患者信息相对应，医生通过医生工作站可查询患者的检验结果。

由于实验室工作流程的复杂化、个性化、多样化，这方面的工作都处于起步阶段，希望通过对标本检验前、中、后的基本功能规范，促进和规范临床实验室信息系统的发展，提高实验室的标本检验质量、工作效率、服务水平等。

5-1 视频：
LIS 系统

第三节　LIS 的主要子系统

LIS 的主要子系统包含检验报告管理、质量控制、综合查询管理、数据安全管理等。

一、检验报告管理

这是 LIS 最主要的管理功能。①门诊检验报告。医生依据病情，开出检验申请单。待患者缴清费用后，LIS 输入患者信息，正式进入管理。护士收集、送检样本，检验后再审核，LIS 才能输入数据，得出完整的报告单，在门诊护士站打印出报告单。②病区检验报告。与门诊检验报告相似，只是报告单是在病区的医生工作站直接打印，以节约护士去检验科收取报告单所用的时间，也避免在此过程中遗失报告单等情况。

二、质量控制

每一台 LIS 仪器都制定严格的质量控制标准，工作人员监测仪器准确性。

三、综合查询管理

权责分工，在检验科中设立不同级别的管理人员，负责不同权限的查询功能。检查员可以调出单个患者的信息以及样本检测结果。而组长负责整组患者的检测结果检查，错误结果及时修改，保证准确性。管理主任具有统计结果和统计工作量等综合查询权限。

四、数据安全管理

为了保证患者隐私不被外泄，检测结果不可随意修改，必须要加强数据的安全管理。检验科的每一个检验员都要设置用户名及密码，不同级别的工作人员具有不同的权限，只有组长以上级别的人才有修改检验结果的权限，所有未经审核的结果不可生成报告单，医生站及护士站不能看到。

第四节　开发与实施

由于计算机技术的飞速发展,传统的人工检验观念正在改变,检验科已从传统的人工检验发展到使用实验室信息管理系统,把各类检疫、检验分析仪器,通过计算机实行联网,各类仪器的数据结果实时自动接收、传输,实现数据采集、资料录入、报告打印、数据统计、历史查询、质量控制、自动计费、患者结果数据对比、数据备份及恢复等功能,从而全面改善实验室的工作现状,大大提高了医院在处理大量检验检测报告时的效率与准确性。

一、系统特性

系统可采用 VC++、Powerbuilder10.0 等语言开发,设计应结合医院临床检验部门的特点,使系统规范化、标准化、实用性强,减少检验科人员工作量和检验差错,使检验结果更可靠。加强实验室质量管理,更加规范临床实验工作,降低检验成本,并为管理者提供有效、准确、灵活的决策分析报表,同时积累大量有价值的临床检验数据,为科研项目、总结临床资料等提供便利条件,从而促进现代化数字医院建设,使医院更具竞争力。在开发 LIS 过程中应考虑以下特性:

(1)界面简洁,操作方便。可采用下拉式汉化菜单,界面友好,实用性强。可使用拼音码、五笔码和自定义码进行简单、高效的操作。

(2)权限控制。使用权限设置明确的检验人员职责。根据用户实际需要为每一位操作人员(或工作组)分配具体的操作权限。

(3)编码管理。样本编码科学、规范、灵活,适于全省联网查询,资料合并。每家医院、每个部门、每台设备、每组项目可设立识别码,每个患者的每一次检验项目都有唯一的编码。

(4)标签管理。使用条码标签,保证标本运输无交叉,避免调换错误。

(5)检验结果。检验结果规范,标识明了。结果无论是定性、定量还是等级资料,无需用户区别,系统自动分析处理。

(6)结果审核。检验结果审核人机结合,自然轻松,模式科学灵活,每个项目均按用户不同分别用不同颜色显示,保证检验结果的准确性。

(7)质量控制。提供卫生部门要求的质控图功能,从而全过程控制到每个环节,具有自动分析各个阶段的质控状况功能。

(8)系统智能化。个性化操作,系统功能可按用户定义来适应相应功能。

(9)费用问题。控制漏费:①门诊患者采集标本时,提示此用户是否已经收费,如未收费不能进行标本采集工作,避免门诊患者的漏费情况。②住院患者采集标本后,在检验科内部进行计费操作,避免了检验费用收到他科的情况。

(10)系统接口。接口开放,与门诊、住院、医嘱等系统很好地进行联通。①可采用流行的 MVC 设计模式开发,将数据层、业务层、表示层分离,方便接口的实现及维护。②使用灵活的接口方式后,不会因为门诊、住院、医嘱等系统的变化给检验系统带来过多的变化,只需进行简单的配置就可以完成与这些系统的联通。

(11)实时性。信息实时传递,及时将必要信息反馈给医生或患者。①检验结果经审核后,信息能及时反馈给医生,医生可以在工作站直接查看检验报告结果。②检验结果经审核后,患者可通过自助机获取自己的检验报告单。

(12)排队叫号。系统可嵌入排队叫号系统,并可统计分析患者在某一时间段的流量。

二、系统模块及功能

1. 检验主应用业务模块

实现检验科常规业务,主要完成样本的接收、样本的审核、样本的报告单发放等功能;另外,还包含了日常的质控批号维护、质控数据输入、质控图生成等功能。

2. 细菌管理业务模块

实现细菌室的细菌字典设定、抗生素字典设定,处理及发放细菌报告单,并实现细菌种类统计、抗生素耐药率统计等功能。

3. 主任管理业务模块

实现科室主任要求,对科室人员、设备、制度、工作进度、工作情况、工作质量等进行监控,包含了人员排班管理、人员考勤管理、工作进度查询、设施维护、质控查询、工作量统计等功能。

4. 门诊报告单业务模块

实现门诊报告单的查询及打印,打印已经审核完成的报告单。

5. 门诊抽血台业务模块

实现从 HIS 获取门诊收费信息,抽血并打印条形码,为下一步检验工作做准备。

6. 住院计费业务模块

实现条形码的接收功能,并在接收后将费用计入 HIS 中。

7. 检验通信模块

实现仪器数据的读取,把数据解析为检验科所需的数据进行存储并显示。

8. 设备、试剂管理业务模块

实现试剂库存、试剂入库、试剂出库、试剂查询等功能;记录设备维护、维修情况,查询设备维护、维修情况。

9. 分诊排队模块

实现排队叫号功能,通过流量分析自动分配到抽血中心排队叫号系统,窗口显示抽血患者信息,依次叫号。

10. 检验项目设置

试验项目具有符合国家及 ICD-10 标准的代码、中英文名称、检验性质、不同状态标志、样本类型、单位、检验部门、是否急诊、收费标准规范、质控情况、不同警告的条件,与年龄、性别、生理周期、采集时间有关的不同参考范围,供检验人员查询有关项目的测定原理、注意事项,标本采集时有关患者注意事项、采集方法及注意事项、检验结果的临床意义。

11. 检验项目申请

(1)门诊患者:通过刷就诊卡、医保卡等,获取患者基本信息,如患者姓名、性别、年龄等。根据可能疾病、临床症状提示需检验项目,医生申请所需检验项目或按提示选择检验项目。需要告知其他信息的检验项目,必须按要求填写清楚或从 HIS、LIS 中自动搜索相应具体信息,如:①血气分析:患者体温、FiO_2、Hb(有些血气分析仪能自动测量);②可能输血通知单:

血型、输血类型、输血量、患者各种状态(既往输血史、输血反应史、妊娠史、流产史、就诊一周内注射右旋糖苷、代血浆等)、输用时间(紧急、普通、预防性、手术用及时间等);③生理周期:某些项目的参考范围在不同生理周期相差较大,如女性月经周期促卵泡激素,正常变化范围达十多倍。

(2)住院患者:输入床号、病案号或就诊号,获取患者基本信息,医生开检验申请单。相应注意事项告知患者。

(3)体检人员:转入该单位职工基本信息,医生按年龄、职称等条件开检验申请单即可。

(4)科研人员:科研标本的检验申请单是门诊患者、体检人员方法的结合。

(5)外院患者:由管理部门输入患者基本信息或按一般门诊患者处理,医生按需要开检验申请单即可。

12. 检验项目付费

(1)门诊患者:收费处通过刷就诊卡、医保卡或申请单(条形码医嘱号)等获取患者基本信息及需付款名称、价格,根据检验部门、样本类型、取报告时间、是否急诊、特殊分类确定打印出申请单的张数,如:①肝功能、肾功能、电解质、血常规、乙肝三系、脑脊液常规,分别打印4张;②糖耐量四次,打印糖耐量四次[空腹血糖]、糖耐量四次[餐后半小时血糖]、糖耐量四次[餐后1小时血糖]、糖耐量四次[餐后2小时血糖]4张申请单;③肾功能,打印两张肾功能申请单。检验申请单内容包括医院名称、医院标志、"检验申请单"字样、医嘱号(条形码)、患者的姓名、性别、年龄、检验项目、标本类型、价格、临床诊断、检验部门、申请医生、申请时间、就诊科室、标本采集注意事项等信息。该单内容除一般申请单内容外,增加的注意事项有告知患者标本的采集方法,应准备内容,采集时间及取报告单时间,以便获得合格的标本,有利于患者根据信息决定下次来院检查日期、时间(提高工作效率,减少财务差错,保证准确合理的化验单形式,保证具体信息通知患者)。

(2)住院患者:在检验部门接收到标本,并确认标本合格时,自动收费。接收标本时收费较病区收费而言,收费的可靠性更高,未收费比例小,误收费概率几乎为零。

13. 标本采集

(1)门诊患者:①血液室刷就诊卡、医保卡或扫描申请单医嘱号,获得患者基本信息、已收费尚未检验的检验项目、各项目相应容器种类、注意事项、实际检验部门、取报告时间、取报告地点等信息。根据检验部门、样本类型、取报告时间、是否急诊、特殊分类确定打印信息单张数,每张包括贴在标本容器、申请单的条形码标签和患者取检验报告用的条形码回执单。条形码标签内容包括医嘱号(条形码)、患者的姓名、检验项目、标本类型、检验部门、标本采集时间、采集次数。如果分析仪支持双向通信,产生条形码的同时自动生成标本号。条形码回执单内容包括医嘱号(条形码)、患者的姓名、性别、年龄、检验项目、标本类型、收费金额、检验部门、标本采集时间、采集人员、取报告时间、取报告地点、注意事项。②医生、护士采集的标本如脑脊液,方式与血液同;其他标本,如大便,标本采集信息未在检验系统操作,在接收这些标本时,系统自动处理相关信息。

(2)住院患者:输入床号、住院号或就诊号,选择特定患者,或者按医嘱内容分别选择每个患者需要执行的各类检验项目,打印检验申请单及标本容器条形码。使用标本采集功能,能获得准确的标本采集时间、采集人员。

14. 标本接收

(1)具有采集标签的标本:能扫描条码(以条码方式开检验医嘱)或人工核对标本内容、标本采集时间与当前时间的间隔、标本容器是否合格。若发现不合适标本,则与相关人员联系,及时纠正。

(2)无采集标签的标本:能扫描条码(以条码方式开检验医嘱)或人工核对标本内容、标本采集时间与当前时间的间隔、标本容器是否合格。若发现不合适标本,则与相关人员联系,及时纠正(具有条码标签的样本接收,可保证准确、无运送接收错误,减轻工作量)。

15. 标本分析

需要输入每个标本在仪器中的位置、标本号、检验项目;具有识别条码、双向通信的设备直接放入已经前处理的原始标本即可;具有识别条码、双向通信、前处理设备者,如血液分析仪 ColuterGen's,生化分析仪 Hitchi7600、Hitchi7170、BeckmanCx9,免疫分析仪 Axsmy 等,根据医嘱号(条形码)上传相应标本的患者资料、检验项目、样本类型,下载分析结果、分析仪状态、通信信息,无须人工给予信息处理,大大节省工作量。无识别标本条形码但具有双向通信功能的设备根据标本位置上传、下载相应信息,显示了标本条形码的功能。系统能自动处理各种标本类型的检验项目,对于复杂组合、分散的标本应从检验项目申请、给予患者的申请单、申请单上患者注意事项、检验项目分析、合理的检验报告单全过程自动完成,无须人工处理,如肌酐清除率、糖耐量等检验项目(具有条形码标签的标本,可以减少工作量的20%~40%)。

16. 标本保存

测定完毕的原始检验标本能在管理系统中查到具体的存放时间和位置。必要时可通过系统迅速找到标本并进行相应处理。

17. 数据接收

系统支持串口、并口通信和 TCP/IP 通信,支持各种设备的数据采集。图像数据交换除上述方式外,还可利用图像采集卡交换信息。对于无以上交换方式的设备产生的数据,通过人工输入数据。

18. 检验结果审核

在定标合格、质量在控的前提下,可以进行检验结果的审核,否则无法通过审核,患者无法取得检验报告,医生无法通过计算机查看检验结果。

(1)检验者审核,可以根据某些项目的每天平均值、标准差,每个项目分布图,不合理数据,决定需要复查标本的检验项目。

(2)审核者审核,一旦确认审核通过,患者即可获得检验报告,医生可通过计算机查看检验结果(项目均值观察,患者项目趋势分析、比较,各类警告提示,使结果审核增加了可靠性)。

19. 患者检验结果趋势分析

系统提供患者检验项目结果趋势分析,可以观察患者病情变化趋势;这也是分析影响实验室检验结果的因素的一种方法。

20. 检验报告

患者可自己刷就诊卡、医保卡或扫描条形码回执单的医嘱号或输入其他信息等,就可方便获得检验报告。如果未获得检验报告,也可观察检验报告所处状态:已申请、已接收、已检验、待复查、已审核通过、已打印、已取走。

检验报告应符合一定规范,具体如下:

(1)报告单大小一致;

(2)报告单内容、方式。门诊患者检验报告单包括患者姓名、性别、年龄、就诊卡号(或医保卡号)、标本类型、检查目的、是否急诊、检验结果、结果状态、参考范围、检验项目单位名称、检验图形、申请者、样本采集者、样本接收者、接收时间、审核时间、检验者、报告审核者,以便检验的全过程控制。住院患者检验报告单包括患者姓名、性别、年龄、住院号、科室床位、标本类型、检查目的、是否急诊、检验结果、结果状态、参考范围、检验项目单位名称、检验图形、申请者、样本采集者、样本接收者、接收时间、审核时间、检验者、报告审核者。

(3)报告单应有审核者签名。根据医嘱号查询无患者信息检验结果,既及时得到了检验结果,又节省了再去医院的时间。同时,无患者信息检验结果也在一定程度上起到保密作用。

医生工作站:刷就诊卡、医保卡或扫描条形码回执单上的医嘱号或输入其他信息等,就可方便获得检验结果。如果未获得检验结果,也可观察检验报告结果状态,已申请、已接收、已检验、待复查、已审核通过、已打印、已取走。

三、业务流程设计

(一)系统架构

系统架构如图 5-3 所示。

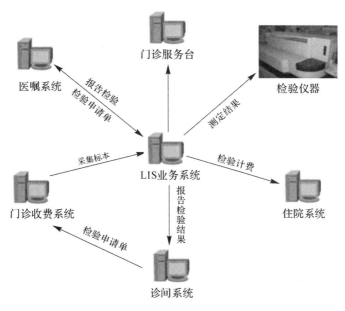

图 5-3 LIS 业务系统架构

(二)基本业务流程

基本业务流程如图 5-4 所示。

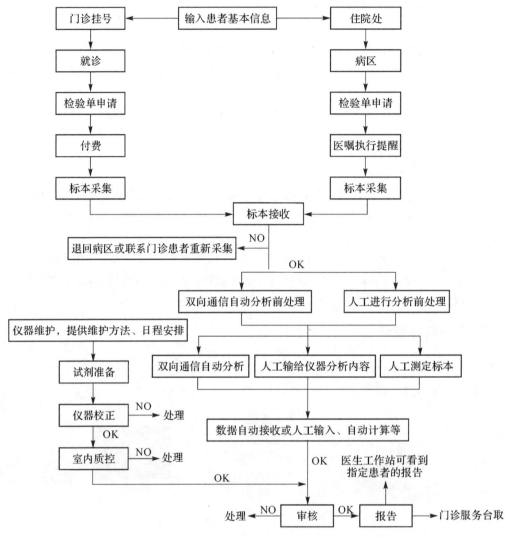

图 5-4 LIS 基本业务流程

(三)检验条码流程

检验条码流程如图 5-5、图 5-6 所示。

(四)实施过程

1.建立目标

(1)建立全科室计算机网络,实现信息共享,为全院网络建设打下基础。

(2)建立数据库,集中存储患者检验数据和科室的物资进出库等数据。

(3)支持与医院各部门之间信息共享,及时、准确地交换信息。

(4)支持读取医保卡、就诊卡信息。

(5)提供对临床诊断和医院管理的辅助决策支持系统。

(6)支持医院的无纸化办公流程。

(7)支持应用条形码技术,确保数据的准确性、稳定性,实现自动化检验流程。

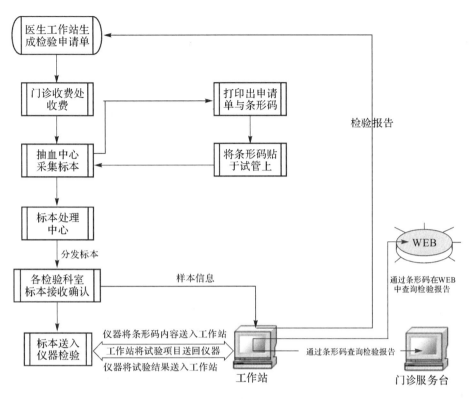

图 5-5　检验条码流程(1)

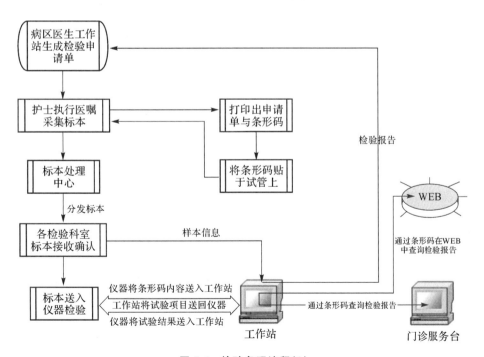

图 5-6　检验条码流程(2)

（8）支持医院科研和教学。

（9）建立计算机网络和数据库维护机制，确保数据的稳定性、安全性。

（10）良好的扩展性和系统稳定性。

2. 具体步骤

（1）前期准备

网络建设：建设检验科 LIS 局域网，如医院已经建设整体内网，则连入医院内网，单独划分虚拟局域网（VLAN）。

硬件采购：LIS 服务器、存储设备、条码打印机、条码扫描枪、LIS 工作站。

网络安全：对于准备连入内网的设备、LIS 工作站应全盘扫描杀毒或重新安装系统并关闭计算机的 USB 接口（内网与外界隔离，防止感染病毒导致内网瘫痪）。

（2）环境调试

系统环境：在中心机房安装 LIS 服务器并调试系统环境，安装数据库并配置数据库文件，服务器接入内网。

软件调试：LIS 工程师调试与其他医院信息系统的接口；与检验设备工程师共同调试设备与 LIS 的接口；根据医院个性化调试 LIS 功能及模块；调试打印接口及报告模板。

数据维护：由 LIS 工程师、物价科人员、网络信息中心人员、检验科人员共同完成 LIS 基础数据维护工作（物价字典、人员工号字典、权限分配、收费项目字典、检验组套等数据）。

测试阶段：软件整体环境已就绪，设备及与其他系统接口调试完成，先由 LIS 工程师与网络信息科人员、检验科人员共同测试 LIS 流程、软件功能、接口状态（检验设备与 LIS 传输数据效率、准确性、稳定性；其他程序调取检验结果是否快速、准确）、检验结果、报告模板等是否达标。

（3）上线前准备

试运行阶段：在医院临床科室中分别选取住院科室、门诊科室各一个，试运行 LIS，收集临床工作站意见，调整工作流程和优化程序细节（上述试运行期间均使用测试库进行，防止垃圾数据影响正式生产库）。

组织培训：网络信息中心组织培训会，检验科人员、LIS 工程师、全院临床科室每科室至少派两名医生和两名护士参加培训会；LIS 工程师讲解 HIS 内医护工作站与 LIS 接口程序的功能和操作方法；检验科人员讲解检验相关事宜；网络信息中心介绍 LIS 正式上线运行的相关事项。

最后确认：首先确认 LIS 上线时间，其次确认 LIS 程序及相关功能是否更新完毕；住院护士工作站、门诊采血中心、检验科条码打印机安装调试是否有遗漏；向临床科室发送纸质版的程序使用注意事项；制订应急方案及组织应急人员。

（4）上线切换

切换数据库，由测试库转为正式生产库，开启功能参数，正式运行使用 LIS；应急保障人员就位，防止突发情况；各方面稳定后，即完成上线。

3. 后期维护

（1）定期巡检 LIS 服务器及存储设备。

（2）定期巡检 LIS 数据库。

（3）LIS 基础数据及模板维护。

(4)LIS 增加新功能及新设备接口。

(5)临床 LIS 业务及问题解答。

(6)LIS 程序或数据库错误解决。

第五节　工程实例

实验室信息系统是医院信息系统的重要组成部分,其作用不可替代,如何高质量地完成 LIS 上线工作,保证医院检验业务的正常运转,不单单是 LIS 厂家工程师的任务,更需要院方信息科人员、检验科人员、医务科人员及检验设备厂家工程师和临床医生护士共同配合完成。本节以某三甲医院为例,具体讲述 LIS 工程实施步骤。

一、项目概况

(1)委托单位(甲方):某三甲医院。

(2)工程实施(乙方):某科技股份有限公司。

(3)乙方受甲方委托,承建甲方"医院信息系统建设"项目,并于××××年×月×日签定"医院信息系统及硬件设备政府采购项目"合同。

(4)乙方安排资深项目经理张某为"医院信息系统建设"的项目总经理,全权负责项目协调事宜,高级项目经理王某为"医院信息系统建设"的项目经理,全权负责项目实施事宜,并于某年某月进场实施。

二、项目内容

实验室信息系统(LIS)。

三、项目实施流程

项目实施流程如图 5-7 所示。

1. 项目启动会

责任人:软件开发商工程实施部项目经理。

会议时间:正式进场后的一周内。

参加人员:工程实施部项目经理、销售部门合同签订人、院方信息科人员、分管领导、相关科室负责人。

会议内容:

(1)介绍工程实施的过程、时间及需要院方各部门配合的事宜(强调各个科室信息联络人事宜)。

(2)强调需求调研方案和方式、系统培训的方式、考核机制、数据准备(强调及时、准确)。

(3)介绍需求修改的规范,强调以文档的形式提交,需经过科室负责人及信息科审核。

(4)介绍系统和验收流程,强调在系统切换后的一个月内将组织分模块确认。

(5)强调工程实施各阶段召开协调会的时间段、风险报告制度、每个规范需要医院配合的注意事项。

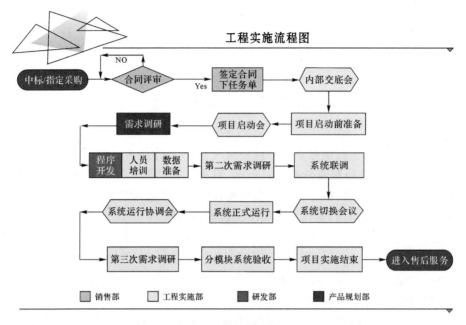

图 5-7 项目实施流程

（6）讨论、确认《项目实施计划书》。

其他要求：确认项目实施计划后的一周内，由项目经理制定《工程实施部工程费用预算表》，签订工程实施部《项目责任书》。

提交文档：《项目启动会会议签到表》、《项目启动会会议纪要》、《项目实施计划书》确认稿、《需求调研计划书》确认稿、《工程实施部工程费用预算表》、《项目责任书》。

提交时间：项目启动会召开后的一周内。

2. 需求调研

责任人：工程实施部项目经理。

辅助人员：工程实施部实施人员、院方信息科人员。

调研时间：《需求调研计划书》确认签字后。

工作内容：

（1）工程实施部项目经理与信息科人员交流，安排人员配合工程实施部项目经理进行调研。

（2）工程实施部项目经理根据调研计划对原有 LIS 的优缺点进行了解，并且对新 LIS 功能模块进行讲解，了解各科室流程，形成检验科主任及信息科签字后的《需求调研报告》，提交给研发部进行修改。

提交文档：《需求调研报告》。

提交时间：调研结束后一周内。

3. 程序开发

责任人：研发部负责人。

开发时间：《需求调研报告》提交后一周内。

工作内容：根据《需求调研报告》内容，研发部相关负责人对需求进行分析与评估，在三天内制订一份详细的需求修改计划,反馈给产品规划部项目经理及工程实施部项目经理,并且在修改期间,工程实施部项目经理需定期对需求修改进度进行确认。

提交文档:《需求修改计划》。

提交时间:《需求调研报告》提交后的一周内。

4. 人员培训

责任人:工程实施部项目经理。

辅助人员:工程实施部实施人员、院方信息科人员。

培训时间:根据《项目培训计划》的安排。

工作内容:

(1)项目经理与医院信息科或主管信息领导协调,共同确定《项目培训计划》,且各科室必须指定1~2名信息员,项目经理着重对信息员进行培训。

(2)项目经理根据《项目培训计划》,对医院操作人员进行培训,培训实行签到考核制。培训前准备好《培训人员签到表》,在培训期间,要进行培训效果调查,由用户填写《培训效果调查表》。

(3)培训完毕,要进行各个系统的操作考核(笔试与上机),可要求院方各系统相关部门领导参与监考,项目经理将考核成绩填入《培训人员考核成绩汇总表》,并做出培训调整方案,及时向院领导汇报。

提交文档:《项目培训计划》、《培训人员签到表》、《培训效果调查表》、《培训人员考核成绩汇总表》。

提交时间:《项目培训计划》在项目启动会召开后的三天内提交。《培训人员签到表》、《培训效果调查表》、《培训人员考核成绩汇总表》在培训结束后的两天内提交。

5. 数据准备

责任人:工程实施部项目经理。

辅助人员:工程实施部实施人员、院方信息科人员。

准备时间:模拟环境搭建好之后,可与培训并行做此项工作。

工作内容:

(1)项目经理与信息科及院领导确定《数据准备计划》,根据《工程实施手册》准备数据格式,将各类数据的表格交医院各部门,指定数据准备结束日期,与相关部门就数据格式、准备进度进行讨论、协商、解释,并查看初步准备数据的结果是否符合要求,以免返工。

(2)项目经理每周对数据准备情况进行确认,形成数据准备情况进度表;数据准备完成后,由各科室相关负责人对数据进行核对,确认无误后在数据确认表上签字确认。

提交文档:《基础数据准备计划》、《基础数据准备进度表》、《基础数据确认表》

提交时间:模拟环境搭建好一周内提交《基础数据准备计划》;《基础数据准备进度表》每周提交给信息科科长、分管领导、各科室负责人。

6. 第二次需求调研

责任人:工程实施部项目经理。

辅助人员:工程实施部实施人员、院方信息科人员。

调研时间:在人员培训过程中。

工作内容:

(1)在培训期间下发《需求提交表》,让用户提交需求,要求各需求必须经过各科室负责人及信息科负责人确认。

(2)工程实施部项目经理对需求进行汇总,形成《需求汇总表》,提交给开发人员,明确需求修改完成时间。

提交文档:《需求提交表》、《需求汇总表》。

提交时间:在第二次需求调研完成后的两天内。

7. 系统联调

责任人:工程实施部项目经理。

辅助人员:工程实施部实施人员、院方信息科人员、各科室信息员。

联调时间:第一、二次需求修改完成后或系统切换前两周。

工作内容:

(1)工程实施部项目经理与院方信息科负责人交流后,制订详细的系统联调方案,并由院方签字确认。

(2)系统的联调必须有院方相关人员参与,对各系统联调测试,并签字确认。

(3)在系统联调结束后,工程实施部项目经理负责提交《系统联调情况报告》。

提交文档:《系统联调方案》、《系统联调情况报告》

提交时间:《系统联调方案》在系统联调前一周内提交给信息科确认;《系统联调情况报告》在联调结束后一天内提交。

8. 系统切换会议

责任人:工程实施部项目经理。

会议时间:系统正式切换前两天。

参加人员:工程实施部项目经理、院方信息科人员、分管领导、各科室相关负责人。

会议内容:

(1)项目经理汇报系统切换方案,各部门工作安排,若碰到问题可联系的部门,尤其强调:在切换系统的两周内,厂家只做纠错性维护,客户有需求先以文档的形式提交给信息科。

(2)客户对《系统切换方案》及《系统切换前情况调查表》签字确认后,项目经理进行系统切换的最后冲刺。

提交文档:《系统切换方案》、《系统切换前情况调查表》、《切换会议纪要》、《切换会议签到表》。

提交时间:《系统切换方案》需在召开切换会议前三天与信息科负责人确认后提交;《系统切换前情况调查表》需在切换前三天由各科室确认并提交;《切换会议纪要》、《切换会议签到表》在切换会议召开后一天内提交。

9. 系统正式运行

责任人:工程实施部项目经理。

辅助人:信息科人员、现场支持工程师、研发部人员。

运行时间:根据项目计划启用时间而定。

主要工作:

(1)如果没有按照项目进度表中的切换日期进行系统切换,项目经理需要填写《工程延期报告》。

(2)项目经理做好系统切换时人员的妥善安排,做好整个项目的协调工作。

(3)项目经理在系统运行的前几天,对发生的问题及时与信息科及院领导进行沟通、协调。

(4)在系统运行相对稳定后,对医院提交的需求进行过滤、筛选。

(5)在系统运行一周内,务必要求医院召开一次系统运行协调会。

提交文档:《系统延期报告》(有延期的情况时)。

提交时间:与院方确认延期后的一天内提交《系统延期报告》(有延期的情况时)。

10. 系统运行协调会

责任人:工程实施部项目经理。

会议时间:系统运行一周内。

参加人员:工程实施部项目经理、信息科人员、分管领导、各科室负责人、信息员。

会议内容:在系统运行一周内,项目经理组织院方信息科、分管领导、使用科室负责人召开协调会,总结系统切换情况及听取各科室意见,同时组织第三次需求调研。

提交文档:《系统运行协调会会议纪要》、《系统运行协调会签到表》。

提交时间:召开系统运行协调会后的一天内。

11. 第三次需求调研

责任人:工程实施部项目经理。

辅助人员:工程实施部实施人员、院方信息科人员。

调研时间:系统运行后两周内。

主要工作:

(1)第三次需求调研的目的主要是在系统运行后,对于一些日常操作过程中暴露的问题的汇总,主要由项目经理负责,为项目验收做好准备。

(2)需求调研完成后,形成需求汇总表提交给开发人员,沟通确定完成时间。

提交文档:《需求提交表》、《需求汇总表》。

提交时间:在第三次需求调研完成后的两天内。

12. 系统验收

责任人:工程实施部项目经理。

验收时间:系统运行后的一个月后。

主要工作:

(1)系统在运行一个月内运行相对比较稳定、报表核对准确、第三次需求调研反馈的问题基本修改后,项目经理提交《项目验收报告》给医院。

(2)项目经理与院方信息科科长及分管领导充分沟通,确定验收进程、时间。

(3)项目经理与信息科人员一起分系统进行确认。

提交文档:《项目验收报告》。

提交时间:院方验收确认后一周内提交验收报告。

四、项目实施计划(表 5-1)

表 5-1　项目实施计划

计划时间	计划工作内容
5 天	1.项目工程师进场,了解医院整体情况。 2.召开项目启动会议。 3.搭建系统测试环境,调试程序可用性。 4.制订调研计划,根据调研计划安排检验科配合人员进行需求调研。
5 天	1.调试系统环境,确保调研过程中能够给相关人员演示程序。 2.根据调研计划与相关科室沟通需求及演示程序。 3.在调研过程中收集合理需求以及存在争议的需求。 4.收集接口文档,确认接口开发工作量及完成时间,对检验仪器进行接口调试(注:在调试过程中要保证维护的基础资料要完整、准确,并且在调试中,有检验科人员、检验设备工程师进行跟进)。 5.确认 LIS 仪器是否支持数据传输,统计传输类型及数量。 6.仪器调试,对调试完成的仪器,移交检验科,并进行操作培训。
5 天	1.完成调研后针对存在争议的需求与院领导开会沟通,并确定修改建议。 2.完成第一次需求调研报告,需厂家修改的需求提交厂家需求平台进行修改。 3.调试系统环境,按照医院检验流程、需求配置系统参数。
5 天	1.调试系统环境,根据调研需求调整程序。 2.统计各类检验打印单,需要检验科主任对格式签字,根据需要修改打印格式。 3.制订检验科基础数据准备计划,安排科室维护基础数据。
10 天	1.调试系统环境,根据调研需求调整程序。 2.检验项目的基础数据维护(参考范围、基本单位、采集管、样本类型、检验套餐等)。 3.针对检验科维护好的基础数据由科室主任签字确认。 4.完成对信息科所有相关人员的优先培训和指导。 5.准备培训环境,对检验科人员进行检验常规业务模块培训。 6.测试升级厂家已经完成的需求。
5 天	1.院方要明确给出条形码打印格式及纸张大小。 2.厂家工程师按照条形码要求做出对应格式,由院方签字确认。 3.对条形码管理模块进行培训。
10 天	1.厂家配合信息科人员安装各客户端程序,调试使用情况。 2.厂家针对医院进行基线库迁出,确定上线系统版本。 3.测试检验报告格式的修改完成。 4.测试所有流程的可用性和合理性。 5.对自助打印设备进行测试,模块调整。
5 天	1.明确上线人员工作安排。 2.系统联调,模拟运行,检查各科室真实操作系统运行情况。 3.根据系统联调情况和模拟运行情况确定系统切换时间。 4.召开系统切换会议,安排各科室相关人员上线期间的工作。
1 天	1.启用检验全系统(条形码、仪器等)。 2.自助打印设备启用,配备专人前期进行指导操作。

五、工程前期软硬件清单

(一)硬件基本配置(表5-2、表5-3)

表5-2 硬件基本配置(1)

序号	名称	规格	单位	数量
1	服务器(联网)	专用服务器(可与 HIS 共用)或者高档 PC 代替 (不低于 Pentium Ⅲ 处理器2.2 G/512M 内存/CD-ROM /60G 以上硬盘/1.44 软驱/15 彩显)	套	1
2	激光打印机	按打印数量购置打印机(打印数量多于 50 张应使用 HP1300 档次以上的打印机)	台	按报告单数量院方自定
3	客户端电脑(联网)	不低于 Pentium Ⅲ 处理器1.1 G/256M 必须有串口(根据检验仪器数量确定串口数)	台	按照仪器数量和工作量由院方自定(最好有一台的冗余用于远程联机)
4	定制的串口线(或者9芯通信电缆线、串口接头)	按仪器口订购串口线	条	仪器数量
5	上网方式任选其一(用于远程维护) 调制解调器	56K MODEM	只	1
	电话线	电话线	根	1
	ADSL	电信或网通宽带	—	—
6	UPS 不间断电源	接地良好,防雷击,最低应该可以维持半个小时	个	1
7	多功能接线板	电脑专用(有足够电源插口)	个	若干
8	报告单格式纸张	推荐 18cm×14cm		若干
9	交换机(可选)	8～16 口		根据网络选用

另:各个需联网的科室均应该布置好网络节点、电源插口,网络节点数量视工作站数量而定(一台工作站配一个网络节点),电源插口至少要有一个;需要安放工作站和打印机的位置,最好是有专用的电脑桌。

表5-3 硬件基本配置(2)

序号	名称	推荐	备注
1	抽血中心工作站	CPU:Pentium Ⅲ 处理器1.9G 内存:256M 主板含串口	需配置好网络节点
2	条码打印机	专用条码打印机	每一抽血中心工作站配一台
3	读卡器		每一抽血中心工作站配一台
4	手持条形码阅读器		每个检验工作站配一个

续表

序号	名称	推荐	备注
5	条码纸		需要确定条码纸的格式
6	多功能接线板		电脑专用(有足够插口)
7	碳带		办公消耗品

(二)软件基本配置(表 5-4)

表 5-4　硬件基本配置

序号	名称	备注
1	Win2000 server(服务器用)	自行安装好
2	Win2000 professional 版(工作站用)	自行安装好
3	防火墙软件,杀毒软件	类型自选,自行安装好
4	Oracle8i	医院自备
5	远程控制软件(radmin,team viewer)	自行安装好
6	PB70	可以由工程师提供

(三)院方检验仪器清单(表 5-5)

表 5-5　院方检验仪器清单

仪器名称	通信协议	相关信息
AU640(生化仪)	串口	9600,N,8,1
XN-1000	TCP	172.16.1.3:5000
UF-500I	TCP	172.16.235.5:5000
Uritest-500B	串口	9600,N,8,1
CentaurCP(发光仪)	串口	1200,N,8,1
HT-100	串口	9600,N,8,1
BE	串口	9600,N,8,2
罗氏 411E	串口	9600,N,8,1
西门子 1800	串口	需要仪器厂家协助、沟通
MQ-2000	串口	需要仪器厂家协助、沟通
Kangli-500	串口	需要仪器厂家协助、沟通
ABI 7300	暂无	需要仪器厂家协助、沟通
BIOMERIEUX-MINI Vidas	暂无	需要仪器厂家协助、沟通
OPTI CCA		需要仪器厂家协助、沟通

六、工程实施中的问题

(一)实施问题

(1)检验报告模板在检验结果存在字数较多时出现打印错误。

(2)检验流程测试不全面,没有确保所有功能在正常使用或特殊情况下出现问题。

(3)存在手工录入特殊的检验结果时插入特殊字符,导致检验报告无法正常显示。

(二)培训问题

(1)要求组员级操作员能熟练输入患者信息、结果输入和审核打印。

(2)要求组员级操作员能够了解输入错误时系统提示内容,知道解决方法。

(3)要求组长级操作员能修改项目设置,了解参考范围和警告范围,并能自己调整打印顺序,了解质控。

(4)要求组长级操作员能够对个性化设置进行操作。

(5)让科主任熟悉系统里其他高级操作,比如用户管理等。

习 题

1.( )系统应用于现代临床检验,是一类用来处理医院检验部门数据信息的软件。

( )

A. HIS B. LIS C. PACS D. EMR

2.LIS 未来发展趋势不包括 ( )

A. 简化信息采集、录入 B. 智能化知识库

C. 条码识别技术 D. C/S 架构

3.下列哪项不是 LIS 的主要功能? ( )

A. 标本管理 B. 数据检验 C. 质控分析 D.门诊收费

4.LIS 样本管理模块包含标本采集、标本核收和 ( )

A. 标本传输 B. 标本检验 C.标本留存 D.标本分析

5.LIS 对质量控制分为( )和质控规则、质控项目规则、质控分析。 ( )

A.质控图表 B.质控数据 C.质控样品 D.质控评价

第六章　电子病历系统(EMRS)

第一节　概　述

一、定　义

(一)病历

病历(Patient Record)是患者在医院诊断、治疗全过程的原始记录。2002 年 8 月,我国卫生部颁布的《医疗机构病历管理规定》对病历做了如下定义:病历是指医务人员在医疗活动过程中形成的文字、符号、图表、影像、切片等资料的总和,包括门(急)诊病历和住院病历。

病历全面反映了疾病发生、发展、变化、转归,医生分析、诊断、治疗等全过程,是医院重要的档案数据。病历一般包括首页、病程记录、检查检验记录、治疗处置记录、护理记录、手术记录和出院记录等。病历的原始属性决定了它在开展科学研究,探索疾病发展规律,处理医疗争议、判断法律责任方面具有不可替代的作用。病历归档以后形成病案。根据记录形式不同,可分为纸质病历和电子病历。电子病历与纸质病历具有同等法律效力。与传统纸质病历存在不易存储、难以共享、易丢失、资源浪费等缺点相比,电子病历集病历书写、质量控制、归档等于一体,在医疗机构得到了广泛的应用。

(二)电子病历

1. 电子病历的定义

国际上对电子病历有不同的称谓,包括 Personal Health Record (PHR),Electronic Medical Record(EMR),Electronic Health Record(HER),Computer-based Patient Record(CPR)等。电子病历的功能形态在不断发展,其内涵也被人们赋予新的内容。

1991 年,美国医学研究所(IOM)给出的定义为:电子病历是基于一个特定系统的电子化患者记录。该系统可以支持其使用者获得完整、准确的数据,警示或提示医疗人员,具有提供临床决策支持、连接医疗知识源和其他帮助的能力。

2003 年,国际标准化组织(ISO)认为,电子病历是以计算机可处理的方式表达的、有关医疗主题的健康信息仓库。它具备独立于应用系统的标准化模型,目的是支持连续、高效、高质量的综合医疗保健。

电子病历(Electronic Medical Record,EMR)是指医务人员在医疗活动过程中,使用信息系统生成的文字、符号、图表、图形、数字、影像等数字化信息,并能实现存储、管理、传输和重现的医疗记录,是病历的一种记录形式,包括门(急)诊病历和住院病历。

尽管不同机构对电子病历的定义有所不同,但都明确了电子病历的基本内涵:电子病历包含了纸质病历的所有信息;在患者诊治过程中,起着信息传媒的作用;对临床决策、医院管理等方面起着提供数据源的重要作用。

2. 电子病历的基本内容

电子病历的基本内容由七个业务域的临床信息记录构成,即病历概要、门(急)诊诊疗记录、住院诊疗记录、健康体检记录、转诊(院)记录、法定医学证明及报告、医疗机构信息等。

电子病历是医院信息化建设的核心,是规范临床路径,不断提高医疗质量和开展临床科学研究的重要依据。在实现区域范围内临床信息共享及医疗机构互联互通、协同服务方面发挥着基础作用,是电子健康档案的主要信息来源和重要组成部分。电子病历和电子健康档案并没有本质的差别,但在范围和内容上有所差异。电子健康档案包括健康管理、疾病管理、疾病预防等,具有高度的目的性和抽象性,是电子病历在概念上的延伸和扩展。

电子病历的体系架构符合健康档案的时序三维结构模型。健康档案系统架构是通过数据元建立的一个数据集。在三维结构中,第一维 X 轴是生命阶段,第二维 Y 轴是健康和疾病问题,即在 X 轴的不同阶段出现疾病问题,第三维 Z 轴是针对 Y 轴问题所采取的卫生服务活动。这三维在电子病历中分别代表患者就诊时间、所患疾病和医疗服务活动或干预措施。电子病历通过三维结构来实现逻辑架构的构建,对于其内部复杂信息之间的必然联系进行了描述,具有很强的时序性、逻辑性及层次性。

(三)电子病历系统

2010 年,卫生部印发的《电子病历系统功能规范(试行)》提出了电子病历系统的概念。2017 年,国家卫生计生委与国家中医药管理局印发了《电子病历应用管理规范(试行)》,该文件进一步明确了电子病历系统的概念。电子病历系统(Electronic Medical Record System,EMRS)是指医疗机构内部支持电子病历信息的采集、存储、访问和在线帮助,并围绕提高医疗质量、保障医疗安全、提高医疗效率而提供信息处理和智能化服务功能的计算机信息系统。医疗机构电子病历系统的建设应当满足临床工作需要,遵循医疗工作流程,保障医疗质量和医疗安全。

电子病历系统是医院信息化建设的重要内容,是针对医疗领域的专用软件,一般包括数据库、应用服务、客户端三个部分。数据库作为数据中心,是电子病历系统运行的基础。客户端向应用服务器发起请求,应用服务器调用电子病历数据库数据并返回,电子病历数据库与医院信息数据库之间进行数据交换和处理。可见,电子病历系统在整个医院信息系统中是一个完整的、集成的信息系统,数据的采集、使用和归档需要从医院信息系统(HIS)各子系统中,如住院管理信息系统、药品管理信息系统、LIS、PACS 等,采集患者原始数据,并对数据进行实时、动态更新、抽取和集成。同时,电子病历系统收集的患者信息也渗透于 HIS 及其子系统。

二、发展历程

(一)国外电子病历系统的发展

美国是研究电子病历最早的国家之一,并且处于世界领先水平。例如,美国退伍军人健康管理局下属医院以及医疗中心于1969年就已开始使用临床计算机系统,1999年开始应用电子病历系统,在美国信息化建设中具有代表性。

美国全国范围电子病历系统得以成功推进,得益于政策的强力支持。2004年,布什总统要求在10年内建立全国范围的电子病历系统。2009年,奥巴马总统提出医疗体制改革计划,要大力提升医疗信息化水平,之后美国政府出台《卫生经济与临床医学信息技术法案》(HITECH),拟投入270亿美元作为达标医院和医生的奖励。2016年,美国电子病历达标医院达标率达到95%以上,是HITECH法案出台前的9倍。可见,清晰且明确的政策规划对于电子病历发展起到决定性作用。

2018年4月,美国卫生部为了进一步强调电子病历的互操作性,将"电子病历有意义使用项目(Meaningful Use,MU)"正式更名为"互操作性提升项目(Promoting Interoperability,PI)"。更名的主要目的是对Meaningful Use中的考核指标进行修订,将考察重点转移到电子病历的互操作性和患者获得病历数据的方便性等方面。由此可见,美国在将信息化的重点从临床信息系统的建设转向数据开放共享和患者参与方向。

除美国外,英国、日本等国家也非常重视电子病历系统的价值,将其作为医院信息系统的核心。2005年,英国卫生部门成立"英国连接医疗"机构,专门负责电子病历计划的实施。日本从20世纪90年代初开始组织电子病历的研究应用,1999年,电子病历被作为具有法律效力的医疗文档确定下来,2001年资助200亿日元用于病历系统的安装,2003年又投入250亿日元实施区域化电子病历。

(二)我国电子病历系统的发展

与欧美一些发达国家相比,我国电子病历的研究和应用起步较晚,但是经过不断努力,医院电子信息化系统建设取得了显著成绩。1995年,我国卫生行政部门提出"金卫工程"项目,电子病历的研究工作在各地展开。1999年,电子病历在部分医院开始实验性使用,医务人员可以通过计算机书写病历、下达医嘱、开具各项检查单和化验单,并且可以查阅患者病史和其他相关信息等。2003年3月,卫生部制定的《全国卫生信息化发展规划纲要》指出:三级医院在全面应用管理信息系统的基础上,要创造条件,重点加强临床信息系统的建设应用,如电子病案、数字化医学影像、医师和护士工作站等。2005年4月,我国颁布了《电子签名法》,电子签名与传统手写签名和盖章具有同等法律效力。

2009年,在我国深化医药卫生体制改革的推动下,电子病历的研究和应用进入了一个新的发展阶段。从此,与电子病历相关的规范和通知文件陆续出台。卫生部在2010年和2011年先后发布《电子病历基本规范(试行)》(卫医政发〔2010〕24号)、《中医电子病历基本规范(试行)》(国中医药发〔2010〕18号)、《电子病历试点工作方案》(卫医政发〔2010〕85号)、《电子病历系统功能应用水平分级评价方法及标准(试行)》(卫办医政发〔2011〕137号)等,从政府层面为电子病历的发展提供了技术指导框架,规范电子病历在全国医疗机构的推广应用与发展。

2013年,为进一步强化医疗机构病历管理,维护医患双方的合法权益,使病历管理满足现代化医院管理的需要,国家卫生计生委和国家中医药管理局组织专家对2002年下发的《医疗机构病历管理规定》进行了修订,形成了《医疗机构病历管理规定(2013年版)》。

2017年,为了深化医药卫生体制改革,规范电子病历临床使用与管理,促进电子病历有效共享,推进医疗机构信息化建设,国家卫生计生委、国家中医药管理局组织制定了《电子病历应用管理规范（试行）》（国卫办医发〔2017〕8 号）。

2018 年，国家卫生健康委和国家中医药管理局共同颁布《关于坚持以人民健康为中心推动医疗服务高质量发展的意见》，明确指出，推进区域内医疗机构就诊"一卡通"，实现医联体内电子健康档案和电子病历共享、检查检验结果互认，提升医疗服务连续性。同年，国家卫生健康委下发《关于进一步推进以电子病历为核心的医疗机构信息化建设工作的通知》（国卫办医发〔2018〕20 号），强调医疗机构要在住院病历、医嘱等系统基础上，将电子病历信息化向临床各诊疗环节拓展，全面提升临床诊疗工作的信息化程度。在此基础上，国家卫生健康委组织制定《电子病历系统应用水平分级评价管理办法（试行）》《电子病历系统应用水平分级评价标准（试行）》（国卫办医函〔2018〕1079 号），明确指出到 2020 年，所有三级医院要达到分级评价 4 级以上，二级医院要达到分级评价 3 级以上。

6-1 知识拓展：电子病历评级

我国政府部门越来越重视医疗信息化的重要支撑作用，2019 年将电子病历建设与应用水平纳入了《国务院办公厅关于加强三级公立医院绩效考核工作的意见》（国办发〔2019〕4号）的国家级监测指标。同时，国家卫生健康委也提出了"智慧医院"的建设框架，以电子病历建设为基础，内容涵盖临床诊疗、患者服务、医院管理、信息安全等方面，引领医疗信息化行业的发展方向。随着我国医疗卫生体制改革的不断深入，医院信息系统的发展，电子病历系统的应用和发展势必出现崭新的局面，助推"健康中国"目标的实现。

第二节　主要功能与流程

电子病历的管理以建立数据中心为基础，实现信息实时上传和自动备份到医院数据中心和第三方存储中心，在设定一定权限的基础上实现数据资源的共享，并保障数据安全。应用电子病历系统的意义在于：一是可以提高医疗工作效率；二是可以提高医疗工作质量；三是可以改进医院管理；四是为患者信息的异地共享提供了方便；五是为宏观医疗管理提供了基础信息。另外，电子病历还为医疗保险政策的制定提供了极大的便利，如基于电子病历系统的海量病历数据的统计分析，可以为保险费率和各病种的医疗费用及补偿标准制定提供支撑。本节主要从电子病历系统功能概述、电子病历系统功能和电子病历系统主要流程三个方面进行阐述。

一、电子病历系统功能概述

通常，一个完整的电子病历系统必须具备以下六方面功能：①病历信息的采集；②病历信息的存储；③病历信息的显示；④病历信息的管理；⑤病历信息的安全服务。

（一）病历信息的采集

病历信息发生在医疗过程的问诊、检查、诊断、治疗的各个业务环节，对这些信息要尽可能做到在发生现场实时采集，这就需要医护人员在工作过程中将获得的信息，如问诊记录、病程记录、医嘱、检查报告、生命体征观察记录等，及时记录到计算机中。病历信息内容的记录可分为两类：一类是由患者主诉或由医护人员观察得到的需要手工记录的信息；另一类是由各种医疗设备，如 CT、MR、超声、监护设备等产生的检查信息。

1. 人工录入病历信息

由纸加笔的记录方式到计算机录入方式，对医护人员的记录习惯是个很大的挑战。这就要求计算机录入方式尽可能简单，符合医护人员的工作和思考习惯，常采用词库、模板、相互关联、表格化界面、智能化向导等手段。

除了手工键盘录入，语音方式输入也是一种有效的记录手段。辅助科室医生记录检查报告可以直接采用录音方式。国外一些医院传统上就采用医生录音，由护士或秘书打字的记录方式。这种记录方式容易为用户所接受。对于语音，可以采用两种方式来处理：一种是以数字化语音方式记录并保存，访问时直接还原语音；另一种是通过语音识别，将语音转换为文字信息保存。另外，扫描输入也是一种辅助输入手段，特别是对于患者携带的纸张病历资料，可以采用直接扫描进入病历系统的方法，以保持病历资料的完整性。

2. 联机采集

在检查设备产生的信息录入方面，可以采用接口的方式将这些设备与信息系统直接连接，并将其生成的信息记录到患者病历中。这种方式可以极大地提高工作效率，保证信息的原始性，提高信息的质量。一些新的检查设备产生的信息，如监护记录、内镜动态视频图像等内容进入病历，也是对传统病历内容的丰富。越来越多的设备提供了数字化接口，为信息系统的连接提供了方便，但同时由于医疗设备种类越来越多，接口的研制也面临着巨大压力，这就需要依靠接口标准化来解决。

（二）病历信息的存储

电子病历的存储服务必须起到传统病案库的作用，具体地讲，它应能提供如下服务：

（1）病历信息必须能长期保存（至少在一个人的生命周期内），这就要求存储容量足够大。一个患者的信息，包括结构化文本、文本、图像，甚至是动态图像，其占用的空间可能需要几兆字节，甚至几十兆字节，对于一个大型医院来说，必须建立一个海量的存储体系来对这些信息加以管理。

（2）存储体系要保证病历信息的访问性能，因为患者随时可能再次来就诊，其历史记录必须能随时获得。这就更求病历信息或者时刻处于联机状态，或者能很快由脱机自动转为联机状态。

（3）病历信息是累积式增加的，如同手工归档系统一样，存储系统应当能够将新增的信息归并到历史信息中，实现病历的动态维护。

（4）电子病历的存储系统提供完善的备份和恢复机制。为了确保病历信息不丢失，备份和恢复机制能做到出现故障并排除后，能将数据恢复到故障断点时的状态。

（三）病历信息的显示

传统的纸张病历，其记录和内容排列方式一般是按就诊时间、信息类别、时间发展这样的顺序排列的。例如，某次住院记录包含医嘱、病程记录、检验结果等内容，检验单又按时间顺序排列。病历内容的记录和排列方式决定了病历的阅读和使用方式。而电子病历在一次性输入的患者信息基础上，可以根据使用的需要，按多种方式来展现这些信息。

以图表化方式展现病情的发展和对应的诊疗过程是比较直观的形式。将主要的医疗事件，如用药、检查和病情变化，以时间为顺序展现在一张表格上，可以清楚地再现患者的整个医疗过程。将"面向问题"病案的思想引入信息展现中，可以围绕患者的某一症状展现与之相关的诊疗活动和该症状的变化情况,这种方式在监护系统得到广泛应用。

可以抽取病历中感兴趣的内容,独立地加以展现,如对某一化验项目的历次结果感兴趣,可以由电子病历系统列出该项目不同时间的结果值。如,对化疗患者的白细胞数化验项目以图形方式展现,可以直观地反映出指标值的变化与化疗药物剂量的关系。

对于影像数据,计算机系统可以运用放大、伪彩色、灰度变换等处理手段对感兴越的区域进行增强处理,以帮助用户判读。

(四)病历信息的管理

病历信息的处理可以分为以患者个体医疗为目的个体病历信息处理和以科研、管理为目的的病历信息的统计分析处理两方面。

在辅助医疗方面,从根据医嘱生成各种执行单这样最简单的信息处理,到将各种知识库和患者个体信息应用于患者的医疗过程这样的智能化处理。例如,基于药品知识库和患者个体信息,在医生下达用药医嘱过程中,对用药的合理性进行审查。又如,在患者的医疗过程中,根据患者诊断及病情,选择临床路径管理,并按照路径安排医疗过程。

病历的原始信息是一个丰富的数据源,在其基础上可以进行广泛的流行病学调查,可以进行药物使用的统计分析、疗效的评价,可以分析影响疾病转归的相关因素,可以对医疗成本进行分析等。充分利用病历信息进行各种统计处理,对于医疗质量的提高,对于社会医疗保障水平的提高都具重要价值。

(五)病历信息的安全服务

1. 电子病历的安全需求

之所以对电子病历安全性的关注比纸张病历更多,是因为电子病历的重要目标是要通过网络化的手段增强患者信息的共享。共享程度越高、信息获取越方便,病历信息被不正当使用的可能性也越大。但另一方面,我们也应当看到,也正是电子化手段的使用使病历信息的保护具有更强的可控性。电子病历可以加密、可以防伪、可以授权,而纸张病历则不然。因此,也有另外一种观点认为,电子病历具有比纸张病历更高的安全能力。保障电子病历的安全,要满足以下几方面的需求:

(1)电子病历使用者的认证手段,即如何证明使用者是谁。只有首先明确了使用者的身份,后续的各项授权及安全性保护措施才能得以实施。

(2)对病历的使用要进行权限控制,明确并控制哪些使用者对哪些患者的哪些信息有怎样的操作权限。例如,患者的主管或相关医生可以写病历、下医嘱,而其他医生需要经过授权才能实施;与患者医疗相关的医生可以看患者的所有资料,而其他医生只能看部分非隐私信息,除此之外的应用只能看到非个体化的信息等。

(3)要保证病历的原始性和完整性,即一个医生所记录的病历不能被其他人修改,同时对自己所记录的内容又不可抵赖。在技术上要具有这样的保护机制。

(4)对病历的访问和修改要有追踪记录。谁什么时间修改了什么内容,谁访问了哪些患者信息都有据可查。

虽然对电子病历的安全性有多方面的需求,但实现安全性保护最缺乏的是法律法规作为执行依据。在关注安全性的同时还要看到安全性限制与电子病历使用的便利性存在一定矛盾:安全手段越多的信息,使用起来越不方便。对病历信息使用限制过于严格并不利于患者的医疗,也不利于医护人员的日常操作。因此,安全性与方便性之间要取得一个平衡点。

2. 用户身份认证

用户身份认证就是要确定用户是谁。用户身份认证是整个安全机制实施的前提,只有首先确定了用户身份才能施加相关的安全限制。最简单的用户身份认证方法是用户名和口令,只要两者匹配即可确定用户是谁,这也是目前医院信息系统应用最广泛的方法。这种方法虽然简单,但安全程度有明显缺陷,如用户口令可能会在有意或无意之间被他人获取。要解决这一问题,需要一种能唯一表示用户的不可复制的"电子钥匙"。

IC卡是用作"电子钥匙"的比较理想的手段,它内部存放用户标识信息。为了防止他人复制,可以使用具有加密功能的IC卡,这种卡的内部具有密码验证电路,密码不能读出,从而有效地防止了他人复制,保证了IC卡的唯一性。IC卡除了存放用户标识信息外,还可以存放用户私人密钥,用于对所记录的病历进行个人数字签名。为了防止IC卡丢失,IC卡可以和用户口令同时使用。

除此以外,还可以通过用户生理特征来识别用户,如指纹识别。每台计算机配置一个指纹扫描装置,用户只要轻轻一按指纹识别软件即可验证用户身份。目前这种技术已经成熟。

3. 权限控制

访问权限控制要解决哪些人对患者信息具有怎样的访问权限和授权管理。对病历信息的授权要能够指定具体的患者,甚至是一份病历的不同部分。

描述病历授权情况需要建立授权控制表,它描述了用户和病历两个实体之间的对应关系。电子病历应用程序对当前用户和要访问的病历通过查找该表以决定访问的有效性。对不同类型的用户,权限可以分级以区分所允许的操作类型(读、写、修改等)。

为了简化授权管理,权限控制可以遵循一定的默认规则,如患者的主管医生对病历有完全的控制权;本科室的医生可以读本科室的患者病历;紧急情况下的授权处理方法等。除此以外,对病历的使用需要单独授权。授权工作可以由专门的机构来负责完成。

对用户所授权限应有期限限制,过期之后,权限自动取消。例如,对住院患者,其对医生的授权仅限在院期间;对于紧急情况下,权限只在短期内有效。

不同的患者,其病历信息的敏感程度可能不同。比如对艾滋病患者,其病历可能更加敏感:在授权的严格程度上应有所区别。因此,在授权控制上对患者可以进行分级标识。对于普通患者可以遵循一般的授权规则,对于特殊患者则严格按单独授权的方式来管理。

对于用户访问的每一份病历所做的操作,电子病历系统记录到安全日志中。有的与用户当前所主管的患者无关的病历访问,会给予提示,告诉用户将进入受保护的病历信息范围,并将记录用户的访问行为,由用户选择是否继续。

虽然电子病历的安全性引起了人们的高度重视,并开展了大量研发工作,但已应用了这些安全手段建立的完整系统并不多见,这有以下几方面原因:一是关于病历的安全性还缺乏统一的法规,对病历的所有权、授权范围等缺乏统一明确的界定;二是由于安全性与方便性之间的矛盾,如果安全机制过于复杂,势必造成应用及管理上的不便;三是由于医院信息系统是由不同厂家研发的系统所组成的,很难实施一个统一的安全机制。但无论如何,要实现电子病历取代纸张病历的目标,电子病历的有效性必须得到法律的认可,而要做到这一点,首先必须从技术上能够保证电子病历是安全的。

二、电子病历系统的功能

6-2　视频：
门诊电子病历

《电子病历系统功能规范（试行）》（卫医政发〔2010〕114号）文件指出，"为规范医疗机构电子病历管理，更好地发挥电子病历在医疗工作中的支持作用，促进以电子病历为核心的医院信息化建设工作，明确了医疗机构电子病历系统应当具有的功能"。该规范要求电子病历系统应具有的功能分为：①基础功能，包括用户授权与认证、使用审计、数据存储与管理、患者隐私保护和字典数据管理功能。②主要功能，包括电子病历创建功能、患者既往诊疗信息管理功能、住院病历管理功能、医嘱管理功能、检查检验报告管理功能、电子病历展现功能、临床知识库功能和医疗质量管理与控制功能。③扩展功能，包括电子病历系统接口功能和电子病历系统对接功能。

（一）电子病历系统的基础功能

1. 用户授权功能

一是提供创建用户角色和工作组，为各使用者分配独立用户名的功能；二是提供为各角色、工作组和用户进行授权并分配相应权限，提供取消用户的功能，用户取消后保留该用户在系统中的历史信息；三是提供创建、修改电子病历访问规则，根据规则对用户自动临时授权的功能，满足电子病历灵活访问授权的需要；四是提供记录权限修改操作日志的功能。

2. 用户授权认证功能

一是提供电子病历系统的使用者必须经过规范的用户认证的功能；二是系统采用用户名/密码认证方式时，要求用户必须修改初始密码，并提供密码强度认证规则验证功能，避免用户使用过于简单的密码；三是提供设置密码有效期，用户使用超过有效期的密码不能登录系统；四是提供设置账户锁定阈值时间，用户多次登录错误时，自动锁定该账户，管理员有权限解除账户锁定的功能；五是系统采用用户名/密码认证方式时，管理员有权限重置密码。

3. 使用审计功能

一是用户登录电子病历系统、访问患者电子病历时，自动生成、保存使用日志，并提供按用户追踪查看其所有操作的功能；二是对电子病历数据的创建、修改、删除等任何操作自动生成、保存审计日志（至少包括操作时间、操作者、操作内容等），并提供按审计项目追踪查看其所有操作者、按操作者追踪查看其所有操作等功能；三是提供对用户登录所用的数字证书进行审计的功能。

4. 数据存储与管理功能

一是支持对各种类型病历资料的转换、存储管理，并采用公开的数据存储格式，使用非特定的系统或软件能够解读电子病历资料；二是提供按标准格式存储数据或将已存储数据转换为标准格式的功能，当处理暂无标准格式的数据时，提供将以私有格式存储的数据转换为其他开放格式数据的功能；三是在存储的电子病历数据项目中保留文本记录；四是提供电子病历数据长期管理和随机访问的功能；五是具有电子病历数据备份和恢复功能；当电子病历系统更新、升级时，应当确保原有数据的继承与使用；六是具备保障电子病历数据安全的制度和措施，有数据备份机制。

5. 患者隐私保护功能

一是提供对电子病历设置保密等级的功能，对操作人员的权限实行分级管理，用户根据权限访问相应保密等级的电子病历资料，授权用户访问电子病历时，自动隐藏保密等级高于用户权限的电子病历资料;二是当医务人员因工作需要查看非直接相关患者的电子病历资料时,警示使用者要依照规定使用患者电子病历资料。

6. 字典数据管理功能

一是提供各类字典条目增加、删除、修改等维护功能;二是提供字典数据版本管理功能,字典数据更新、升级时,应当确保原有字典数据的继承与使用。

(二)电子病历系统的主要功能

1. 电子病历创建功能

能为患者创建电子病历,必须赋予患者唯一的标识号码,建立包含患者基本属性信息的主索引记录,确保患者的各种电子病历相关记录准确地与患者唯一标识号码相对应。

(1)电子病历主索引创建功能。一是提供为患者(含急诊或其他情况下身份不确定的患者)创建电子病历并赋予统一编码的唯一标识号码功能,通过该标识号码可查阅患者的电子病历相关信息;二是提供为每位患者电子病历创建唯一的主索引,并记录患者基本信息(应当至少包括患者姓名、性别、出生日期、常住地地址等),并能够对患者基本信息进行必要的修改、补充和完善;三是提供为患者分配其他类型标识的功能,如病案号、医疗保险号、身份证号等,并能将各类标识与电子病历唯一标识号码进行关联;四是提供按照患者唯一标识号码、其他类型标识、基本信息项等进行分类检索,查询患者基本信息的功能;五是对患者基本信息主要项目(如姓名、性别、出生日期等)进行修改时,提供修改日志记录的功能。

(2)电子病历查重合并功能。提供电子病历自动查重功能,能够将同一患者的多重电子病历与该患者唯一标识号码进行关联,通过唯一标识号码可查阅患者的电子病历相关信息。

2. 患者既往诊疗信息管理功能

电子病历系统应当提供患者既往诊疗信息的收集、管理、存储和展现的功能,使医护人员能够全面掌握患者既往诊疗情况。

(1)既往疾病史管理功能。一是提供对患者既往疾病诊断(或主诉)和治疗情况等记录内容进行增加、修改、删除等操作的功能;二是提供对患者既往手术史等记录内容进行增加、修改、删除等操作的功能;三是提供对患者既往用药史等记录内容进行增加、修改、删除等操作的功能;四是提供采集患者既往门诊诊疗有关信息的功能;五是提供以自由文本方式录入诊断(或主诉)、手术及操作名称的功能。

(2)药物过敏史和不良反应史管理功能。电子病历系统应当能够按照类别完整展现患者既往疾病史、药物过敏史和不良反应史、门诊和住院诊疗信息等。具体来讲,一是要求能对患者药物过敏史和不良反应史进行增加、删除、修改等操作的功能;二是要求能进行药物不良反应史的记录,记录的内容应当至少包括不良反应症状、发生原因、严重程度、发生时间等。

3. 住院病历管理功能

住院病历管理功能主要为医疗、护理和检查检验结果等医疗电子文书提供创建、管理、存储和展现等功能支持。

(1)住院病历创建功能。一是按照《病历书写基本规范》和《电子病历基本规范(试行)》的要求,创建住院病历各组成部分病历资料,并自动记录创建时间(年、月、日、时、分)、创建者、病历组成部分名称;二是提供住院病历创建信息补记、修改等操作功能,对操作者应当进行身份识别、保存历次操作印痕、标记准确的操作时间和操作者信息。

（2）住院病历录入与编辑功能。一是支持病历各组成部分录入与编辑功能；二是提供按照病历组成部分、内容和要求，根据电子病历系统中相关数据，自动生成住院病历部分内容；三是能提供自由文本录入功能；四是能提供在住院病历指定内容中复制、粘贴患者本人住院病历相同信息的功能，禁止复制、粘贴非患者本人信息的功能；五是提供结构化界面模板，可以按照住院病历组成部分、疾病病种选择所需模板；六是提供为医疗机构定制住院病历默认样式的功能；七是提供暂时保存未完成住院病历记录，并可以授权用户查看、修改、完成该病历记录，提供住院病历记录确认完成并记录完成时间；八是提供住院病历记录双签名功能；九是提供防止对正处于编辑状态的住院病历在另一界面打开和编辑的功能。

6-3　视频：住院电子病历

（3）住院病历记录修改功能。一是提供病历记录的修改和删除功能，并自动记录、保存病历记录所有修改的痕迹，应当至少包括修改内容、修改人、修改时间等；二是提供对病历记录按照用户修改管理权限，允许上级医务人员修改下级医务人员创建的病历记录。

（4）病历模板管理功能。一是提供用户自定义病历模板的功能，并对创建模板进行权限管理，能够对用户创建的模板进行授权使用；二是提供对病历模板的使用范围进行分级管理，病历模板使用范围包括创建者个人、科室、全院。

（5）护理记录管理功能。提供患者生命体征记录功能、自定义生命体征项目的功能、手术护理记录单录入功能和危重护理记录单录入功能。

4. 医嘱管理功能

医嘱管理主要对医嘱下达、传递和执行等进行管理，重点是支持住院及门（急）诊的各类医嘱，保障医嘱实施的正确性，并记录医嘱实施过程的关键时间点。

（1）医嘱录入的一般功能。适用于所有类型的医嘱［含门（急）诊各类处方和医嘱］，要求：一是医嘱录入功能应当支持临床所有类型医嘱及其内容的录入；二是在所有医嘱录入和处理界面的明显部位显示患者信息的功能；三是提供医师级别与处方权相匹配的提示功能；四是提供医嘱模板辅助录入功能和成组医嘱录入功能，医师可以根据患者病情选择、修改其中部分或全部医嘱，同时提供使用自由文本录入医嘱的功能；五是提供医嘱补录功能，若因抢救危急患者需要而下达口头医嘱，应当在抢救结束后即刻据实补录，并给予特殊标识；六是能自动记录医嘱录入时间和录入医师信息的功能；七是提供医嘱双签名功能；八是提供医嘱内容完整性和基本合理性校验功能；九是提供药品、医用耗材、诊疗项目等字典及分类检索、编码检索、关键字检索等功能，供用户录入医嘱使用；十是提供显示患者既往患病诊疗医嘱的功能。

（2）药物治疗医嘱［含门（急）诊处方］录入功能。除满足医嘱录入的一般功能外，还要求：一是提供药物治疗医嘱录入功能；二是在所有医嘱录入和处理界面的明显部位显示患者是否有药物过敏的标志功能；三是提供主动提示药品的常用剂量、用法，药品说明书查询功能，并根据药品配伍禁忌、药物过敏反应进行医嘱自动审查和提示；按照临床合理用药有关规定，当医师选择限制性药品和超常规剂量用药时，系统提供警示；四是按照《处方管理办法》有关要求，对门（急）诊处方进行审核并提示的功能；五是提供抗菌药物等特殊药品分级使用管理的功能；六是提供自备药的标识功能；七是提供医嘱单、处方打印和输出功能。

（3）检查检验类医嘱录入和处理功能。除满足医嘱录入的一般功能外，还要求：一是提供检查检验医嘱录入功能；二是提供各类检查检验申请单模板、项目字典等功能；三是提供生成检查检验申请单时自动获取患者基本信息和临床诊疗信息的功能,并对申请单内容完整性、合理性进行审核、提示;四是提供指定检查检验医嘱标识紧急程度的功能;五是提供各类检查检验申请单打印功能。

(4)医嘱处理与执行功能。一是提供修改、提交、审核、执行、回退、打印医嘱的功能;二是当医师新下达、停止、取消医嘱时,提供新开立、停止、取消医嘱列表及人工核查确认功能,并通过屏幕提示或声音提醒等方式告知护士进行相应处理;三是当医师取消医嘱时,系统自动按照临床诊疗规范进行审核,并记录医嘱取消时间和操作医师信息;四是提供按照医嘱内容生成临床所需各种执行单的功能,并提供打印患者检查检验标本条形码或将条形码与患者标本进行关联的功能;五是提供医嘱执行过程中,对患者标识、医嘱、执行时间、药品或标本容器进行核对和结果提示功能,并支持条形码等计算机读取手段的应用;六是提供根据医嘱类型、当前执行情况、医师、执行护士等进行查询并列表显示患者医嘱的功能;七是提供医嘱执行结果(如过敏试验结果、检验标本采集时间)的录入并向医师反馈的功能;八是提供医嘱执行情况的监控功能,支持查询医嘱的执行时间、执行人、核对时间、核对人等信息;九是提供打印、选择性打印、重新打印医嘱单、医嘱执行单的功能。

(5)医嘱模板管理功能。一是提供医嘱模板创建、修改、删除,并与字典实时同步的功能;二是提供医嘱模板的分类管理功能,医嘱模板可以设置为公共模板、科室模板和个人模板,并设置相应的管理权限。

5. 检查检验报告管理功能

(1)检查检验报告管理功能。主要为各类检查、检验报告的采集、修改、告知与查阅、报告内容展现等提供支持,允许检查检验科室对已完成的报告进行修改的功能,并主动提示接收报告用户检查检验报告已被修改的功能。

(2)检查检验报告告知功能。一是用户在登录系统时或者在使用系统过程中,系统能主动向用户提示患者有新的检查检验报告生成;二是主动向用户提示患者检查检验报告中存在异常结果和危急结果,并进行危急值提示。

(3)检查检验报告内容展现功能。一是能显示检查检验报告内容,报告内容应当至少包括检查检验项目名称、结果、标本采集时间、检验时间、操作者、报告审核者、审核时间等;二是能由报告方对检查检验结果进行判读,在显示检查检验报告时,明确提示该报告为初步报告或确认报告;三是在显示检查检验报告时,系统应当根据患者性别、年龄、生理周期等因素同时显示检查检验结果正常参考范围;四是能提供与检查检验报告相关的图像或影像的展现,对图像或影像提供基本的浏览和处理;五是能提供检查检验报告结果输出、打印功能。

(4)外院检查检验报告管理功能。一是能提供外院检查检验报告采集功能,能将外院的电子检查报告导入系统,或将外院的纸质检查报告扫描后归集到本系统中统一管理和展现;二是能提供对外院检查检验报告的来源进行标识,并对报告内容进行归类标引的功能。

6. 电子病历展现功能

病历展现功能是以直观、有效、便捷的方式展现患者的病历资料,为医护人员全面、有效掌握患者的病历资料提供支持。

(1)病历资料的整理功能。提供按照就诊时间顺序、病历资料类型分类整理患者医疗记录的功能。

(2)病历资料的查询功能。提供分类检索、查阅病历的功能。检索项目应当至少包括患者基本信息、就诊时间、就诊科室、接诊医师、疾病编码信息等。

（3）电子病历的浏览功能。能提供可浏览患者各类电子病历内容的独立软件。

（4）电子病历的展现功能。一是提供查阅并展现历次就诊病历资料的功能，包括门（急）诊、住院、体检等不同的资料类型；二是提供在各个医疗记录显示及处理界面中显示患者基本信息的功能；三是提供将患者的生命体征观察值以趋势图形式展现的功能。

（5）电子病历的打印/输出功能。一是提供将电子病历中的各类医疗记录进行纸张打印的功能，打印格式符合卫生行政部门对纸质病历的相关要求；二是提供电子病历记录按照最终内容（不含修改痕迹）打印的功能；三是提供电子病历打印预览、接续打印功能。

7. 临床知识库功能

临床知识库功能为医师开具医嘱、选择诊疗方案等提供辅助支持。临床知识库应用的重点是辅助医师实施正确的诊疗措施，提供主动式提示与警告，规范诊疗行为。

（1）临床路径管理知识库功能。一是能提供根据患者病情人工确定进入特定病种临床路径管理的功能；二是能提供根据临床路径和医师选择，生成各类医嘱和检查检验申请单的功能；三是能提供临床路径执行、变异及其原因记录的功能；四是能提供临床路径定义、修订的功能；五是能提供对临床路径执行情况进行分析、统计的功能。

（2）临床诊疗指南知识库功能。提供调阅、修订临床诊疗指南。可以提供根据临床诊疗指南指导医师、护士开展疾病诊疗、护理及健康指导工作的功能。

（3）临床资料库功能。可提供将既往典型病例、外部科技文献存入资料库，并可随时调阅的功能。可提供根据关键词对资料库进行检索的功能。

（4）合理用药知识库功能。一是能提供根据患者药物过敏史对医嘱或处方进行审查并提示警告的功能；二是能提供患者用药的相互作用审查功能，审查范围应当包括新开药物之间以及新开药物与当前用药之间的相互作用；三是能提供对医嘱或处方药物剂量、给药途径合理性进行审查的功能，药物剂量合理性要考虑患者体重、年龄等个体因素；四是能提供对医嘱或处方中的药物与患者疾病之间的禁忌进行审查的功能；五是能提供药物的副作用、禁忌证提示功能，对需要监控副作用的药物，提示所需的检查检验项目，并根据患者怀孕、哺乳状况对药物进行禁忌审查的功能；六是能提供对重复用药进行审查的功能，重复用药包括药品名称、药物成分以及药品类别重复的情况。

（4）医疗保险政策知识库功能。一是能提供当开具医嘱或处方时，按医疗保险用药或诊疗项目目录进行审查，并在超出医疗保险目录范围时给予提示的功能；二是能提供对医疗保险政策知识库内容进行维护的功能。

（5）对知识库提示执行情况记录功能。能提供用户根据患者病情自主选择是否按照系统提示执行的功能，允许用户不按照系统给出的提示、警告、建议执行相关操作。

8. 医疗质量管理与控制功能

电子病历系统通过对病历数据的汇总、统计与分析，在病历质量管理与控制、合理用药监管、医院感染监测、医疗费用监控和高值耗材监控等方面为医疗质量管理与控制提供信息支持。

（1）病历质量管理与控制功能。一是能授权病历质量管理人员按项目选取、调用病历的功能；二是能按照时限要求，对住院病历记录完成情况进行自动检查，并对未按时完成的病历记录向责任医师和病历质量管理人员进行提示；三是病历质量管理人员对病历质量评价与缺陷进行记录，并将病历质量评价与缺陷反馈给责任医师的功能；四是能提供对经病历质量管理人员审查的病历标记审查时间和审查者;五是能提供病历质量管理人员自定义缺陷项目。

(2)合理用药监控功能。能提供药师在药品调配时对患者处方或医嘱进行合理用药自动和人工审查的功能,将发现的问题进行记录并反馈给责任医师。

(3)医院感染监测功能。一是能提供根据患者生命体征数据、检验结果、医疗操作、抗菌药物使用记录等数据自动筛查并综合判断住院患者疑似医院感染病例的功能;二是能对集中出现类似医院感染病例时,系统主动筛查并提示警告。

(4)医疗费用监控功能。一是能提供指定时期单病种费用统计、住院人均费用、床均费用和门诊次均费用统计功能;二是能提供指定时期药物收入占总收入比例统计功能。

(5)提供医疗保险患者医疗项目及费用审核功能。能提供对患者诊疗相关费用支出情况实时监控,对高值耗材、贵重药品使用的监控管理功能。

(三)电子病历系统的扩展功能

1.电子病历系统接口功能

电子病历系统应当能使临床科室与药事管理、检查检验、医疗设备管理、收费管理等部门之间建立数据接口,逐步实现院内数据共享,优化工作流程,提高工作效率。

(1)药事管理系统接口功能。一是提供与药房管理系统的接口功能,能够将药品医嘱或处方实时发送至药房;二是提供与药品库存的提示功能,支持录入药品医嘱时查询库存状态。

(2)检查检验系统接口功能。提供与各类检查检验系统的信息接口功能,能够将检查检验申请发送给执行科室,并能接收检查检验结果或报告的功能。

(3)医疗设备管理接口功能。提供与医疗设备管理接口功能,能够将患者及其相关信息发送给医疗设备,并能够从医疗设备采集医疗数据,接收检查结果或报告的功能。

(4)收费管理系统接口功能。一是提供查询患者预交金费用功能;二是提供在开具医嘱或处方时,医嘱计费及查询相关费用的功能。

(5)特定疾病病例(如传染病病例)信息上报功能。能提供与疫情网络直报系统的数据对接,上报指定疾病病例信息的功能,接收指定疾病病例后,系统能够自动生成或录入病例有关信息,并上传到指定的机构。

2.电子病历系统对接功能

(1)与区域医疗信息系统对接功能。一是提供与区域医疗信息系统共享本系统电子病历的功能;二是提供公立医院与基层卫生服务机构的信息系统对接功能。

(2)与居民电子健康档案信息系统对接功能。一是提供与居民电子健康档案信息系统共享本系统电子病历的功能;二是提供与居民电子健康档案信息系统对接,经授权后可以实时调用患者有关居民电子健康档案信息。

(3)与新农合信息系统对接功能。要求提供与新农合信息系统对接,因医疗费用结算审核需求,经授权后可以定时调用本系统电子病历的功能。

三、电子病历系统的主要流程

(一)电子病历系统使用者数据流程

电子病历系统的总体架构,首先根据使用者权限来进行功能分配,主要是实现系统管理员、医务人员、医务管理人员对电子病历的书写、记录、管理。相应人员在系统登录完成后,由于人员权限设置的差异,其所享有的操作功能也会有差异,对应的功能区间也不同。电子病历使用者数据流程见图 6-1。

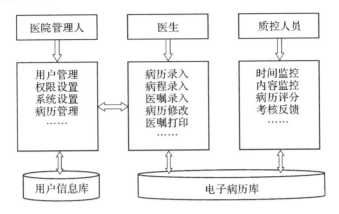

图 6-1　电子病历使用者数据流程

(二)电子病历系统数据基本流程

电子病历数据采用医护一体的操作界面,可以最大程度地满足医护之间的沟通和借鉴,也有利于各医务人员能在同一个界面内查看诊疗信息,避免系统来回切换带来的麻烦。医生以自身姓名作为主索引项,在患者列表中显示当前所在的科室和下级医生。在电子病历中每一位患者名下都会有一个专属的病历夹,病历夹包括首页、病程、医嘱、检查、检验、体温6 大病历文件,基本包含了医生站和护士站的大部分工作内容。病案首页适用于病程全过程,数据实现自动套用,医务人员不用重复录入。病程涵盖住院志、病程记录、其他记录、检验申请、诊疗申请、知情文件、质量监控 7 个子功能菜单,模块之间以数据篮的方式实现信息共享互调。质量监控体系对病程中的住院志、病程记录、其他记录三项有时限要求和内容要求的病历文书进行实时或事后的质量评估。医嘱模块根据病程模块数据篮中的数据判定属于长期医嘱还是临时医嘱。电子病历系统通过从 HIS 获得患者基础资料后,医生可以通过既定流程建立和管理电子病历。电子病历数据的基本流程见图 6-2。

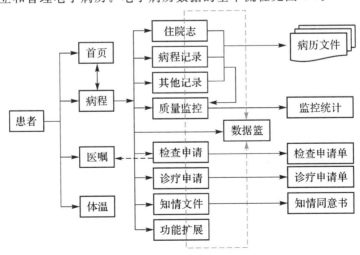

图 6-2　电子病历数据的基本流程

(三)电子病历系统主要功能模块的流程

1. 登录模块

登录模块是管理电子病历系统的入口,在进行登录的过程中,首先需要用户获取相应的登录权限。在用户获取权限后,可以通过账号、密码进行双验证登录。系统针对用户输入的账号、密码信息进行比对,只有两者皆正确,才能验证通过,系统提示用户可以登录系统。若账号或密码有一方错误,则会出现错误提示,用户将被拒绝访问系统。只有在登录成功的状态下,用户才可以拥有与自身工作职责相匹配的使用权限,使用系统相应功能。系统登录流程见图 6-3。

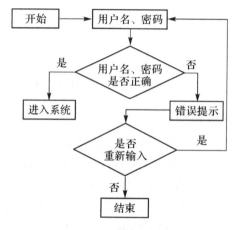

图 6-3 系统登录流程

2. 病程模块

病程中包括住院志、病程记录、其他记录、检验申请、诊疗申请、知情文件、质量监控等。

(1)住院志。完成住院志内容填写。通常是由主治医师来完成这部分内容的填写。同时提出相应的诊断建议,要求必须主治医师签名。

(2)病程记录。实现对病程记录的填写。在填写过程中,对标题的使用,通常是由系统设置的。对于使用者来说,在标题的设定上,应该基于系统提供进行选择,不允许自主设置标题操作。

(3)其他记录。除了基本的病程记录之外,与此还有一些不相关的记录内容,这些内容都被归到其他记录模块,诸如手术以及某些特殊内容记录等。在该模块的应用上,即便是没有进行签名操作,依然可以进行新纪录的填写,而且每次填写完后的记录将被保存在患者的病历记录中。

(4)检验申请。针对检验需求进行相应信息的填写。在完成申请后,还可以进行相应结果的呈现。

(5)诊疗申请。根据患者的诊疗情况,填写相应的诊疗需求。

(6)知情文件。知情信息的录入,诸如手术信息、输血信息等。在这部分模块的使用上,所有的文件被保存在患者的病历记录里。需要注意的是,在这部分模块的使用上,无需医生的签名。

(7)质量监控。建立三级质控体系,按医生自查—临床科室统查—质控部门抽查,实行病历实时在线控制和自动监控相结合的模式，达到减少书写缺陷，提高病历质量的目的。结合计算机采集、加工、传输和病历录入提交过程的实时信息，弥补病历误填、标准不规范等质量缺陷，及时纠正病案首页录入和病程处理的数据偏差，有效提高原始数据的准确性和完整性。按质控要素分为病历完成时间控制和病历完成内容要素完整性设计系统模块。质量控制系统流程见图6-4。

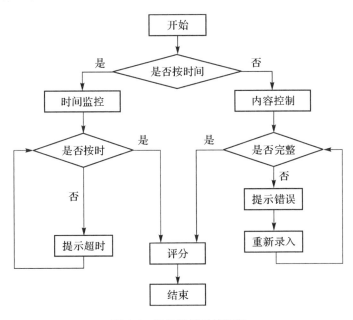

图6-4　质量控制系统流程

3. 医嘱模块

作为医疗信息系统的重要构成部分之一，医嘱指的是医生针对患者的临床症状做出的诊断决策，为此，在这部分模块的设置上，在医嘱类别的设定上，结合不同的属性，主要包括临时、长期两类。医嘱录入流程见图6-5。

（1）首先要对患者的基本身份进行确认。输入患者信息，而后在对应的文本框中会呈现出患者的相关信息内容。

（2）医嘱录入可以实现医嘱的新建、插入以及删除操作等。①录入遵循以下原则：在当前的医嘱下可以新建医嘱。针对已经完成的医嘱，可以进行新医嘱的插入操作，如需进行变更，可以采取删除操作。②保存医嘱：在完成医嘱信息的录入后，通过保存，将相应的信息录入系统的数据库中，由数据库完成信息存储。③提交医嘱：在完成医嘱撰写后，进行提交，医嘱上传至系统，同时将医嘱分发到相应的负责护士，护士对应的界面则会呈现出新开医嘱的提示信息。

（3）查询医嘱。可以按照搜索关键词对之前不在本院的患者进行相应医嘱状况的查询。

（4）打印医嘱。可以针对已经录入系统的医嘱进行查询和打印。

4. 住院电子病历管理

住院电子病历系统主要面向诊治医生、住院部护士和患者这三类不同的用户。首先是诊治医生端，需要实现医生在成功登录后的在线查询患者历史就诊信息、录入和添加患者本次就诊信息的功能。其次是住院部护士端，需要实现护士在成功登录后对需要住院的患者

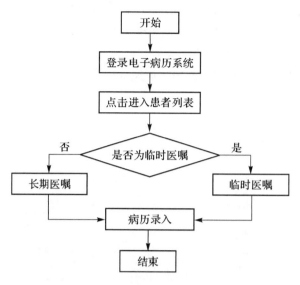

图 6-5　医嘱录入流程

的住院信息进行填写,以及对即将出院的患者的账单进行核实和处理的功能。再次就是患者端,患者通过权限验证成功登录后,可对个人信息、就诊信息的详细内容以及住院期间的缴费情况进行查询。住院电子病历系统管理流程如图 6-6 所示。

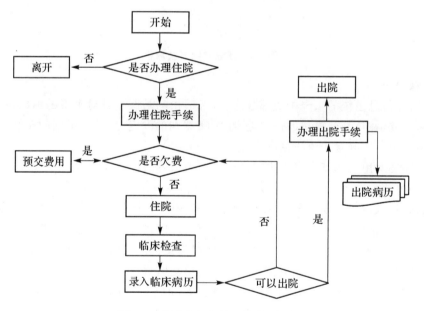

图 6-6　住院电子病历系统管理流程

第三节 开发与实施

一、环节质控要求

电子病历质控要求实现质量控制管理人员可以随机抽取、实时监控每一份病历资料书写内容的完整性、逻辑性和病历完成的时限，做到事前提醒、事中监督、事后考核，以达到提高医疗质量的目的，提高病历质控效率。

6-4 视频：病历质控

（1）监控内容：内容监控、时限监控、流程监控。对住院志、首次病程记录、日常病程记录、手术病程记录、出院记录等都建立了质量监控。

（2）监控方式：自动监控、手动监控。通过监控内容表和入院时间、医嘱时间等时间点，建立自动监控体系，及时提醒医生需要完成的内容和时限。同时，质控管理人员可以随时抽查病历，手动监控病历质量，一旦发现填写未完成或超时限的病历记录，及时提醒医生。

（3）监控时间：事前提醒、事中监督、事后考核。

病历质控流程如图 6-7 所示。

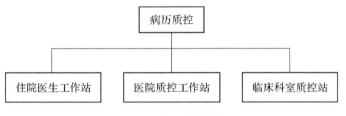

图 6-7 病历质控流程

质控设置包括时效设置、评审等级及违规内容。

（1）时效设置：对电子病历文书书写时限的要求。

（2）评审等级：病历内容质控由科室质控医生及质控科分别完成，电脑分析统计质控率和病案评审等级。

病历环节质量检查内容考核如图 6-8 所示，根据检查的项目是否符合要求按实际扣分值和科室质量考核分测评。

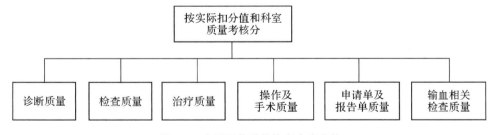

图 6-8 病历环节质量检查内容考核

（3）违规内容：以首页质控规则为例，如图 6-9 所示。

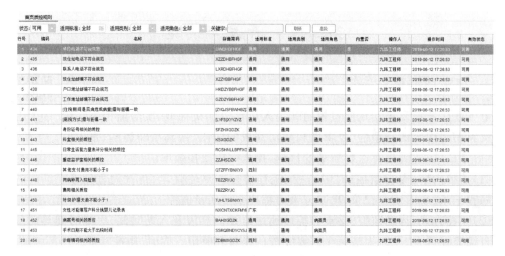

图 6-9　首页质控规则

二、环节质控具体操作

环节质控具体操作如下：

（1）单击"病历"选项──→选择"环节质控"──→选择"入院"或"出院"时间──→单击"查询"，如图 6-10 所示。

（2）通过窗口列表，选择需要抽查的病历，单击右下角【打开病历】，弹出病历夹，如图 6-11所示。

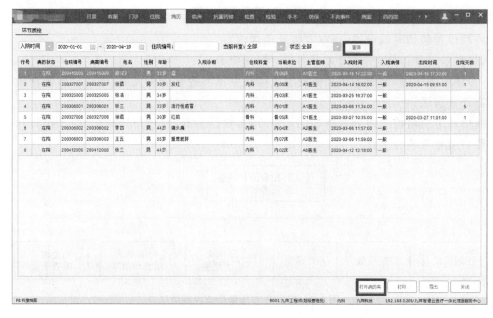

图 6-10　环节质控窗口

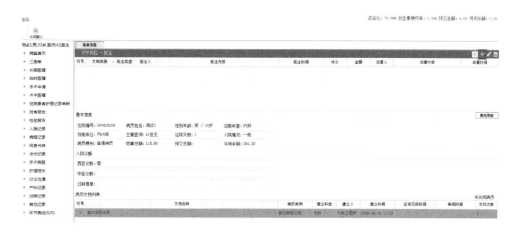

图 6-11 添加环节质控内容

✕:关闭环节质控窗口。

✚:添加环节质控内容。

✎:修改或编辑环节质控内容。

🗑:删除环节质控内容。

(3)双击【环节质控】按钮,在左侧的导航列表中选择任一需要抽查的项目,单击【+】按钮(图 6-11)——→弹出"批注编辑"窗口,选择【+】按钮——→添加录入批注,若对抽查的项目发现问题,则在"批注内容"文本框内输入抽查的结果并反馈。

(4)单击【确定】按钮,如图 6-12 所示,完成效果如图 6-13 所示。

注:单击已选内容再次双击可移除批注。

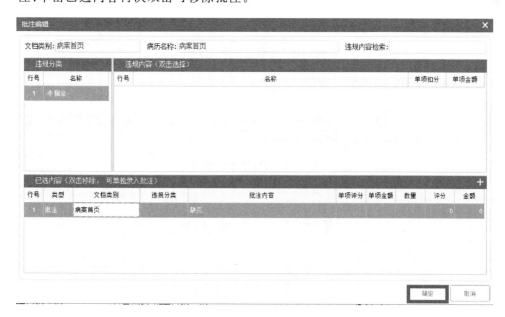

图 6-12 添加批注内容

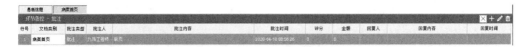

图 6-13　添加批注内容效果

三、环节质控回复内容

（1）如果抽查的项目不符合要求，医生或科室等相关部门要及时进行反馈，完善内容。选择"住院医师站"——打开"环节质控"窗口——添加回复内容（图 6-14）。

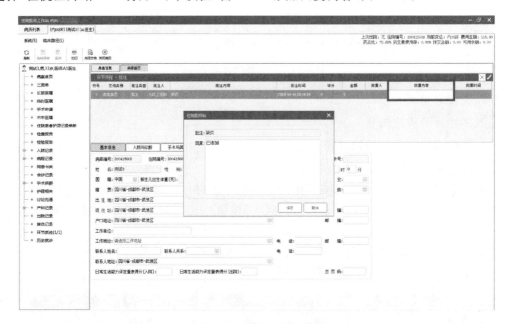

图 6-14　环节质控添加反馈

（2）单击【确定】按钮，完成反馈（图 6-15）。

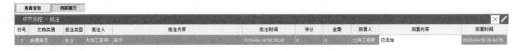

图 6-15　添加反馈效果图

第四节　工程实例

一、总体要求

（1）必须满足卫生部颁发的《电子病历基本规范》、《病历书写规范》、《电子病历系统功能规范》相关规范。

（2）电子病历系统必须符合业界的统一标准，遵循 HL7 RIM CDA、HL7 数据交换、

ICD-10、SNOMED、IHE 相关规范和标准,以及与信息相关的国家标准和规范。

(3)产品设计体现以电子病历为核心的理念,提供规范化的数据接口,并实现与医院 LIS、PACS 等信息系统的集成。

(4)电子病历系统需建有严格的安全保障机制,对电子病历的修改、查阅、输出、交流权责进行划分,授权用户才能够对病历内容进行操作,系统需自动记录完整的操作日志。

(5)系统的模块化程度要高,对不同业务流程和管理方式的适应能力要强,软件维护方便。

(6)要能与医院信息系统进行无缝连接和数据整合,实现数据的相互调用与共享,包含第三方接口。

二、技术要求

(1)技术架构:采用多层次的面向对象的结构化设计,采用具有中心式自动更新维护功能的 B/S 结构体系,以及分布式应用的软件体系结构,降低维护的复杂性,支持动态负载均衡,防止服务器过载导致服务宕机。

(2)支持环境:数据库系统采用主流数据库,电子病历内容都要求采用实时在线数据库的存储方式,不能采用文件服务器;支持跨平台应用,可以在 WINDOWS、LIUNX、AIX 操作系统上平滑移植。

(3)满足病历快速调用的需要,病历数据要求永久在线(可分为二级存储),用户可以无障碍地随时调阅病历。

(4)有完善的权限管理和安全控制机制。在设计上保护用户身份的安全,实现功能权限和数据权限控制以及数据的加密,保证客户端与服务器以及服务器之间的数据传输安全、关键数据的存储安全;可设置多种操作权限,并可将权限分配给不同的角色和用户。

(5)系统的屏蔽、约束、校验均应具备系统参数设置功能。提供系统参数设置工具,维护部门可以通过参数设置来维护、配置系统功能权限、功能流程。

(6)提供专门的升级工具或技术,可由用户基于工具在不直接拷贝程序文件的情况下进行产品的升级处理。

三、门诊电子病历系统

系统必须按照卫生管理部门医疗文书书写规范的要求,提供完整而规范的门诊电子病历系统以及覆盖本院各种门诊涉及医学文档的内容。协助医务人员完成患者门诊期间所有的病情变化、诊断信息、检验检查申请、治疗方案等临床信息记录工作。

1. 患者选择

提供门诊患者选择列表功能。

2. 病历书写

(1)支持初诊、复诊、会诊、接诊、开药、转诊、术后复诊、体检病历书写。

(2)提供结构化病历模板、文本模板等多种病历书写方式。

(3)以结构化录入为主,自然语言为辅。

(4)提供医学名词知识库快速引入,包括诊断名词、药品名词、处置及操作名词、症状短语。

(5)提供特殊字符、表格、图片、上下标、分数、医学公式、单位换算。

(6)支持同一患者病历资料的查看和引用(病历资料包括该患者的检验检查报告等),并支持病历资料内容展示的配置。

(7)支持在门诊病历书写过程中,同屏查看和引用检验报告内容,支持检验报告内容在电子病历系统中的结构化存储和展示,并且能够一键式引入检验异常项目到病历中。

(8)支持在门诊病历书写过程中,同屏查看和引用检查报告内容,并且能够一键式引入检查项目及结果到病历中。

(9)提供患者过敏史编辑及查看功能,能够查阅患者历次过敏信息。

(10)提供历史门诊病历、历史诊断、历史医嘱的同屏查看、引用。

3. 诊断下达

(1)提供西医 ICD-10 诊断、中医疾病症候诊断及院自备诊断。

(2)支持在诊断页面自动展示患者历次诊断的功能,支持门诊历史诊断的快速引用功能。

(3)支持门诊诊断与传染病上报的关联。

(4)支持特殊诊断的任务配置,例如诊断为传染病,则自动生成传染病上报的病历书写任务。

4. 医嘱查看及引用

(1)支持与医院门诊 HIS 系统的整合,提供医嘱查看功能。

(2)提供患者历次病历医嘱内容的查看和引用功能。

5. 处方查看

支持与医院门诊 HIS 系统的整合,提供处方查看功能。

6. 报告查阅

(1)提供门诊检验报告查阅功能,有多次报告的,可生成趋势图。

(2)提供门诊检查报告查阅功能,支持检查报告图片的调阅功能。

(3)提供新检验检查报告的查看提醒功能。

(4)提供检验报告危急值的提醒功能。

(5)提供按就诊日期展示当天所有患者检验检查报告的功能,并且未查看的报告进行特殊标记。

(6)提供按时间轴展示就诊患者历次所有检验检查报告的功能。

7. 病历打印

(1)支持门诊病历的诊间打印模式。

(2)支持与医院自助设备整合,提供门诊病历的自助打印。

(3)自助打印病历的情况下,支持对病历打印次数进行设定,超过打印次数的不允许打印。

(4)相同患者的病历可以整合打印(跨时间或科室)。

8. 会诊

提供门诊会诊功能。

9. 转住院

(1)支持门诊患者转住院功能。

(2)提供电子入院证。

10. 疾病上报

（1）提供门诊疾病上报功能。

（2）提供一体化模板工具，支持疾病报卡的自定义功能。

11. 病历文书

（1）提供门诊各类谈话记录的编辑功能。

（2）提供门诊各类操作记录的编辑功能。

四、住院医生电子病历系统

（一）电子病历基础功能要求

（1）电子病历编辑：提供各种临床病历文档的录入、修改、删除、保存及查阅处理；支持对病历文本的字体、段落、行间距、字体颜色等进行设置；支持图形、文本、表格数据的插入和编辑处理；提供表格式的电子病历书写功能；支持特殊符号的插入以及医学公式计算处理；支持常用词输入处理，并允许医生自行定义个人常用词；支持按照症状、病种等模式引入结构化模板，并在此基础上通过选择及增删等快速完成病历；支持诊断、诊疗名词、药品等标准术语的快速引入；支持在一个页面上实现患者检验检查报告信息的有选择引入；病历样式可以按照医院统一要求进行设置；支持全文打印、分页打印、续打、图文打印等功能；同时能支持患者转科、转床等各种实际情况处理。

（2）用户登录、访问电子病历系统时，自动生成、保存使用日志，并提供按用户追踪查看其所有操作的功能。对电子病历数据的创建、修改、删除等任何操作自动生成、保存审计日志。

（3）有严格的病历编辑的权限控制，上级医师能够修改下级医师书写的病历，同级医师不能互相修改，带教医师能够修改实习生、轮转生、进修生写的病历。历次修改都需要留痕，并提供易理解、易读取的病历痕迹查阅方式。

（4）可通过参数设置屏蔽不同患者病历复制，但允许同一患者资料的内部复制。

（二）住院医生工作站

系统必须按照卫生部《医疗文书书写规范》的要求，提供完整及规范的电子病历系统，覆盖本院各种医学文档的内容。协助医务人员完成患者住院期间所有的病情变化、诊断信息、检验检查结果、治疗方案等临床信息记录工作，主要病历内容包括：患者首次病程记录（病史概要、诊断依据、治疗计划）；入院记录（主诉、现病史、既往史、个人史、家族史、体格检查、辅助检查）；病程记录（普通病程记录、上级医师查房记录、术后病程记录、诊疗操作记录等）、手术相关资料、会诊记录、转科记录、出院记录、死亡记录、病案首页等。

（1）提供全科室患者的当日待完成任务及特殊事件提醒功能，并实现患者能够按医生组进行分组管理。

（2）支持临床任务周期管理，支持多种方式的临床任务驱动。

具体要求：

1）根据病历书写规范、诊疗及护理操作规范等要求，可以将各种诊疗和病历书写工作定义为任务。

2）可以根据临床工作规范、流程及管理要求，驱动生成针对患者的各种任务事项，明确责任人和时间。

3)可以在线监控各种临床任务的执行进展,给出明确的提醒。

(3)支持诊疗事件的关联性检查,并允许进行灵活配置。

具体要求:

1)可以配置各种诊疗事件或病历书写事件间的关联关系,并自动驱动关联诊疗事件的任务,如医嘱与相关病历书写之间的关系,例如,下达"高压氧舱治疗"的医嘱,该治疗措施的使用需征得患者或患者家属同意,系统会自动通过这种关联性去驱动(要求)医生书写"高压氧舱治疗同意书"。

2)可以对诊疗事件执行的前提条件进行自行定义,在前提条件未满足的情况下,系统可以拒绝执行当前操作。

(4)基于时间轴方式的数据集成,方便医生查看患者的各种诊疗数据。

具体要求:

1)按照时间轴的方式,对患者诊疗过程进行动态展示,显示患者住院日、手术日,包括患者的体征、病程、护理、处置、手术、用药、检验检查等信息。

2)对患者各项诊疗数据的异常情况能够及时、醒目地进行提示、预警。

(5)提供患者诊疗计划表,实现诊疗引导。

1)提供二维的诊疗计划表功能,根据临床管理规范要求,提示患者每日需要完成的临床工作,并对未完成的工作进行提醒。医生也可以直接在诊疗计划表根据提醒进行处理。

2)系统可以自动将各种驱动源产生的临床任务直观地在计划中展示出来,临床任务的完成状态及完成质量也可以直观地显示出来。

(6)提供病历模板配置工具,允许维护各种结构化病历模板;支持将现有病历内容保存为病历模板功能。

(7)支持病历输入过程中缺陷提醒及标识功能,并支持对有缺陷病历的归档否决处理。

(8)提供患者既往史、手术史、过敏史等信息的采集、存储、查阅功能。

(9)提供病历质量的自动提醒、医生自查功能,便于医生及时发现病历缺陷并予以修改。

(10)可以在线查看监管科室发起工作任务,提醒医生执行任务并进行反馈。

(11)支持西医诊断 ICD-10 标准和中医诊断《中医病症分类与代码》国家标准,同时能够满足临床描述的准确性要求,并支持自定义扩展诊断编码。

(12)支持同屏查看和引用检验、检查报告内容,支持检验报告内容在电子病历系统中的结构化存储和展示,并且能够一键式引入检验异常项目到病历中。

(13)病历输入内容缺陷实时提醒,并且可以控制有缺陷病历不予出院。

(三)质控管理功能要求

系统需要提供完整的医务科、质管科、护理部工作站功能,对各科室的医疗质量进行全面监控。实现全过程病历质量管理,做到监测控制前移,早期发现质量安全隐患。可根据各项指标情况综合查询统计分析,实现以医疗质量和安全为核心的数据分析(全院范围内的数据共享和通信)。具体要求如下:

(1)符合国家关于电子病历质量监管的标准及规范。

(2)提供病历的环节质控功能,可以实时监控在院患者的病历质量,抽选患者进行病历评分,要求系统可以自动进行评分,同时也支持手工评分,可自动进行分数汇总和评级。

(3)提供终末病历质控功能,能够对所有终末病历进行质量检查和病历评分,系统提供批量质控和单独质控的功能,可自动进行分数汇总和评级。

(4)每个科室相关人员可以对本科室环节和归档病历进行科室层面的检查和评分。

(5)提供病历锁定和解锁功能,锁定后的病历内容不允许再修改。

(6)提供病历留痕功能,并可对病历历次修改痕迹进行直观、易懂的查阅。

(7)能够支持病历监控、反馈及整改完成情况进行跟踪管理。对于评分过程中发现的缺陷内容,支持通过系统消息平台等渠道将病历缺陷等信息反馈给相关医护人员,科室整改后也可向质控办反馈。

(8)通过电子病历的监控数据,并根据监控评分体系产生对全院、某个科室或某个医务人员监控情况的统计,应能生成多样化的报表与图形,如病历缺陷构成图、缺陷内容分布图,即某个书写缺陷占总缺陷的比例等。

(四)院内疾病上报工作站

(1)提供对需要上报的疾病和对应的上报单据进行维护。

(2)支持医生在线对特定疾病进行上报处理。

(3)管理部门可以对上报上来的疾病进行审核处理。

(4)支持对临床上报的疾病进行统计处理。

习 题

1.电子病历的管理以( )为基础,实现信息实时上传和自动备份,在设定一定权限的基础上实现数据资源的共享。 ( )

A.数据安全 B.住院病历系统 C.建立数据中心 D.遗嘱管理

2.下列关于电子病历系统安全管理的说法,不正确的是 ( )

A.电子病历系统的安全性越高,使用起来越不便利

B.电子病历信息安全限制过于严格不利于医护人员的日常操作

C.对病历的访问和修改要有追踪记录

D.技术上要保证一个医生所记录的病历不能被其他人修改,但自己的医疗记录内容可以根据需要进行修改

3.下列哪项不是EMRS的主要功能? ( )

A.患者信息采集 B.住院登记

C.病历数据的存储 D.病历信息管理

4.为医师开具医嘱、诊疗方案选择等提供辅助支持,提供主动式提示与警告,规范诊疗行为属于电子病历( )功能。 ( )

A.临床知识库 B.住院病历管理

C.既往诊疗信息管理 D.医疗质量管理与控制

5.通过对病历数据的汇总、统计与分析,在病历质量管理与控制、合理用药监管、医院感染监测、医疗费用监控和高值耗材监控等方面提供信息支持属于电子病历的( )功能。 ( )

A.临床知识库 B.住院病历管理

C.既往诊疗信息管理 D.医疗质量管理与控制

第七章　基层医疗卫生机构信息系统

第一节　概　述

随着计算机网络技术的迅猛发展和我国医疗体制改革的不断深入,我国基层医疗卫生机构信息系统得到了长足的发展,初步建立了集成基本医疗服务、公共卫生服务、基本药物管理、卫生统计、医保对接和综合管理等基本功能的信息系统,实现医疗数据的信息化和协同共享,初步解决了基层医疗机构效率低下、医疗卫生服务质量不高的难题。

一、基层医疗卫生机构的定义及发展现状

基层医疗卫生机构,简称基层医疗机构,是指社区卫生服务中心、社区卫生服务站、乡镇卫生院和村卫生室,主要面向本机构服务辐射区域的居民提供基本公共卫生服务和基本医疗服务。

目前,我国基层医疗机构基本发展现状如下:

(一)基层医疗的服务网络

我国基层医疗服务网络基本建成,目前,全国有县级医院 1.5 万个,乡镇卫生院 3.6 万个,村卫生室 62.2 万个,社区卫生服务中心 9352 个,社区卫生服务站 2.6 万个,基本实现每个县都有综合医院和中医院,每个乡镇有一所乡镇卫生院,每个行政村有一所卫生室,90%的居民 15 分钟内可以到达最近的医疗点。基层医疗卫生机构现有医务人员 397.8 万人,其中乡镇卫生院医务人员 139.1 万人,社区卫生服务中心(站)医务人员 58.3 万人。

(二)基层医疗的服务能力

据统计,2019 年 1—10 月,基层医疗机构诊疗人次达 36.6 亿人次,占全国医疗卫生机构总诊疗人次的 52%,其中,乡镇卫生院诊疗人次 9.0 亿人次,社区卫生服务中心(站)诊疗人次 6.6 亿人次。

近年来,我国持续加强基层医疗机构服务能力,具体有以下 3 个方面举措:

(1)整合县域医疗卫生资源,逐步构建综合、连续、优质、高效的医疗卫生服务体系,提高县域和基层服务能力。

(2)扎实开展优质服务基层行活动,指导基层医疗机构对照服务能力评价指南自评自查和整改提升。

（3）提升信息化助推能力，远程医疗基本实现对县级医院的覆盖并逐步向乡镇卫生院延伸。

从我国基层医疗机构基本发展现状可以看出，城乡居民看病就医需求基本得到保障，基层服务能力正在逐步提升。事实上，我国基层医疗服务体系的不断健全和基层医疗服务能力的稳步提升都离不开信息技术的普及推广、无线网络技术的逐步覆盖、基层医疗机构信息系统的建立以及基层医务人员信息化管理水平的提升。

二、基层医疗机构信息系统的定义

基层医疗机构信息系统是指利用计算机软硬件技术、网络通信技术等现代化手段，以满足机构辐射区域居民的基本卫生服务和基本医疗服务为目的，对基层医疗卫生机构工作过程中产生的数据进行采集、存储、处理、提取、传输、汇总加工，规范基层医疗卫生服务业务流程，从而实现融预防、医疗、保健、康复、健康教育、计划生育等"六位一体"基层服务的信息系统。信息系统的建立和完善改变了基层医疗机构的工作模式，提高了基层医疗服务质量，促使基层医疗管理朝着科学化、规范化的方向快速发展。

三、基层医疗机构信息系统的发展历程

我国基层医疗机构信息系统的发展是借鉴等级医院信息化发展经验而建立和发展起来的，但由于基层医疗机构具有公共卫生服务职能，与等级医院信息系统相比，信息系统具有其自身的特点。我国基层医疗机构信息化已有20多年，经历了萌芽初期、起步、发展和全面提升4个阶段，在发展速度、覆盖范围、应用效果、受益人群等方面都取得了重大突破。

第一阶段：萌芽初期（1995—2003年）。

从20世纪80年代起，一些医院开始应用单机小型软件管理工资，90年代开始应用局域网环境下的应用软件。随着计算机网络和信息技术的发展，医院信息系统迅速发展，同时也影响着广大的基层医疗机构的信息化建设。我国基层医疗机构开始尝试以财务核算为核心的信息系统，主要支持办公打字、工资管理、药物管理、防疫保健、门诊收费、新农合报账结算等功能。初期的应用集中在我国东部和沿海地区卫生院，逐步向中西部地区渗透。此期的特点是软件功能简单，硬件设施简陋。尽管如此，信息化给基层医疗机构带来的显著变化和潜在影响，也悄然改变着基层医生和管理者的传统观念。

第二阶段：起步阶段（2003—2009年）。

为加快我国卫生系统信息化建设步伐，2002年10月全国卫生信息化工作会议修改并通过《全国卫生信息化发展规划纲要（2003—2010年）》，要求60%的县级医院及社区医疗机构实现医院信息网络化管理。2003年，中央明确提出"建立新型农村合作医疗制度"（新农合制度）。2005年5月，卫生部出台了《新型农村合作医疗信息系统基本功能规范（试行）》，要求各地按规范建立新农合信息系统。多省（市）做了大量艰苦的探索，建立了新农合结算信息系统，但多数卫生院没有HIS，人工录入又给基层人员增加了新的工作量，结算系统与HIS对接成为基层医疗机构迫切需求，没有HIS的基层医疗机构多方筹集资金，建立自己的HIS。

第三阶段：发展阶段（2009—2015年）。

2009年，在新一轮医改中确立了公共卫生服务、医疗服务、药品供应保障和医疗保障4

大医药体系,信息化成为深化医改的桥梁。中央财政拿出专项资金,支持中西部地区实施"基层医疗卫生机构管理信息系统"和"村卫生室信息化"两个信息化建设项目;要求东部地区自筹资金开展建设。基层医疗信息化逐步扩大到门诊管理、住院管理、药库管理、人事档案管理、妇幼保健护理管理、网络化财务监管等,业务应用领域不断扩大,也有较大规模的中心卫生院建立了影像存档与通信系统(PACS)和实验室信息系统(LIS)。

2012 年,国家发展改革委员会和卫生部联合出台了《基层医疗卫生机构管理信息系统建设项目指导意见》,要求试点省规范化建设基层医疗卫生机构的信息系统,增加了基本公共卫生服务管理功能,整个系统趋于规范。2015 年,国务院下发了《关于推进分级诊疗制度建设的指导意见》,推广分级诊疗、家庭医生签约服务,加速了基层医疗机构信息系统进入新一轮迭代更新。

第四阶段:全面提升(2015—2020 年)。

2016 年以后,国务院和国家卫生健康委下发了一系列深化医改文件,促使基层医疗机构信息系统全面优化和更新,全国基层医疗信息化进入一个全新有序的发展时期。目前,我国医疗卫生行业信息化蓬勃发展,医疗信息系统、社区卫生服务系统等信息系统不断被开发和应用,信息系统普及率非常高,除少数中西部农村地区的乡镇卫生院尚未建立信息系统外,其他基层医疗机构都建设了相应的信息系统。

四、基层医疗机构信息系统的意义

基层医疗机构信息系统帮助机构向辖区居民提供基本公共卫生服务和基本医疗服务,具体意义包括以下几个方面:

(1)规范了医疗业务流程,提升基层医疗机构诊治水平,改善患者的就诊体验。

(2)通过信息系统与 HIS 的对接,提高医疗工作质量和效率,科学管理医务人员的绩效考核。

(3)基层医疗机构信息系统一体化建设,创新医疗服务模式,提高基层医疗机构管理水平,提高政府医疗决策管理能力。

(4)通过居民电子健康数据共享平台,逐步实现"基层首诊、双向转诊、急慢分诊、上下联动"的分级诊疗体系。

(5)通过远程会诊系统,将中心医院的医疗资源延伸到基层,基层医疗机构可以共享到大医院的资源,缓解看病难、看病贵问题。

(6)通过"互联网+"家庭医生签约系统,实现便民惠民,完善基层医疗机构健康管理服务。

第二节　主要功能与流程

基层医疗机构信息系统以向辖区内居民提供基本公共卫生服务和基本医疗服务为目的,以健康档案为核心,利用公共卫生服务的体检、随访、管理和就医过程中产生的数据对居民健康档案信息实现动态更新;规范医疗工作流程,对健康数据进行标准化;加强对基层医疗机构人员、财务、审核统计等事务和资源的管理;通过健康档案管理实现区域内数据共享,充分利用区域内的卫生资源,使健康档案效用得以发挥。

一、基层医疗机构信息系统的架构

基层医疗机构信息系统是以社区卫生服务中心、社区卫生服务站、乡镇卫生院、村卫生室为服务对象，采集和管理辖区内居民健康档案信息和患者诊疗信息，提供居民健康档案管理、公共卫生、基本医疗、分级诊疗、人力资源管理、绩效考核、财务管理、后勤管理及各类监管等基层医疗卫生服务和管理的一体化信息系统。其整体架构如图 7-1 所示。

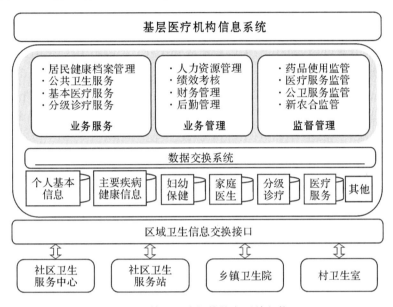

图 7-1　基层医疗机构信息系统架构

在云计算技术的支持下，完成整个基层医疗机构信息系统的建设和部署。在该系统架构体系中，主要是通过 B/S 架构和 SAAS 模式，其数据中心主要由省级部门进行管理，统筹规划，整合资源，有效地收集省内社区卫生服务中心、社区卫生服务站、乡镇卫生院、村卫生室等基层医疗卫生机构的健康档案和患者诊疗信息，实现省内统一标准，同一平台，资源互联互通，信息共享，大大简化了信息系统的运行流程，也降低了系统运维难度、运维成本，提高了系统的运行效率。

在软件系统应用上，建立统一认证体系，保证在授权状态下的浏览器（Browser）和服务器（Server）之间建立可靠传输，实时监控网络状态，建立操作日志，便于日后故障、错误等事件发生时，可以随时检查日志，便于明确责任，实现在软件操作行为规范方面进行全方位安全管理。

二、基层医疗机构信息系统主要功能

基层医疗机构信息系统是以患者为中心、以健康问题为导向，以常见病和多发病的诊疗为主导的信息管理系统。该系统以居民健康档案管理为基础，为管辖区域内的居民提供公共卫生服务、基本医疗服务、综合管理和监督管理等基本功能。

（一）居民健康档案管理

居民健康档案管理包括个人健康档案、家庭健康档案的管理，其中居民的个人健康档案包括贯穿整个生命过程的个人基本信息、亲属信息、社会保障信息、基本健康信息、疾病史

（包括既往史、家族史等）、健康体检、重点人群健康管理记录和其他医疗卫生记录等，系统为个人健康档案管理提供档案建立、基本信息修改、档案查询、档案更新、档案删除、档案迁移、档案查重、档案合并、死亡注销以及统计分析等功能。家庭健康档案为辖区内常住居民以家庭为单位建立基本健康信息记录，家庭成员的档案通过标识与家庭档案关联，因为个人健康与家庭背景有着直接的联系，医护人员在对患者诊治的同时也需对其家庭背景信息进行思考，所以需要了解家庭成员的健康状况。家庭健康档案管理功能包括档案建立、档案导入、档案查询、档案修改、档案删除、档案增减等。

建好居民健康档案，充分发挥健康档案在疾病诊断、医疗辅助和医疗研究等方面的功能和价值，真正实现分级诊疗。我国居民健康档案管理的发展经历了 3 个阶段。

1. 发展初级阶段

我国居民健康档案发展起步较西方发达国家晚，从 20 世纪 70 年代开始，我国的预防保健工作在全国逐步开展，最早出现了儿童免疫接种，到 80 年代初，我国出现了专门针对孕妇和产妇的保健档案。

2. 快速发展阶段

从 20 世纪 90 年代开始，居民健康档案的内容不断丰富，档案建立对象也逐渐由患者向普通民众转变。随着计算机的普及，逐渐出现了简易的电子化健康档案。从 2003 年开始，我国将发展电子化健康档案作为卫生信息化发展的重要方向。可以说，我国居民健康档案进入了快速发展时期。

3. 信息化发展阶段

随着健康档案电子化取得快速发展，我国逐渐摒弃了纸质健康档案的使用，逐渐通过建立覆盖区域的医药卫生健康信息系统，将居民健康档案的内容涵盖进去，并以此为重点和基础，在乡村和社区因地制宜地构建卫生信息网络平台，利用网络信息技术，促进医院和社区的合作与资源共享，逐步在全国建立统一的居民电子健康档案，并实施规范化管理。

居民电子健康档案管理系统，除了能够建立健康基本档案、预防接种管理和传染病防治管理，还能用于健康教育、慢性病管理和老年人健康管理等多种信息化管理工作，围绕这些重点工作，电子健康档案系统能够提供电子健康档案的集中录入、数据共享，同时与医院信息管理系统等实现数据共享，为建立医院信息平台奠定了良好的基础。我国的居民健康档案正在朝着标准化、规范化、信息化的方向发展。

（二）公共卫生服务

基层医疗机构负责预防、保健、康复、健康教育、计划生育等基层服务，其核心是采集居民电子化的健康信息。

1. 预防接种管理

为辖区内 0～6 岁儿童和其他重点人群建立预防接种信息。系统提供记录接种者基本信息、接种信息以及疫苗出入库管理、冷链设备管理、冷链温度监测与预警、统计分析等功能。

2. 保健管理

为辖区内儿童、妇女、孕妇等重点人群进行保健管理。如新生儿保健为新生儿提供体检、筛查、访视、喂养、健康指导等常规保健服务，系统提供记录新生儿父母基本信息、新生儿基本信息、体格测量、疾病筛查、听力筛查、喂养管理、访视信息等功能。妇女保健定期为适龄妇女提供生殖器官和乳腺等常见疾病专项检查，提供早期发现与干预等服务，系统提供基本信息记录、筛查专案记录、初检信息记录、复检信息记录、诊断治疗结果记录、转诊登记、随访登记、信息发布、宣传教育、筛查结果自助查询等功能。

3. 健康教育管理

为辖区内常住居民提供健康教育管理及健康促进服务，系统提供健康教育处方管理、计划管理、效果评价、教育机构管理、教育对象管理、健康促进资源管理及项目管理等功能。为了方便更多的居民接受健康教育宣传，基层医疗信息系统支持桌面终端、移动终端、大屏幕显示屏等传播方式。

4. 老年人健康管理及慢性病管理

为辖区内 65 岁及以上老年人提供健康状况评估和健康指导服务，系统提供记录老年人一般情况、生活方式、健康状况、体格检查、辅助检查、健康指导、转诊等功能；并且对辖区内肺结核患者、高血压患者、2 型糖尿病患者、严重精神障碍患者以及各种地方病患者进行就诊、筛查登记管理。如高血压患者管理为指定的辖区内 35 岁及以上居民中高血压患者的信息管理，系统提供患者信息上报、信息审核、查询、导出、自动统计筛查率、控制率等功能。

5. 传染病管理

传染病管理是基层医疗预防管理人员针对传染病进行的一项管理活动，提供法定传染病信息上报，实现对符合传染病、疑似传染病诊断标准的患者信息管理与实时上报，包括肺结核患者、艾滋病病毒感染者信息管理。如肺结核患者管理，实现基本公共卫生服务项目指定的辖区内确诊的常住肺结核患者的信息管理，系统提供患者信息采集、补报、订正、审核、查询、导出、患者筛查记录统计、密切接触者筛查记录上报、患者治疗记录上报、患者服药记录上报、随访记录上报等功能。

6. 双向转诊管理

双向转诊管理包括转诊业务管理和转诊资源管理。转诊业务管理为协助基层医疗机构可以共享到大医院的资源，实现上下级机构之间的双向转诊业务，系统提供电子化的转诊申请、转诊管理、患者信息反馈、随访等功能。转诊资源管理实现对上级医院转诊资源的规范管理，系统提供转诊资源查询、内容更新、统计分析等功能。

7. 家庭医生签约管理

支持家庭医生签约和履约管理的业务流程，系统提供家庭医生签约、续约、解约、转约、服务评价、统计分析等功能，以及在履约过程中提供履约计划生成、任务分配、服务预约和通知、服务记录、服务完成情况查询等功能。

(三)基本医疗服务

基本医疗服务主要包括门(急)诊管理、住院管理、药品管理、医技管理和远程会诊等基本业务管理。

1. 门(急)诊管理

该服务从患者挂号开始，登记患者基本信息，明确患者医保类型等，由门诊医生接诊，了解患者的主诉、既往病史及遗传史等情况，观察病情，进行诊断并开立医嘱，必要时借助检查检验结果辅助诊断；如患者临床病症严重，需要转至住院部管理。门诊电子病历书写应完善，以便于统计费用和医生工作量等。

2. 住院管理

该服务是从患者入院登记开始到出院全程的监护，适用于基层医疗卫生机构医护人员对住院患者提供入院、出院、转诊、临床医护与收费管理。其内容相对较多,业务相对复杂,以基层医生和护士的业务为例,信息系统具有如下管理功能:

(1)住院医嘱管理:具备医嘱录入、核对、执行、作废、审核、模板管理、电子签名、医嘱打印、药物字典、检验检查字典、手术治疗字典等功能。支持住院用药、检查、检验、手术、治疗、输血、护理等医嘱类型。

(2)护理记录:实现护理记录、住院患者评估和出院随访等管理。具备护理记录录入、入院评估、住院期间评估、出院评估、随访计划、随访记录、随访工作量分析、信息引用、电子签名、智能提醒、模板管理、归档封存等功能。

3. 药品管理

为保证用药安全,通过患者身份及药品的核对,实现针剂、口服药、外用药等全过程管理。系统提供配药管理、标签管理、身份查对、药品查对、配伍禁忌、药品皮试、用药前后病情获取等功能。

4. 医技管理

医技科室是辅助诊疗科室,在系统内主要是根据门诊或住院医生开立的医嘱对患者进行各项检查和检验,实现常规检验、生化检验、免疫检验、微生物检验等全流程信息管理,同时可以出具报告,实现医学影像信息资料电子化传输、存储、后处理与应用调阅,一般支持心电、放射、超声、病理等医学影像信息类型。

5. 远程会诊

因医疗资源存在分配不均衡现象,利用信息化和现代通信工具,基于居民电子健康档案及医生电子证照,专家为患者完成远程病历分析、疾病诊断和制订治疗方案。通过医生和患者双方身份数字认证,实现会诊申请、患者病历信息采集、专家会诊、病历信息调阅、专科诊断、会诊结果下传、远程会诊相关知识库、会诊评价、示教示范等功能。

(四)综合管理

基层医疗机构信息系统包括人力资源管理、财务管理、审计管理和后勤管理。

1. 人力资源管理

人力资源管理包括员工的日常管理、绩效管理和档案管理。其中,日常管理包括工作时间安排、员工培训、考勤和测评,系统提供休假排班管理、员工培训、人员考勤、考核测评等功能,实现对员工的综合管理。绩效管理,根据日常工作量自动统计机构、科室、个人医疗服务数量,根据预先设定的绩效评价方法自动生成评价表,实现对员工的绩效、薪酬自动化管理。档案管理是对医师、药师、护士、医技和后勤人员的档案进行管理。

2. 财务管理

按照基层医疗卫生机构执行会计制度,实现会计核算、分析、监督、预测等日常经济活动相关业务。系统提供财务核算、财务审核、财务分析、监督与预测、票据管理等业务功能,以及采集门诊住院患者收费情况、物资耗材出入库数据、固定资产折旧信息等统计功能。

3. 审计管理

实现基层医疗卫生机构对审计项目实施全过程的规范化、实时化、协作化、远程化管理,并支持审计质量评价。系统提供数据监控预警、财务分析、业务分析、数据分析、审计工具、审计计划管理、项目管理、档案管理、整改追踪、审计准备、审计实施、审计终结、审计整改等功能。

4.后勤管理

后勤管理包括医疗废弃物管理和会议管理。医疗废弃物管理是利用条码、电子标签等物联网技术,实现医疗废弃物全生命周期的跟踪管理,系统提供医疗废弃物分类、称重、标记、装车运输、回收、监管等功能。会议管理是实现点对点视频、多点视频的会议管理和会议流程的规范管理,系统提供大型会议、远程会议、视频监控设备、集中控制平台、会场配置管理、远程故障处理、会议预约、会议通知、会议签到、会议记录、音频处理、视频压缩传输、消息提醒等功能。

(五)监督管理

监督管理业务主要实现对基层医疗机构基本医疗和公共卫生服务等相关指标的实时监测,包括药品使用监管、医疗服务监管、公共卫生服务监管和新农合监管等功能。

1.药品使用监管

系统提供对医生处方、药品种数、基药比例、抗生素比例、就诊者人均药品费用、特殊药品使用量比例等指标的监管功能。

2.医疗服务监管

系统提供门急诊人次、门急诊患者入院率、双向转诊、出院者平均住院天数、病床使用率、病床周转次数、住院患者入出院诊断符合率、住院患者手术人次数、医生人均工作量、村卫生室和社区卫生服务站诊疗人次等监管功能。

7-1 知识
拓展:基层
医疗机构
绩效考核

3.公共卫生服务监管

系统提供健康档案规范化建档率、健康教育情况、体检人数、慢性病访视率、孕产妇管理、按时预防接种人次、传染病报告率、突发公共卫生事件报告率等监管功能。

第三节 主要子系统介绍

基层医疗机构信息系统是以满足基层基本卫生服务和基本医疗服务需求为目的,根据《国家基本公共卫生服务规范》以及慢性病管理国家规范而开发的融预防、医疗、保健、康复、健康教育、计划生育技术服务等为一体,利用计算机软硬件技术、网络通信技术等现代化手段,对基层医疗机构进行标准化、规范化、科学化管理,从而提高基层医疗机构管理水平的信息管理系统。下面介绍几个主要的子系统。

一、基本医疗服务系统

(一)概述

基本医疗服务系统是支撑基层医疗机构开展各项医疗服务的应用系统,包括门急诊挂号管理、住院管理、医生工作站、护士工作站、医技管理、药房管理、药库管理、电子病历等功能。从本质上讲,基层医疗机构的医疗信息系统就是中小型的医院信息系统,它在建设内容、开发过程、工作流程及具体操作等方面请参考本书第三章内容。

(二)具体功能简介

1. 门急诊挂号功能

门急诊挂号功能从既往就诊记录、健康档案、健康卡、身份证等多种途径获取就诊对象基本信息，能识别和支持新农合、医保、自费等不同身份患者的挂号，可快速选择诊别、科室、医生，生成挂号信息，显示打印挂号单。能自动与门诊划价收费、门诊医生工作站、公共卫生服务模块关联。

2. 门诊医生工作站

门诊医生工作站帮助门诊医生获取就诊对象挂号信息和基本信息，以及开具药品处方和诊疗申请单，同时还提供健康档案建立、慢性病随访服务、病历书写与调用、公共卫生服务模块调用、药品管理、报告单获取、处方病历审查、费用查询、传染病报告卡填写、死亡医学证明书出具、入院转诊、工作量查询、统计报表等功能，并自动与公共卫生服务模块进行关联。

3. 住院管理功能

包括入出院管理和病历管理。具有住院患者入院基本信息建立与查询、入出院和转院手续办理、出院召回、病历管理与审查、病案检索、传染病报告、住院费用管理、床位管理、药品查询、材料和医疗服务项目配置、清单打印、统计报表等业务功能和出生医学证明、死亡医学证明、服务提示、综合查询等服务功能。自动与财务管理、住院医生工作站、护士工作站和收费模块进行关联。

4. 住院医生工作站

住院医生工作站为住院医生提供全面的业务信息支撑，主要有住院患者信息调用、健康档案建立与查询、病历书写与调用、模板管理、医嘱管理、业务申请、诊疗结果查询调用、出院、转科、转诊、审核签名、费用核算与监管、统计报表、医疗知情同意书、综合查询、医嘱和申请单打印、服务提示、健康档案记录等服务功能。自动与护士工作站、药品管理、住院管理和公共卫生服务模块进行关联并报送相关信息。

5. 护士工作站

为护士提供业务信息支撑，主要有住院患者信息调用、病床管理、病区管理、护理记录采集、体征信息采集、药单管理、单据打印与领用、医嘱执行确认、护理信息审查提示、健康教育管理、医疗知情同意书、药品信息查询、费用信息查询、检验检查结果查询、服务提示、综合查询、统计报表等功能。自动与医生工作站、药品管理、住院管理和公共卫生服务模块进行关联。

6. 电子病历子系统

电子病历子系统包含了患者诊疗记录的完整信息，是对患者提供医疗卫生服务必需的资料，包括病历概要、门(急)诊诊疗记录、住院诊疗记录、健康体检记录、转诊(院)记录、法定医学证明及报告、医疗机构信息等七个业务域；有病历定义、病历书写、病历修改、病历质量实时监控、病历评审、病历查询、病历统计、病历分析、痕迹保留、文档续打、病历导出导入、数字签名等功能。

二、电子健康档案

(一)概述

电子健康档案(Electronic Health Records，EHR)是人们在健康相关活动中直接形成的具有保存备查价值的电子化历史记录。EHR 是以居民个人健康为核心,贯穿整个生命过程,涵盖各种健康相关因素,实现多渠道信息动态收集,满足居民自我保健、健康管理和健康决策需要的信息资源。

7-2　视频:
电子健康档案

2017 年初,国家卫生计生委为指导人口健康信息化建设和推动健康医疗大数据应用发展,提高人民群众获得感,增强经济发展新动能,根据《"健康中国2030"规划纲要》、《"十三五"国家信息化规划》、《"十三五"卫生与健康规划》等文件精神,编制了《"十三五"全国人口健康信息化发展规划》(以下称"规划")。规划总结了"十二五"卫生信息化建设的成果:初步建立了全员人口信息、电子健康档案、电子病历等数据库,全国有 27 个省(区、市)建立了省级人口健康信息平台,连同 44 家委属管医院分别与国家平台实现联通。提出了"十三五"信息化建设的主要任务:夯实人口健康信息化和健康医疗大数据基础;深化人口健康信息化和健康医疗大数据应用;创新人口健康信息化和健康医疗大数据发展。同时启动了全民健康保障信息化工程、健康医疗大数据应用发展工程、基层信息化能力提升工程、智慧医疗便民惠民工程、健康扶贫信息支撑工程五大工程。其中多次提到了全面推进电子健康档案数据库建设问题,很多任务和工程也都是以建立电子健康档案数据库为核心进行的。

电子健康档案系统记录个人从出生到死亡的所有生命体征的变化,包括个人的生活习惯、病史、诊治情况、家族病史、现病史及历次诊疗经过、历次体检结果等信息,如图 7-2 所示。

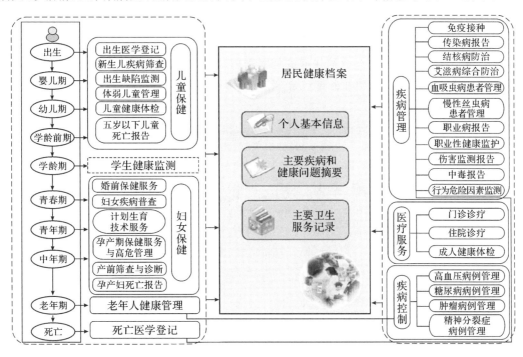

图 7-2　电子健康档案功能结构

电子健康档案系统以"六位一体"为中心,通过标准数据接口实现与医院 HIS、PACS、LIS、电子病历、社区卫生、新农合等系统的数据共享与交换,可实现健康档案动态更新,实现真正意义上的"活档"。图 7-3 为某居民健康档案管理系统主界面。

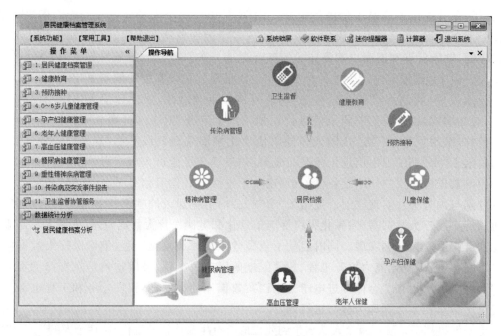

图 7-3　某居民健康档案管理系统主界面

（二）系统操作

1. 居民健康档案管理

居民健康档案管理模块包含居民家庭档案管理、居民个人健康档案管理、居民死亡登记三项业务，如图 7-4 所示，每项业务都包含"新建""修改""删除""表列（显示项）""打印""导入"等操作。

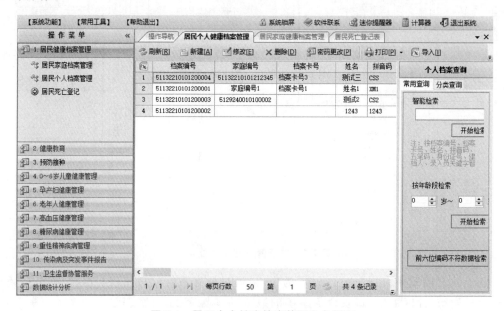

图 7-4　居民个人健康档案管理业务界面

以"新建"居民个人健康档案为例：双击左侧操作菜单中"居民健康档案管理"→"居民个人健康档案管理"→"新建"，打开页面如图 7-5 所示→填写档案封面上的信息→填写居民基本信息→填写过敏史、遗传史等信息→单击"保存"。

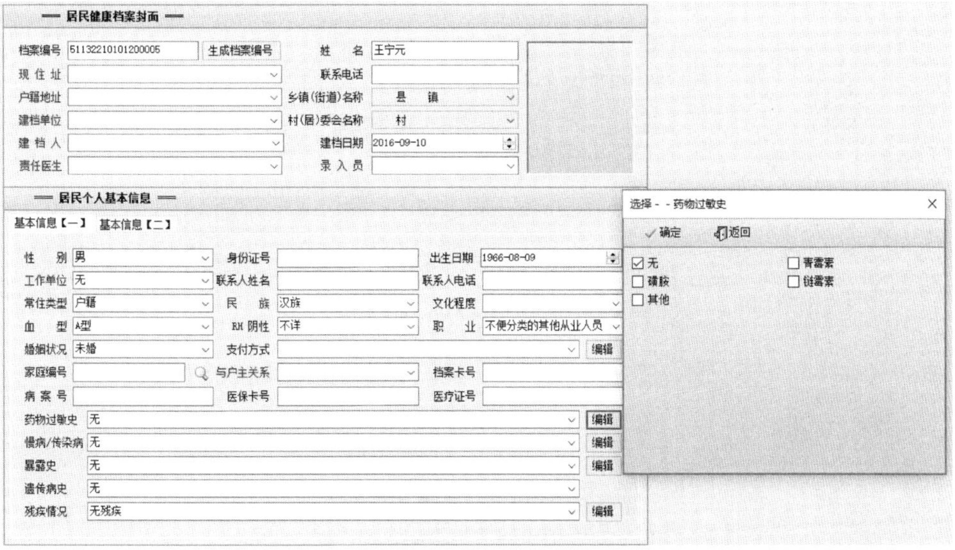

图 7-5　新建居民个人健康档案

2. 健康教育

健康教育的核心是教育人们树立健康意识，促使人们改变不健康的行为生活方式，养成良好的行为生活方式，以降低或消除影响健康的危险因素。通过有计划、有组织、有系统的社区教育活动，使人们自觉地采纳有益于健康的行为和生活方式，消除或减轻影响健康的危险因素，预防疾病，促进健康，提高生活和生命质量。

如图 7-6 所示，在电子健康档案系统中，双击"健康教育"→"健康教育活动"→"新建"→填写活动详细信息→单击"保存"即可添加教育活动信息，从而便于健康教育活动的管理，也可对活动进行修改、删除、打印等操作，还可以针对社区居民的个人不同情况建立健康教育个人处方。

3. 预防接种、孕产妇管理

预防接种模块包含疫苗管理、儿童计划免疫接种管理和儿童接种三项业务，如图 7-7 和 7-8 所示，社区卫生服务中心的妇幼保健工作人员可通过此模块对社区内幼儿预防接种情况进行管理。

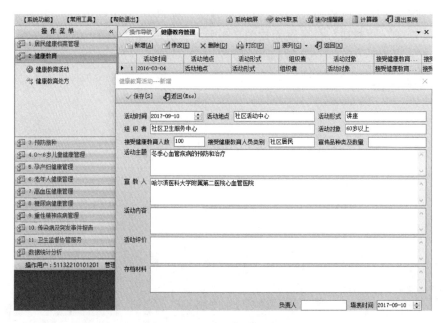

图 7-6　新建健康教育活动界面

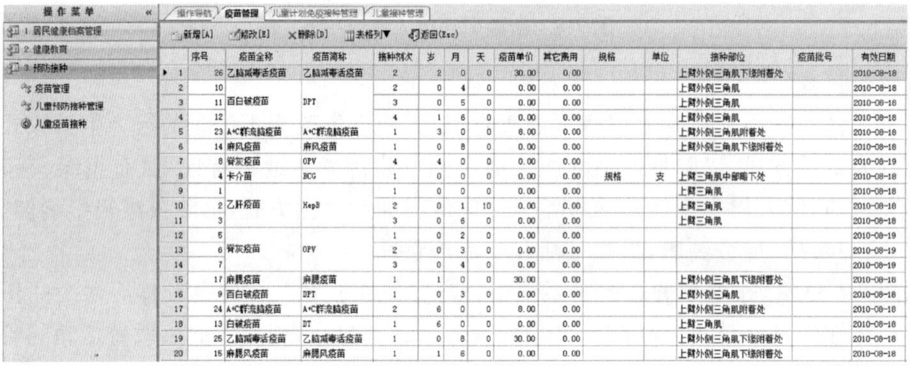

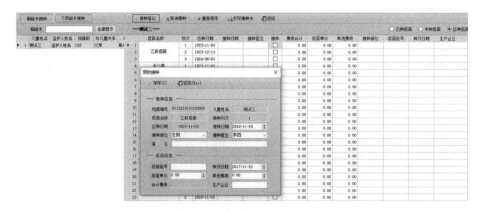

图 7-7　疫苗管理界面

图 7-8　儿童接种登记界面

孕产妇管理模块包含孕产妇管理和新生儿出生医学证明管理两项业务，如图 7-9 和 7-10 所示。

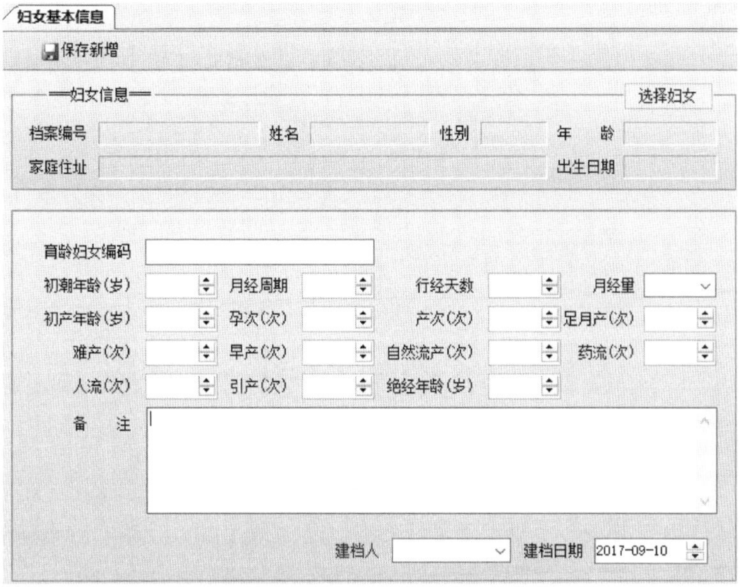

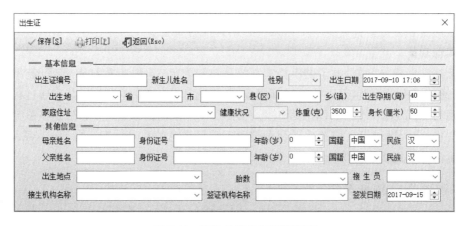

图 7-9　孕产妇信息建档界面

图 7-10　新生儿出生证管理界面

4. 老年慢性病管理

老年慢性病主要有慢性阻塞性肺疾病、慢性肺源性心脏病、高血压病、冠心病、心绞痛、心肌梗死、慢性心力衰竭、心脏瓣膜病、心肌病（扩张型、肥厚型、限制型心肌病）、老年性骨关节炎、糖尿病等。社区电子健康档案对老年慢性病居民进行及时登记、定期随访，如图 7-11 所示，根据具体情况给予及时的医疗或保健指导，对慢性病防治进行及时的宣教，能够切实提高居民防病治病的健康意识，对提高社区居民生活质量有一定的保障作用。

5. 传染病及突发事件报告

由于传染病的控制依赖于传染病报告的及时性和敏感性，在 EHR 中建立传染病信息管理中心和突发事件管理上报模块对于传染性疾病和卫生突发事件的控制和解决具有重大

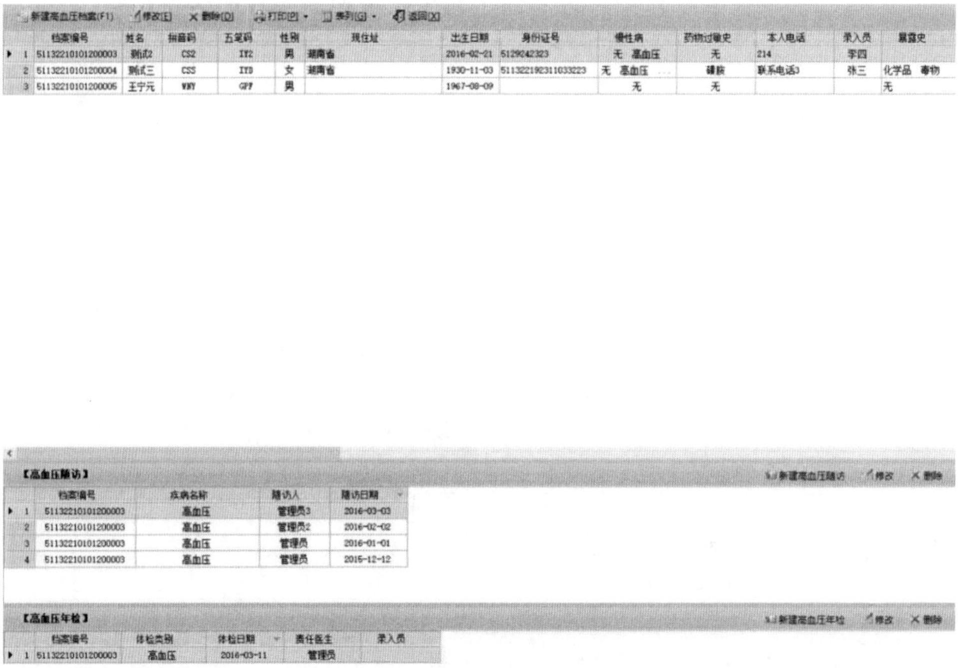

图 7-11　高血压健康管理界面

意义。如图 7-12 所示为电子健康档案中的标准传染病报告卡,熟悉传染病类别和严重程度以及上报内容和方式是社区卫生工作人员必须具备的职业素养之一。

6.其他功能

除上述功能模块之外,电子健康档案系统还应包含 0~6 岁儿童健康管理、老年人健康管理、重性精神疾病管理、卫生监督协管服务、数据统计分析等功能模块,并且通过标准数据接口实现与医院 HIS、PACS、LIS、RIS、电子病历、社区家庭健康管理、新农合等系统的数据共享与交换,成为区域卫生信息化平台和健康大数据平台的有力数据支持,为提高人口健康水平和生活质量提供有力保障。

三、家庭医生信息系统

(一)概述

家庭医生信息系统是社区卫生服务信息系统的重要组成部分,主要针对居民的日常健康管理、健康监测以及慢性病的防治,包括健康档案管理,健康教育管理,妇女、儿童、老年人和贫困居民的保健管理,精神卫生管理,康复和计划生育技术指导的信息管理等。

家庭医生信息系统能够实现对居民健康数据长期记录和跟踪,完成社区居民健康危险因素的监测、分析、评估、预测、预防和维护的全过程,从而优化医疗资源利用,助力国家医改政策的落实,实现居民"小病进社区,大病上医院,康复回社区"的目标,同时缓解社区医疗机构的巨大压力,发挥家庭成员健康与社区医疗服务的纽带作用,弥补社区医疗对家庭成员健康管理的不足。

中华人民共和国传染病报告卡

卡片编号：_____ 档案编号：_____ 报卡类别： ◉ 1、初次报告 ○ 2、订正报告

姓 名*：_____ （患儿家长姓名：_____ ）

有效证件号*：_____ 性别*： ◉ 男 ○ 女

出生日期*：_____ 年 _____ 月 _____ 日（如出生日期不详，实足年龄：_____ 年龄单位：_____ 岁 _____ 月 _____ 天）

工作单位（学校）：_____ 联系电话：_____

病人属于*： □ 本县区 □ 本市其他县区 □ 本省其他地市 □ 外省 □ 港澳台 □ 外籍

现住址（详填）*：_____ 省 _____ 市 _____ 县（区）_____ 乡（镇、街道）_____ 村 _____ （门牌号）

人群分类*：
□ 幼托儿童 □ 散居儿童 □ 学生（大中小学） □ 教师 □ 保育员及保姆 □ 餐饮食品业 □ 商业服务 □ 医务人员
□ 工人 □ 民工 □ 农民 □ 牧民 □ 渔（船）民 □ 干部职员 □ 离退人员 □ 家务及待业 □ 其他（_____ ） □ 不详

病例分类*：(1) □ 疑似病例 □ 临床诊断病例 □ 确诊病例 □ 病原携带者
(2) □ 急性、 □ 慢性（乙型肝炎*、血吸虫病*、丙肝）

发病日期*：_____ 年 _____ 月 _____ 日

诊断日期*：_____ 年 _____ 月 _____ 日 _____ 时

死亡日期：_____ 年 _____ 月 _____ 日

甲类传染病*：
□ 鼠疫 □ 霍乱

乙类传染病*：
□ 传染性非典型肺炎、艾滋病（□ 艾滋病病人 □ HIV）、病毒性肝炎（□ 甲型 □ 乙型 □ 丙型 □ 丁肝 □ 戊型 □ 未分型）
□ 脊髓灰质炎 □ 人感染高致病性禽流感 □ 麻疹 □ 流行性出血热 □ 狂犬病 □ 流行性乙型脑炎 □ 登革热
□ 炭疽（□ 肺炭疽 □ 皮肤炭疽 □ 未分型）、痢疾（□ 细菌性 □ 阿米巴性）、肺结核（□ 涂阳 □ 仅培阳
□ 菌阴 □ 未痰检）、伤寒（□ 伤寒 □ 副伤寒） □ 流行性脑脊髓膜炎 □ 百日咳 □ 白喉 □ 新生儿破伤风
□ 猩红热 □ 布鲁氏菌病 □ 淋病、梅毒（□ I 期 □ II 期 □ III期 □ 胎传 □ 隐性）□ 钩端螺旋体病 □ 血吸虫病
疟疾（□ 间日疟 □ 恶性疟 □ 未分型）□ 人感染H7N9禽流感

丙类传染病*：
□ 流行性感冒 □ 流行性腮腺炎 □ 风疹 □ 急性出血性结膜炎 □ 麻风病 □ 流行性和地方性斑疹伤寒 □ 黑热病
□ 包虫病 □ 丝虫病 □ 除霍乱、细菌性和阿米巴性痢疾、伤寒和副伤寒以外的感染性腹泻病 □ 手足口病

其他法定管理以及重点监测传染病：
_____
_____

订正病名：_____ 退卡原因：_____

报告单位：_____ 联系电话：_____

填卡医生*：_____ 填卡日期*：_____ 年 _____ 月 _____ 日

备注：

图 7-12 中华人民共和国传染病报告卡

（二）系统架构

家庭医生信息系统主要由三部分组成：社区医生移动随访包（医生）、社区健康管理服务平台（医生）、居家自测（家庭），如图 7-13 所示。

系统采取居家自测、医生随访和远程监控三位一体的管理模式对家庭成员提供医疗卫生服务，主要的管理流程如图 7-14 所示。

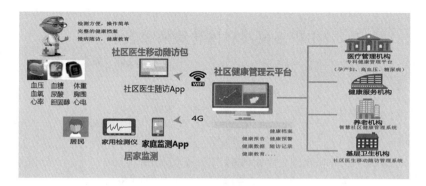

图 7-13　家庭健康管理系统架构

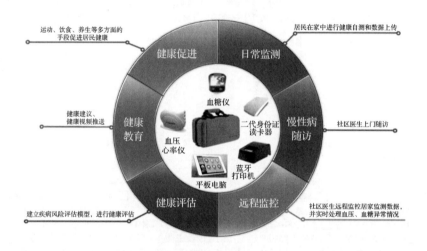

图 7-14　健康管理流程

(三)系统功能

1. 社区医生移动随访

社区医生移动随访系统通过健康监测应用程序,实现对高血压、糖尿病等慢性病居民的上门随访,可以在线记录居民的电子健康档案信息并打印,同时将健康信息上传到云服务平台,功能结构如图 7-15 所示。

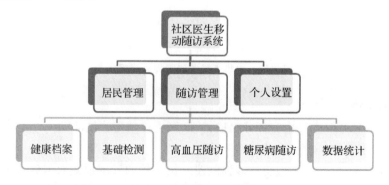

图 7-15　社区医生移动随访系统功能结构图

医生利用平板电脑、蓝牙健康检测仪等设备,通过系统可对需要随访的居民进行相应的居民基本信息管理,如姓名、年龄、联系方式、诊断情况、地址等,如图 7-16 所示;也可通过系统实现对居民日常健康数据的采集,同时,随访数据可以便捷地导入健康管理服务平台,其中,检测数据包括血压、血氧、心率、血糖、体温、心电、尿酸、胆固醇等;并能够对居民各项记录以图表形式进行展示,如血压分布时序图、血压评估比、血压分布散点图等,如图 7-17 所示,从而体现体征变化趋势,帮助医生了解居民身体健康状况变化情况,也帮助居民掌握自身的健康状态以及变化情况。

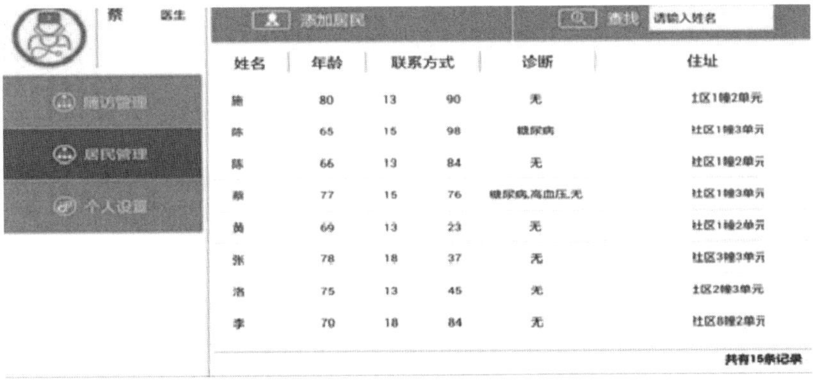

图 7-16 居民基本信息管理

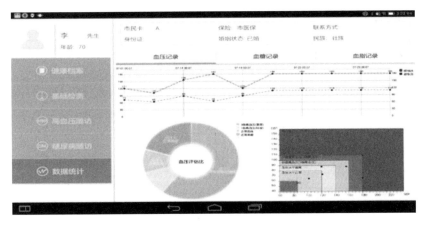

图 7-17 居民各项健康记录图表

2. 社区健康管理平台

社区健康管理平台是一个多功能集成平台,完成对社区全部居民健康信息的收集、预警,功能如图 7-18 所示,平台业务与社区医生移动随访相结合,可以更好地对居民的健康状况进行监控、管理。

通过对居民上传的健康数据进行长期跟踪,对健康异常情况进行实时处理,完成对社区居民健康危险因素进行监测、分析、评估、预测、预防和维护的全过程。

医生可以通过平台查看随访患者记录,并处理平台显示异常的数据,如图 7-19 所示。同时,平台会向有异常值的居民的家属发送短信提醒,保证家属能及时收到居民体征异常状况的信息,并且能通过平台有针对性地发布健康知识和新闻公告。

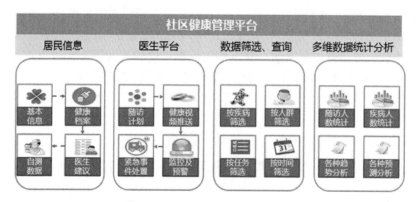

图 7-18　社区健康管理平台功能结构

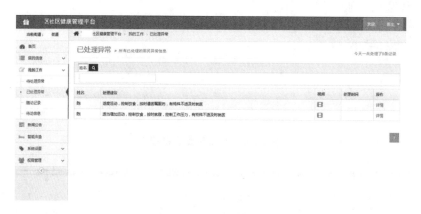

图 7-19　异常数据处理

社区居民也可通过平台查询个人体征异常情况和所有健康数据以及历史曲线图、情况分布饼图，如图 7-20 所示，以便及时了解和掌握自身的健康情况变化。

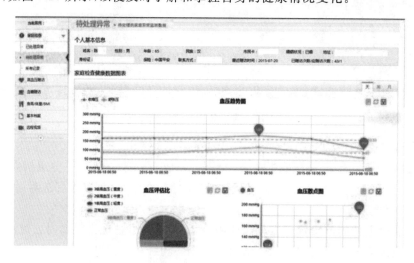

图 7-20　健康数据历史曲线及情况分布饼图

3.居家监测

居家自测是居民在日常生活中,通过居家自测设备对自己的基本情况进行日常监测,如图 7-21 所示,主要由多参数生理检测仪和健康自测系统组成,它们填补了医生随访间隔之间的空缺,实现了健康状态的自我监测。同时可将数据上传到社区健康管理平台,医生也可实时掌握居民健康状况并针对异常情况及时处理。

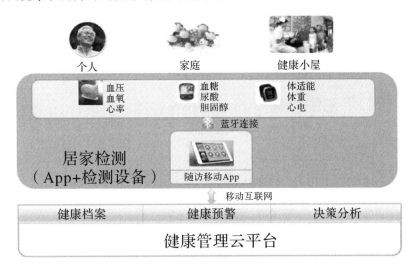

图 7-21 居家检测系统功能结构

多参数生理检测仪的检测数据有血压、血氧、心率、血糖、体温、心电、尿酸、胆固醇等。健康自测系统主要有六个模块,分别为健康监测、健康档案、健康干预、健康讲座、预约挂号、社区服务,实现居民的居家慢性病健康管理、健康视频交互应用、开放链接公共服务、院外专科健康管理。

(1)健康监测。使用多参数生理检测仪可实现五大项目(血压、血氧、血糖、尿酸、胆固醇)的测量与记录,如图 7-22 所示,并上传至社区健康管理平台个人档案。

测量时间	收缩压	舒张压	脉搏	结果
2014-08-24 18:30	106	67	65	血压正常
2014-08-24 18:26	107	39	74	血压偏低
2014-08-24 18:24	88	46	81	血压偏低
2014-08-24 18:21	123	75	86	正常偏高
2014-08-24 18:20	97	55	90	血压偏低
2014-08-24 17:43	113	60	76	血压正常
2014-08-24 17:43	112	59	75	血压偏低
2014-08-23 22:52	110	67	87	血压正常
2014-08-23 13:40	106	53	62	血压偏低
2014-08-22 21:52	152	79	100	血压高

王　女士最近10条血压记录

正常值参考范围:收缩压90~140mmHg,舒张压60~90mmHg

图 7-22 居民血压记录

（2）健康档案。居民可以通过系统查看个人的健康档案，其中包括数据的测量时间、测量结果，以及系统生成的曲线，如图7-23所示。

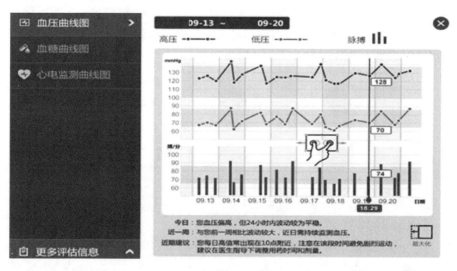

图7-23　居民个人健康数据曲线图

（3）健康数据分析。使用系统，居民可以根据健康历史数据，进行健康数据分析，如浅睡眠时间、深睡眠时间、睡眠质量评估、卧床时间、生命体征趋势图分析、心率变异性分析、患者体动分析等内容，如图7-24所示。

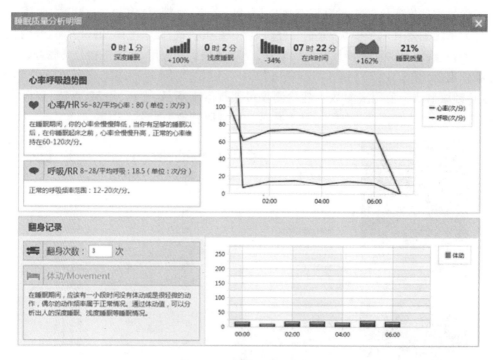

图7-24　居民健康数据分析

（4）健康干预。监测系统还会根据居民身体状况及生活情况提出相应的生活建议、运动建议、饮食建议、心理调适、中医调理、健康管理等简单生活提示,帮助居民了解生活注意事项及相应的调整方法,如图 7-25 所示;提供个性化健康建议、医生远程视频、连接线下社区服务、医院挂号等服务,如图 7-26 所示。

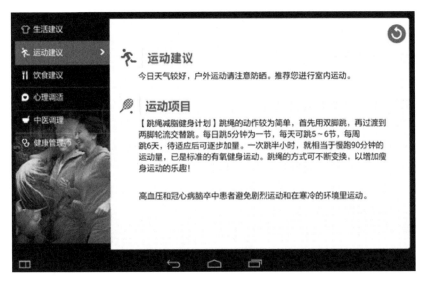

图 7-25　健康干预

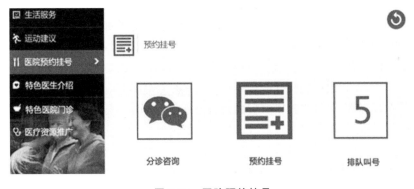

图 7-26　医院预约挂号

第四节　开发与实施

一、总体规划

(一)明确建设背景

当前,在国家相关政策的指导和各省(区、市)、地级市、县、乡镇、村对卫生信息化建设的计划下,积极推进基层医疗卫生机构信息化建设,建立涵盖基本医疗服务、基本药物供应使用、居民健康管理、公共卫生服务、绩效考核等基本功能的基层医疗卫生管理信息系统,并与城乡居民医疗保险信息系统有效衔接,提高基层规范化服务水平是所有基层医疗机构信息系统开发的大背景。项目建设应主要满足以下需求：

(1)解决百姓"看病贵，看病难"的民生需求。

(2)提高基层医疗卫生业务质量和效率的需求。

(3)提高公共卫生财政资金使用效率的需求。

(4)提高卫生决策和应急指挥能力的需求。

(二)明确系统建设目标与原则

1. 系统建设目标

基层医疗机构信息系统的建设目标应为：深化国家医药卫生体制改革，加快医药卫生事业发展，依据国家卫生健康委颁布的卫生信息化标准和技术规范，建立统一高效、资源整合、互联互通、信息共享、透明公开、安全可靠、使用便捷、实时监管的基层医疗机构信息系统，为基层医疗卫生服务机构开展业务提供技术支撑，规范服务行为，提高管理效率，提高基层医疗卫生资源利用率和医疗卫生服务质量，支撑覆盖城乡居民的基本医疗卫生制度，为人民群众提供安全、有效、方便、价廉的医疗卫生服务。

2. 系统建设原则

(1)适应性原则。基层医疗机构信息系统的建设要能够适应国家医药卫生体制改革的需求，相关基层医疗机构的职能变化、需求变化以及相关国家、行业标准的变化都会影响到系统项目的建设。因此，在进行基层医疗机构信息系统建设开发时，要特别关注系统的适应性与扩展性，为未来的变化预留足够的空间。

(2)效益性原则。基层医疗机构信息系统开发使用的主要目的之一是创造直接或间接、目前或长远的经济效益或社会效益。因此在系统项目开发前期，应进行科学、严密的可行性论证；在使用技术上应采用成熟可靠的技术而不必追求最先进的技术；在系统界面设计上应充分考虑使用人员的接受程度和行业操作惯例；在系统设计上应充分考虑、科学规划基层卫生服务与信息技术相结合后的工作流程的合并和简化，从而提高效率，而不是一味地将目前的工作流程照搬到信息系统上。

(3)系统性原则。基层医疗机构信息系统是由若干个各自相对独立而又相互联系的子系统构成的。因此，在系统项目的开发过程中，须特别注重系统的各个功能模拟的整体性和系统性，从而建立统一的数据共享体系。

(4)规范化原则。基层医疗机构信息系统的建设只有遵守国家卫生主管部门制定、发布的相应规范，才能确保卫生信息的处理、传递、共享和综合利用。

(三)科学规划系统建设内容与实施计划

开发与建设一个完整的基层医疗机构信息系统是一个相对漫长的过程，需要投入大量的资金，并协调项目开发人员与项目辅助人员的工作。系统项目建设完毕之后除了使用还涉及系统的维护、更新等工作。因此，需要根据系统项目的建设目标科学详细地制订建设内容和实施计划，将项目建设合理地分为若干阶段，每一阶段又分为若干任务和目标，组成负责团队，评估每一阶段需要为项目投入的人、财、物和任务完成的时间及任务成果等。

二、开发策略

总的来说，基层医疗机构信息系统的开发策略可以分为如下三种：

(一)"自下而上"的开发策略

此策略是对基层医疗机构信息系统的整体业务进行具体分析后,先实现比较具体、基础的功能,然后逐步由低级到高级建立整个系统。"自下而上"的开发策略首先从研究各项数据的基础应用开始,逐步增加管理控制方面的功能。这种策略的优点是:从底层开始逐步建立信息系统可以及时调整或测试各个模块的运行情况,避免大规模系统可能出现运行或资源利用不充分的危险。其缺点是:由于没有从整个系统出发进行整体规划,系统的整体性有欠缺,不同模块之间的接口可能会出现问题,随着系统的进一步建设,可能需要做出很多的修改,甚至重新规划。

(二)"自上而下"的开发策略

此策略与"自下而上"的开发策略相反,强调从整体上协调和规划,由整体到部分,通过分析基层医疗机构信息系统整体的业务流程,得到系统的逻辑模型,并以此为基础进行系统设计。此策略是一种较为成熟的开发策略,更加适合层级多、涉及部门多、对系统整体性和协调性要求高的系统项目开发。

(三)"自上而下规划,自下而上实现"的开发策略

"自下而上"开发策略适用于系统规模小、技术力量不强、缺乏开发经验的情况;"自上而下"开发策略则需要很强的归纳分析和抽象能力。因此,在实践中,通常将这两种开发策略结合起来:先通过对系统需求进行综合分析,做好整体规划,再自下而上逐步实现各个模块的开发。这种开发策略是大型信息系统建设普遍采用的策略,也适用于基层医疗机构信息系统的开发建设。

三、系统开发要求

(一)系统框架要求

通过基层医疗机构信息系统的建设,为基层医疗卫生服务机构开展业务服务提供技术支撑,规范服务行为,提高管理效率,实现基层医疗卫生服务领域信息的收集、整合与利用、监管与分析,以及与其他业务应用系统间的互联互通和业务协同。系统框架应满足以下两点要求:

(1)系统建设要符合国家"基层医疗卫生机构管理信息系统"建设要求、功能规范和数据标准,并通过卫生部门的标准符合性测试。

(2)系统须满足居民基本医疗保险信息系统接口、新农合管理信息系统接口、人口健康信息平台接口的数据对接需求,并能与发改、民政、公安、社保、商保、银行等共享信息。

(二)系统建设的总体技术设计要求

(1)系统平台应满足以下要求:

1)操作系统:基于 Windows 操作系统。

2)数据库平台:支持 Oracle、SQL Server 等大型数据库。

3)前端开发工具:可采用目前主流开发平台。

4)支持云计算平台技术:系统应能够实现云计算数据中心的软件架构。云计算技术的应用需要充分体现在数据中心、业务应用的设计与部署过程中。通过基于成熟的云计算数

据中心的业务运营支撑系统实现信息共享和资源利用。

5）系统易扩展。

（2）根据实际业务增长需求，可优先选择部署实施平台的一个或部分功能模块（可独立运行），并确保后续上线的功能模块对已正式使用的功能模块无影响，并且能够保证数据的连贯性。

（3）系统安全要求：

1）系统安全访问功能要求：应具有权限管理、身份认证和访问控制功能。

2）重要数据修改日志功能：对重要数据保留修改记录，提供修改日志查询。

3）网络要求：系统支持专网或 VPN 等链路，保证数据传输安全。

（4）系统性能要求：

1）应定义系统能满足的最小并发用户数，定义允许每分钟访问最小并发用户数。

2）应定义信息注册平均响应时间最小值（建议小于 1 秒），定义按唯一标识查询平均响应时间最小值（根据系统总记录数进行定义）。

（5）系统应遵循国家相关标准并兼容行业最新标准。

（三）系统功能具体要求

系统应用软件部署实施，主要包括需求调研、深化设计、应用软件和接口开发、应用软件部署、数据准备、平台互联、操作培训等实施内容，系统应采用云模式进行部署。

按照国家对基层医疗卫生机构"六位一体"（预防、保健、医疗、计生、健教、康复）的建设要求，构建区域（如全省）统一的、与区域平台对接的基层医疗机构信息系统。系统应涵盖乡镇卫生院和基层卫生服务中心（站）的基本医疗服务及公共卫生业务、基本药品管理及综合管理服务，满足监督管理的要求，实现与省、市等各级平台和其他业务系统进行信息交换和信息共享。

1. 功能概述

基层卫生服务机构为辖区内居民提供居民健康档案管理、全科医疗服务，并提供基层公共卫生管理。基层医疗机构信息系统具体功能如图 7-27 所示。

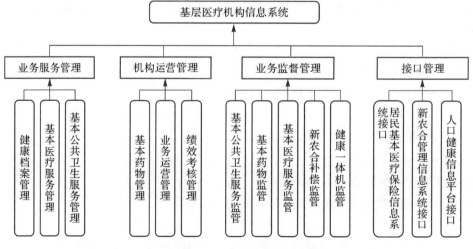

图 7-27　基层医疗机构信息系统具体功能

2. 业务服务管理

业务服务管理由居民健康档案管理、基本医疗服务管理和基本公共卫生服务管理三部分组成。居民健康档案管理可实现居民及家庭健康档案管理、居民健康卡管理等功能。基本医疗服务管理可实现全科诊疗服务、住院管理等功能。基本公共卫生服务管理可实现健康教育、预防接种、妇幼保健、老年人健康管理、高血压患者健康管理、2 型糖尿病患者健康管理、重性精神疾病患者健康管理、结核病患者健康管理、中医药健康管理、传染病和突发公共卫生事件报告和处理、卫生监督协管等功能。

3. 机构运营管理

机构运营管理由基本药物管理、业务运营管理和绩效考核管理三部分组成。药物管理可实现药品管理、药库管理、药房管理等功能。业务运营管理可实现物资（耗材）管理、统计分析与综合查询等功能。绩效考核管理可实现个人绩效考核、机构绩效考核等功能。

4. 业务监督管理

业务监督管理主要由省级基层医疗监督管理系统和相关数据接口两部分组成。

业务监督管理包括基本公共卫生服务监管、基本医疗服务监管、基本药物监管、新农合补偿监管等功能。

5. 与其他系统衔接的接口

与其他系统衔接的接口由居民基本医疗保险信息系统接口、新农合管理信息系统接口和人口健康信息平台接口三部分组成。基本医疗保险信息系统接口可支持并实现与各类城乡居民医保系统数据接口，与医保系统对接，达到实时交易、实时结报。新农合管理信息系统接口可支持并实现与新农合系统数据接口，与新农合系统对接，能够完成实时结算、费用监管，同时可获取参合农民患者的基本信息和既往补偿信息。人口健康信息平台接口可实现基层系统中的诊疗数据、公共卫生服务数据、医疗保健数据的交互，并通过人口健康信息平台与医院、其他医疗卫生机构间开展双向转诊、远程医疗等业务协同服务，实现基层医疗卫生机构数据的共享与调阅。

6. 系统其他管理功能

（1）管理子系统：部署在业务服务应用子系统、业务管理子系统、监督管理子系统、其他系统衔接的接口子系统之间，以实现项目功能间的相互协作。

（2）单机应急系统：当网络中断或数据中心发生故障时，为保障业务的正常进行，各基层医疗机构应启动单机应急系统。

（3）安全身份识别子系统：系统登录时，需接入公安部公民网络身份证识别系统进行核验，认证系统基于公安部人口库的审核，可实现跨地域、跨行业的网络身份认证服务。

(四)系统开发的其他要求

1. 项目管理要求

（1）项目组织机构：项目开发人应保证在此应用软件开发期间有足够的人力投入，并提交该项目开发组人员构成。根据项目建设工作的业务性质，开发人针对项目应分别配备经验丰富的项目经理、技术负责人等核心技术人员。

（2）项目进度计划：项目开发人应就项目建设提供详细的实施计划及日程安排。

（3）项目运维管理：项目开发人应充分说明系统建设的运行维护措施，提出详细的系统维护和安全稳定运行的保障措施。

（4）系统测试：项目开发人须在软件系统开发完成后进行深入的单元测试、集成测试和系统测试，确保开发的应用软件已符合项目招标文件、业务需求说明书的预定要求。系统运行正常，不再发现新的错误后，提出验收测试申请。

（5）系统部署：项目开发人需要提供所设计软件的运行环境及对硬件的基本要求。

2. 系统培训要求

项目开发人须向建设单位和用户单位提供相关培训，以便用户对系统可熟练操作，同时保证能够进行系统的运行管理、操作、维护、故障分析处理等工作。

（1）项目开发人必须提供具有相应专业知识、实际工作和教学经验的培训教师。

（2）培训对象主要为基层医疗卫生机构的业务人员及系统运维人员。开发人负责提供培训所需计划和资料，培训教材包括视频教材、Word 和 HTML 用户手册、培训 PPT。

（3）项目开发人须提供详细的培训方案。

3. 项目验收要求

项目开发人在正式实施前应提供最新版本的系统安装手册、用户使用手册、系统维护手册等在内的完备准确的工程技术资料。

在系统进入试运行阶段后，如发生系统应用软件扩展升级等情况，质保期内项目开发人应免费负责现场升级和向基层医疗机构提供必要的技术资料，同时明确质保期外的服务方式及价格。

系统试运行期间，应派专门的技术人员对整个系统进行维护和管理，并向基层医疗机构提供系统维护和管理文档。验收遵循下列标准：

（1）满足合同和项目招标文件中列举的全部要求。

（2）实现合同和项目招标文件中列举的全部功能。

（3）达到合同和项目招标文件中列举的全部指标。

（4）验收项目包括按照合同和招标文件中所标明的软件系统及相关的技术维护文档、培训教材、使用说明书等。

4. 售后服务要求

项目开发人与基层医疗机构应以合同形式规定项目的质量保证期，自双方代表在系统验收报告上签字之日起计算。质保期内所有维保服务费用全免，并详细标明维保服务内容。

5. 知识产权要求

项目开发人与基层医疗机构应以合同形式规定开发软件的知识产权的归属问题及具体要求（如软件的知识产权、使用权、关键技术、秘密信息、技术资料和文件等）。

6. 保密要求

项目开发人必须对项目技术文件以及由建设单位提供的所有内部资料、技术文档、数据和信息予以保密，必须遵守与建设单位签订的保密协议。

四、建设实施过程

（一）系统开发过程

一般来说，基层医疗机构信息系统的开发过程应与其他卫生信息系统的开发过程大致相同，主要可以分为以下几个步骤：

（1）准备项目计划书。

（2）软件及软件供应商、硬件及网络集成商和合作伙伴的选择。

（3）系统的可行性分析。

（4）系统的需求分析与开发计划。

（5）系统的设计：含总体设计与详细设计。

（6）系统的实现：各个模块、子系统的实现与整体系统的实现。

（7）系统的整合与组装。

（8）系统的测试。

（9）用户培训。

（10）系统的使用与维护。

（11）系统的升级与更新。

（二）系统技术文档

根据国家相关文件要求，基层医疗信息系统的开发应提供以下技术文档：

（1）系统总体设计报告。

（2）系统需求分析说明书。

（3）系统设计说明书：含概要设计说明书和详细设计说明书。

（4）数据字典。

（5）数据结构与流程。

（6）系统测试报告。

（7）系统操作使用说明书。

（8）系统维护手册。

第五节　工程实例

一、某省农村卫生信息系统项目建设方案

（一）总体规划

1. 总体目标

建立县级村卫生室管理信息系统数据中心，统一开发村卫生室管理信息系统，满足村卫生室基本诊疗服务、公共卫生管理、新型农村合作医疗（以下简称"新农合"）门诊统筹管理、基本药物管理、工作量统计与绩效考核、乡村医生培训、支持健康档案动态更新等多位一体业务需要，通过村卫生室与乡镇卫生院、县级医疗卫生机构间信息互联互通和共享，提高村卫生室业务应用信息化水平和综合管理能力。

2. 建设原则

按照有关文件要求，村卫生室管理信息系统的建设遵循"整体设计、系统集成、分步实施、突出重点、实用高效"的原则。

（1）依托卫生数据中心，建立集中式村卫生室管理信息系统数据中心。

（2）系统集成就是整合利用现有的各类医疗卫生资源，实现村卫生室管理信息系统与乡

镇卫生院、新农合、县医院、县卫健局、疾病预防控制中心等各类医疗卫生机构的互联互通和信息共享。

(3)分步实施就是以省为单位制订实施方案,并根据每年达到的目标,制订相应的督查和考评方案。

(4)突出重点就是根据本地区村卫生室的现状和信息化环境,选择一个重点突破方向。目前,本地区村卫生室管理信息系统可考虑依托新农合的县乡村信息化网络系统,逐步向农村居民健康档案、公共卫生等方面拓展。

(5)实用高效就是根据本地区村卫生室的实际情况,不盲目追求方案的大、新、全。村卫生室管理信息系统数据库集中运行维护,客户端操作简单易用。

(二)建设内容

村卫生室管理信息系统建设总体内容可归纳为如下几方面:

1. 设备采购与分发

要求各地用好中央财政的补助资金,完成村卫生室信息化设备的招标采购工作,保证全部村卫生室都有电脑,部分村卫生室配备移动 PDA 设备。

2. 网络联通

充分利用和整合已联通和使用的网络,根据各地实际情况和条件,采取多种网络联通方式,实现村村通。

3. 软件开发与整合

完成村卫生室管理信息系统的采购和开发,满足村卫生室基本公共卫生服务、基本诊疗、新农合门诊统筹、健康档案建档等工作需要。开展村卫生室管理信息系统和新农合管理系统等相关系统的联调与测试,实现互联互通和数据共享。

4. 软件部署与应用培训

在相关硬件、软件和网络开通的情况下,安装部署村卫生室管理信息系统。开展村卫生室管理信息系统的应用培训,确保乡村医生熟练应用。

5. 数据中心建设

村卫生室管理信息系统数据中心是卫生数据中心的组成部分,各地区根据实际情况分期建设卫生数据中心。对于已经建立卫生数据中心的县(区),可以将村卫生室管理信息系统的数据中心部署在卫生数据中心服务器上;而对于未建卫生数据中心的县(区),可以独立建设村卫生室管理信息系统数据中心。

6. 技术架构选型

考虑到有些县(区)新农合的信息化建设情况或者通过村村通工程已经将网络覆盖到村卫生室,可以选择 B/S 架构的应用软件。

(三)业务基本需求

村卫生室承担行政村的公共卫生服务及一般疾病的诊治等工作,包括采集居民电子健康档案基本信息,办理新农合就诊费用网上报销申请、审核和即时结算,执行国家基本药物制度,接受上级医疗机构的培训学习,接受上级行政部门的检查考核。

村卫生室的各业务工作相互穿插,在诊治工作的同时又可能有建立健康档案、慢性病的随访,还可能承担新农合补偿兑付工作。在村医的日常工作中,非常需要得到相关知识的指导,包括合理用药的指导、查询中医经验处方、获取常见病的门诊病历模板和处方模板;在公共卫生服务工作中需要查询健康教育知识,掌握公共卫生服务流程等。此外,还要及时了解本周或当天需要进行随访服务的对象名单、预防接种对象名单等。

1. 基本诊疗

(1)获取就医对象的基本信息,包括姓名、性别、年龄、住址、身份证号、联系电话、合作医疗证号等;书写门诊病历,开出处方,核算处方费用,办理收费或农合补偿手续。在以上过程中需要对诊疗对象进行健康教育,需要获取中医经验处方,需要获取合理用药知识等。

(2)在诊疗过程中可为就医对象完善新农合基本信息表、家庭个人信息表;可为就医对象建立或完善健康档案,为公共卫生服务重点对象进行诊疗并填写相关服务记录表。

2. 新型农村合作医疗门诊统筹

(1)通过网络调取参合农民信息,办理新农合即时结报,同时,接受乡镇卫生院和县新农合管理经办机构的实时监控。

(2)通过计算机网络查询本辖区人员的参合情况、缴费情况、补偿情况以及统计分析结果。

(3)掌握本辖区参合农民医药费情况、垫付新农合补偿款、结算新农合补偿款情况,并进行查询和统计分析。

(4)村卫生室负责本辖区所有参加新农合信息和补偿信息的公示。

(5)门诊实行刷卡就诊、刷卡查询、刷卡报销。

3. 基本公共卫生服务

(1)居民健康档案管理:为农村居民建立健康档案,填写健康档案中的基本信息、健康体检信息及重点人群健康管理信息、就诊、会诊等信息。

(2)健康教育:采集整理和公布健康教育资料,向公众提供健康咨询。

(3)儿童管理:开展新生儿家庭访视、满月健康的管理,婴幼儿健康的管理,填写访视资料。

(4)孕产妇管理:根据健康档案信息发现产前孕妇,按规定进行随访,进行产后访视。

(5)老年人健康管理:为老年人建档,定期进行体检,填写体检信息。

(6)对已确诊的原发性高血压和 2 型糖尿病等患者按规定进行健康体检,开展健康咨询指导,进行定期随访,评价管理效果,制订干预措施。

(7)预防接种:为预防接种对象建立档案,提醒儿童监护人按时接种,允许进行预防接种的村卫生室需要记录接种情况。

(8)传染病报告:发现、登记、报告传染病患者和疑似患者。

(9)重性精神疾病患者管理:为重点人群建档,定期随访,填写访视资料。

(10)职业病信息管理:收集务工人员职业病史、职业健康体检等情况,为确诊职业病患者进行定期随访。

(11)突发公共卫生事件报告:报告中毒、异常健康事件以及急性传染病、临床异常病例等。

4. 药品管理

(1)药品管理的项目:管理药品类别、编码、名称、规格、批号、单价、生产厂家、供货商、包装单位、发药单位、新农合补偿比例、是否为国家基本药物等。

（2）药品入库：编制药品采购单或请领单、调货单，办理药品采购或配送、调拨手续。

（3）处方管理：书写门诊处方，或调用常见病、慢性病的处方模板开出处方。审查处方中用药的合理性，核算药价。如果是新农合患者，即办理新农合补偿结算。

（4）药品查询：查询药品的进、销、存的数量、金额；查询药品有效期；查询抗菌药物、激素类药物的使用情况、中药使用情况等。

5. 工作量统计与绩效考核

上级主管部门依据绩效考核指标体系，运用科学的方法，对村卫生室的功能实现及服务效果进行客观、公正的综合考核评估。根据考核结果实施奖罚。

6. 信息共享需求

村卫生室管理信息系统只是县（区）卫生信息系统的一个子系统，村卫生室之间通过县（区）卫生数据中心实现数据共享，县（区）卫生数据中心建立数据交换机制，实现村卫生室与县级卫生行政部门、新农合经办机构、医疗机构和公共卫生机构之间的信息交换与共享。

7. 乡村医生培训

接受上级部门安排的政策培训、业务培训，包括参加培训班、阅读教材；参加考核考试。

（四）系统总体架构

村卫生室管理信息系统的总体架构如图 7-28 所示，分为村卫生室管理信息系统数据中心、村卫生室管理信息系统客户端、村卫生室管理信息系统中心端、硬件网络基础设施、信息标准体系、安全保障体系。

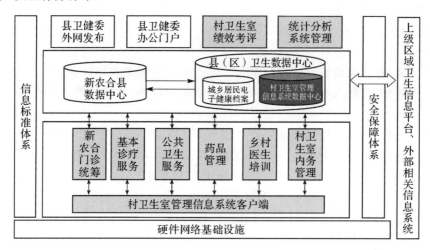

图 7-28　村卫生室管理信息系统的总体架构

1. 村卫生室管理信息系统数据中心

村卫生室管理信息系统数据中心是卫健委数据中心的一个重要组成部分，是村卫生室与乡镇卫生院、县级医疗机构和卫生行政管理部门之间信息交换与共享、业务协同、信息综合利用的基础。村卫生室管理信息系统的数据集规范和标准必须遵循国家卫生健康委出台的相应标准，包括健康档案基本架构与数据标准、社区卫生信息系统功能规范、社区卫生信息基本数据集、公共卫生信息分类与基本数据集等。

县级村卫生室管理信息系统数据中心应建立完善的数据采集、存储和应用体系,保障数据的安全存储和高效使用,实现全县农村居民卫生信息的采集、整合、存储和共享,为医疗协同提供数据支持,为卫健委、医管局、药监局、农合办等部门提供业务和管理支持,为农村居民提供健康信息服务。

2. 村卫生室管理信息系统客户端

村卫生室管理信息系统客户端整体架构分为网络设备基础设施、操作系统、本地资源存储库、外部设备、系统管理、村卫生室管理信息系统客户端软件几个组成部分。

3. 村卫生室管理信息系统中心端

村卫生室管理信息系统中心端存放了所有村卫生室的数据,并实现居民健康卡、村卫生室信息发布、村卫生室与乡镇卫生院之间的工作量统计与绩效考核管理、居民注册管理、乡村医生注册管理、村卫生室注册管理、字典和术语管理等数据注册和服务、系统维护和管理等功能。中心端通过外部接口支持与外部系统之间的数据共享交换和业务联动。

4. 硬件网络基础设施

硬件网络基础设施包括网络、主机、存储备份设备、系统软件等部分,应该具有极高的可靠性。

5. 信息标准体系

信息标准体系应该贯穿整个项目建设中。由于村卫生室管理信息系统覆盖全县所有村卫生室,并与公共卫生、新农合、妇幼保健等信息系统有信息交换接口,因此系统建设必须遵循相应的规范标准来加以实施,从而确保整个系统的成熟性、拓展性和适应性,规避风险。

6. 安全保障体系

信息安全也应该贯穿项目建设的始终。信息安全不仅包括技术层面的安全保障(如网络安全、系统安全、应用安全、数据安全等),还包括各项安全管理制度。为保护村卫生室和居民的隐私,维护单位和用户的合法权益,数据中心应具备良好的安全策略、安全手段、安全环境及安全管理措施。

(五)系统功能模块

村卫生室管理信息系统的功能模块如图 7-29 所示,主要分为三部分。

1. 客户端

客户端的功能包含基本诊疗服务、新农合门诊统筹、基本公共卫生服务、药品管理、乡村医生培训、统计报表等功能。

2. 中心端

中心端的功能包括信息发布、注册服务、统计分析、绩效考核、系统管理等功能。

3. 外部接口

外部接口与乡镇卫生院系统、区域卫生信息平台、新农合平台、公共卫生、妇幼保健等系统互联,实现信息共享。

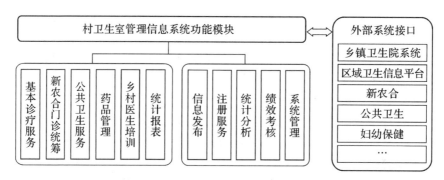

图 7-29 村卫生室管理信息系统的功能模块

(六)信息基础设施

1. 网络架构

村卫生室管理信息系统网络体系架构逻辑应采用以数据中心为核心的星型二层结构。系统数据中心网络基础设施由内、外两大部分组成,即中心端网络和远程接入网络。外部网络实现业务数据的提交和资源的调用,即对外收集和提供信息(向下级部门采集与提供信息,向上级数据中心报送信息)。内部网络主要负责各信息点的汇聚,业务系统的运行、管理,信息的存储、调用,以及数据中心的外联等。外部网络的安全性主要依靠"虚拟专用网"的功能和路由器上的访问控制表来保障。

在链路的选择上采用以太网专线(100M/1000M)为主,对于长距离的,考虑使用数字专线,对于乡村等偏远地区选择用 ADSL 虚拟专网的方式接入,同时考虑到链路的可靠性及系统的延展性,可考虑部分主要汇聚中心在专线接入的基础上,另外配置 Internet 虚拟网络接入。为了保证系统的可靠性,在各级汇聚中心要设置防火墙、入侵防御系统(IPS)、入侵检测系统(IDS)等安全设备。

2. 软硬件系统

(1)中心端硬件主要由服务器系统、磁盘存储系统、数据备份系统、局域网络系统(内网)、广域网络系统(外网)、网络安全系统和网络防病毒系统组成。

由于数据库服务器和应用服务器系统是整个平台的核心部分,需要保证系统的连续不间断地运行,建议采用双机热备份解决方案;针对系统的业务状况和发展趋势,建议采用以数据和存储为中心的系统结构。

(2)中心端服务器系统按业务功能分为五个部分,即数据库服务器系统、应用服务器系统、Web 服务器系统、数据备份服务器系统和网络防病毒服务器系统。

(3)数据中心应有完整的灾难备份及恢复方案,包括备份硬件、备份软件、备份制度和灾难恢复计划四个部分。

(4)系统终端环境要求:各村卫生室须按照要求配置业务终端计算机及打印机。

(七)系统实施步骤

应用系统功能优先级进行划分。

(1)第一期:基本公共卫生服务、基本诊疗、新农合门诊统筹、药品管理模块作为第一期建设和督查内容。

（2）第二期：工作量统计与绩效考核、乡村医生培训、健康档案动态管理等作为第二期建设和督查内容。

二、某省城乡居民健康档案项目实施方案

（一）服务对象

辖区内常住居民（指居住半年以上的户籍及非户籍居民），以0~6岁儿童、孕产妇、老年人、慢性病患者、严重精神障碍患者和肺结核患者等人群为重点。

（二）实施机构

社区卫生服务中心、社区卫生服务站、乡镇卫生院、村卫生室。

（三）服务内容

1. 居民健康档案内容

居民健康档案内容包括个人基本信息、健康体检、重点人群健康管理记录和其他医疗卫生服务记录。

（1）个人基本情况包括姓名、性别等基础信息和既往史、家族史等基本健康信息。

（2）健康体检包括一般健康检查、生活方式、健康状况及其疾病用药情况、健康评价等。

（3）重点人群健康管理记录包括国家基本公共卫生服务项目要求的0~6岁儿童、孕产妇、老年人、慢性病、严重精神障碍和肺结核患者等各类重点人群的健康管理记录。

（4）其他医疗卫生服务记录包括上述记录之外的其他接诊、转诊、会诊记录等。

2. 居民健康档案的建立

（1）辖区居民到乡镇卫生院、村卫生室、社区卫生服务中心（站）接受服务时，由医务人员负责为其建立居民健康档案，并根据其主要健康问题和服务提供情况填写相应记录，同时为服务对象填写并发放居民健康档案信息卡。建立电子健康档案的地区，逐步为服务对象制作发放居民健康卡，替代居民健康档案信息卡，作为电子健康档案进行身份识别和调阅更新的凭证。

（2）通过入户服务（调查）、疾病筛查、健康体检等多种方式，由乡镇卫生院、村卫生室、社区卫生服务中心（站）组织医务人员为居民建立健康档案，并根据其主要健康问题和服务提供情况填写相应记录。

（3）已建立居民电子健康档案信息系统的地区应由乡镇卫生院、村卫生室、社区卫生服务中心（站）通过上述方式为个人建立居民电子健康档案，并按照标准规范上传区域人口健康信息平台，实现电子健康档案数据的规范上报。

（4）将医疗卫生服务过程中填写的健康档案相关记录表单，装入居民健康档案袋统一存放。居民电子健康档案的数据存放在电子健康档案数据中心。

3. 居民健康档案的使用

（1）已建档居民到乡镇卫生院、村卫生室、社区卫生服务中心（站）复诊时，在调取其健康档案后，由接诊医生根据复诊情况，及时更新、补充相应记录内容。

（2）入户开展医疗卫生服务时，应事先查阅服务对象的健康档案并携带相应表单，在服务过程中记录、补充相应内容。已建立电子健康档案信息系统的机构应同时更新电子

健康档案。

（3）对于需要转诊、会诊的服务对象，由接诊医生填写转诊、会诊记录。

（4）所有的服务记录由责任医务人员或档案管理人员统一汇总，及时归档。

4. 居民健康档案的终止和保存

（1）居民健康档案的终止缘由包括死亡、迁出、失访等，均需记录日期。对于迁出辖区的还要记录迁往地点的基本情况、档案交接记录等。

（2）纸质健康档案应逐步过渡到电子健康档案，纸质和电子健康档案，由健康档案管理单位（即居民死亡或失访前管理其健康档案的单位）参照现有规定中的病历保存年限、方式负责保存。

（四）服务要求

（1）乡镇卫生院、村卫生室、社区卫生服务中心（站）负责首次建立居民健康档案、更新信息、保存档案；其他医疗卫生机构负责将相关医疗卫生服务信息及时汇总、更新至健康档案；各级卫生健康行政部门负责健康档案的监督与管理。

（2）健康档案的建立要遵循自愿与引导相结合的原则，在使用过程中要注意保护服务对象的个人隐私。建立电子健康档案的地区，要注意保护信息系统数据的安全。

（3）乡镇卫生院、村卫生室、社区卫生服务中心（站）应通过多种信息采集方式建立居民健康档案，及时更新健康档案信息。已建立电子健康档案的地区应保证居民接受医疗卫生服务的信息能汇总到电子健康档案中，保持资料的连续性。

（4）统一为居民健康档案进行编码，以国家统一的行政区划编码为基础，以村（居）委会为单位，编制居民健康档案唯一编码。同时将建档居民的身份证号作为身份识别码，为在信息平台上实现资源共享奠定基础。

（5）按照国家有关专项服务规范要求记录相关内容，记录内容应齐全完整、真实准确、书写规范、基础内容无缺失。各类检查报告单据和转、会诊的相关记录应粘贴留存归档，如果服务对象需要可提供副本。已建立电子版化验和检查报告单据的机构，化验及检查的报告单据交居民留存。

（6）健康档案管理要具有必需的档案保管设施设备，按照防盗、防晒、防高温、防火、防潮、防尘、防鼠和防虫等要求妥善保管健康档案，指定专（兼）职人员负责健康档案管理工作，保证健康档案完整、安全。电子健康档案应有专（兼）职人员维护。

（7）积极应用中医药方法为居民提供健康服务，相关信息纳入健康档案管理。

（8）电子健康档案在建立完善、信息系统开发、信息传输全过程中应遵循国家统一的相关数据标准与规范。电子健康档案信息系统应与新农合、城镇基本医疗保险等医疗保障系统相衔接，逐步实现健康管理数据与医疗信息以及各医疗卫生机构间数据互联互通，实现居民跨机构、跨地域就医行为的信息共享。

（9）对于同一个居民患有多种疾病的，其随访服务记录表可以通过电子健康档案实现信息整合，避免重复询问和录入。

（五）服务流程

居民健康档案管理流程如图 7-30 所示。

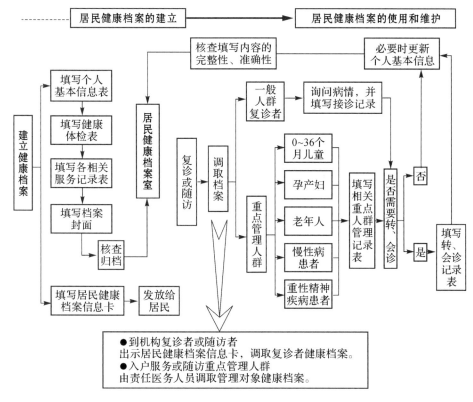

图 7-30　居民健康档案管理流程

(六)考核指标

(1)健康档案建档率＝建档人数/辖区内常住居民数×100％。

注:建档指完成健康档案封面和个人基本信息表,其中 0～6 岁儿童不需要填写个人基本信息表,其基本信息填写在"新生儿家庭访视记录表"上。

(2)电子健康档案建档率＝建立电子健康档案人数/辖区内常住居民数×100％。

(3)健康档案使用率＝档案中有动态记录的档案份数/档案总份数×100％。

注:有动态记录的档案是指 1 年内与患者的医疗记录相关联和(或)有符合对应服务规范要求的相关服务记录的健康档案。

(七)居民健康档案表单目录及相关图、表

(1)居民健康档案表单目录如图 7-31 所示。

(2)居民健康档案封面如图 7-32 所示。

(3)居民个人基本信息表如图 7-33 所示。

(4)居民健康档案信息卡如图 7-34 所示。

(5)居民健康教育活动记录表如图 7-35 所示。

(6)新生儿家庭访视记录表如图 7-36 所示。

居民健康档案表单目录

1. 居民健康档案封面
2. 个人基本信息表
3. 健康体检表
4. 重点人群健康管理记录表（图、卡）（见各专项服务规范相关表单）
   4.1 0～36个月儿童健康管理记录表
      4.1.1 新生儿家庭访视记录表
      4.1.2 1岁以内儿童随访服务记录表
      4.1.3 1～2岁儿童随访服务记录表
      4.1.4 3岁儿童随访服务记录表
      4.1.5 儿童生长发育监测图
   4.2 孕产妇健康管理记录表
      4.2.1 第1次产前随访服务记录表
      4.2.2 第2～5次产前随访服务记录表
      4.2.3 产后访视记录表
      4.2.4 产后42天健康检查记录表
   4.3 0～6岁儿童预防接种卡
   4.4 高血压患者随访服务记录表
   4.5 糖尿病患者随访服务记录表
   4.6 重性精神疾病患者管理记录表
      4.6.1 重性精神疾病患者个人信息补充表
      4.6.2 重性精神疾病患者随访服务记录表
5. 其他医疗卫生服务记录表
   5.1 接诊记录表
   5.2 会诊记录表
6. 居民健康档案信息卡
7. 填表基本要求

图 7-31 居民健康档案表单目录

居民健康档案封面

编号□□□□□□-□□□-□□-□□□□□

居民健康档案

姓　　名：________________

现 住 址：________________

户籍地址：________________

联系电话：________________

乡镇（街道）名称：________________

村（居）委会名称：________________

建档单位：________________

建 档 人：________________

责任医生：________________

建档日期：________年___月___日

图 7-32 居民健康档案封面

个人基本信息表

姓名：　　　　　　　　　　　　　　　　　　　编号□□-□□□□□

性　别	0 未知的性别　1 男　2 女　　9 未说明的性别　□	出生日期	□□□□ □□ □□
身份证号		工作单位	
本人电话		联系人姓名		联系人电话	
常住类型	1 户籍　　2 非户籍　　　　　□	民　族	1 汉族 2 少数民族_____　□
血　型	1A 型　　2 B 型　　3 O 型　　4AB 型　5 不详 / RH 阴性：1 否　2 是　3 不详　　　□/□		
文化程度	1 文盲及半文盲　2 小学　3 初中　4 高中/技校/中专　5 大学专科及以上　6 不详　　□		
职　　业	1 国家机关、党群组织、企业、事业单位负责人 2 专业技术人员 3 办事人员和有关人 4 商业、服务业人员　5 农、林、牧、渔、水利业生产人员 6 生产、运输设备操作人员 及有关人员　7 军人 8 不便分类的其他从业人员　　　　　　　　　　　□		
婚姻状况	1 未婚　2 已婚　3 丧偶　4 离婚　5 未说明的婚姻状况　　　　　　□		
医疗费用支付方式	1 城镇职工基本医疗保险　2 城镇居民基本医疗保险　3 新型农村合作医疗　□/□/□ 4 贫困救助　5 商业医疗保险　　6 全公费 7 全自费　　8 其他		
药物过敏史	1 无　　有：2 青霉素　3 磺胺　4 链霉素　5 其他_____　　□/□/□/□		

既往史	疾病	1 无　　2 高血压　3 糖尿病　4 冠心病　5 慢性阻塞性肺疾病　6 恶性肿瘤_____ 7 脑卒中　8 重性精神疾病　9 结核病　10 肝炎　11 其他法定传染病　12 其他 _____
		□ 确诊时间　　年　　月/□ 确诊时间　　　　年　　月/□ 确诊时间　　　　年　　月 □ 确诊时间　　年　　月/□ 确诊时间　　　　年　　月/□ 确诊时间　　　　年　　月
	手术	1 无　　2 有：名称 1 _____　时间 _____　/ 名称 2 _____　时间 _____　□
	外伤	1 无　　2 有：名称 1 _____　时间 _____　/ 名称 2 _____　时间 _____　□
	输血	1 无　　2 有：原因 1 _____　时间 _____　/ 原因 2 _____　时间 _____　□

家族史	父　亲	□/□/□/□/□/□	母　亲	□/□/□/□/□/□
	兄弟姐妹	□/□/□/□/□/□	子　女	□/□/□/□/□/□
	1 无 2 高血压 3 糖尿病　4 冠心病　5 慢性阻塞性肺疾病　6 恶性肿瘤　7 脑卒中 8 重性精神疾病 9 结核病 10 肝炎 11 先天畸形　12 其他			

遗传病史	1 无　　2 有：疾病名称 _____　　　　　　　　　□

残疾情况	1 无残疾　　2 视力残疾　　3 听力残疾　　4 言语残疾　5 肢体残疾 □/□/□/□/□/□ 6 智力残疾　7 精神残疾　　8 其他残疾_____

图 7-33　居民个人基本信息表

居民健康档案信息卡

姓名		性别		出生日期		年 月 日
健康档案编号				□□-□□□□□		
ABO 血型	□A □B □O □AB		RH 血型	□Rh 阴性 □Rh 阳性 □不详		

慢性病患病情况:
□无　□高血压　□糖尿病　□脑卒中　□冠心病　□哮喘
□其他疾病

过敏史:

(正面)

(反面)

家庭住址		家庭电话	
紧急情况联系人		联系人电话	
建档机构名称		联系电话	
责任医生或护士		联系电话	
其他说明:			

填表说明

　1. 居民健康档案信息卡为正反两面,根据居民信息如实填写,应与健康档案对应项目的填写内容一致。

　2. 过敏史:过敏主要指青霉素、磺胺、链霉素过敏,如有其他药物或食物等其他物质(如花粉、酒精、油漆等)过敏,请写明过敏物质名称。

图 7-34　居民健康档案信息卡

健康教育活动记录表

活动时间:		活动地点:	
活动形式:		主办单位:	
活动对象:		合作伙伴:	
参与人数:		宣传品发放种类及数量:	
活动主题:			
宣教人:			
活动小结:			
活动评价:			

存档材料请附后
□书面材料　□图片材料　□印刷材料　□影音材料　□居民签到表
□其他材料

负责人(签字)

填表时间:　　年　月　日

图 7-35　居民健康教育活动记录表

新生儿家庭访视记录表

姓名：　　　　　　　　　　　　　　　　　编号□□-□□□□□

性　别	0 未知的性别　1 男　　2 女 9 未说明的性别　　　　　□		出生日期	年　　月　　日	
身份证号			家庭住址		
父亲	姓名	职业	联系电话		出生日期
母亲	姓名	职业	联系电话		出生日期
出生孕周_____ 周		妊娠期疾病：1 糖尿病 2 妊娠期高血压疾病 3 其他_____ □			
助产机构名称_____		出生情况：1 顺产 2 头吸 3 产钳 4 剖宫 5 双多胎 6 臀位 7 其他___□			
新生儿窒息　1 无　　2 有　　（轻 中 重）　　　　　　　　　　□					
是否有畸型　1 无　　2 有　_____　　　　　　　　　　　　　□					
新生儿听力筛查　1 通过　　2 未通过　　3 未筛查　　　　　　□ □					
新生儿出生体重 _____ kg		出生身长 _____ cm	喂养方式 1 纯母乳 2 混合 3 人工 □		
体温　　　　℃			呼吸频率　　　　　_____次/分钟		
脉率　_____次/分钟			面色 1 红润　2 黄染 3 其他_____ □		
前囟　_____cm×　_____cm　1 正常 2 膨隆 3 凹陷 4 其他_____ □					
眼　 1 未见异常 2 异常_____ □			四肢活动度 1 未见异常　2 异常_____ □		
耳　 1 未见异常 2 异常_____ □			颈部包块 1 无　2 有_____ □		
鼻　 1 未见异常 2 异常_____ □			皮肤　 1 未见异常 2 湿疹 3 糜烂 4 其他_____ □		
口腔 1 未见异常 2 异常_____ □			肛门　1 未见异常 2 异常_____ □		
心肺 1 未见异常 2 异常_____ □			外生殖器 1 未见异常　2 异常_____ □		
腹部 1 未见异常 2 异常_____ □			脊柱　 1 未见异常　2 异常_____ □		
脐带 1 未脱 2 脱落 3 脐部有渗出 4 其他 _____ □					
转诊 1 无　　2 有　　　　　　　　　　　　　　　　　　　　□ 原因：_____ 机构及科室：_____					
指导 1 喂养指导　2 母乳喂养　3 护理指导　4 疾病预防指导　□/□/□/□					
本次访视日期			下次随访地点		
下次随访日期			随访医生签名		

图 7-36　新生儿家庭访视记录表

习　题

1. 下列不属于居民健康档案填写内容的是　　　　　　　　　　　　　（　　）

A. 月收入　　　B. 家族史　　　C. 既往史　　　D. 药物过敏史

2. 现阶段,基层医疗机构信息系统是实现（　　　　）基层服务的信息系统。　（　　）

A. 三位一体　B. 四位一体　C. 五位一体　D. 六位一体

3. 居民健康档案中的医疗卫生服务记录包括　　　　　　　　　　　　（　　）

A. 接诊记录　　　　　　　　　　B. 会诊记录

C. 接诊记录和会诊记录　　　　　D. 家庭医生签约记录

4. 基层医疗机构信息系统在进行系统分析开发阶段需要留存和形成的标准化文档
是　　　　　　　　　　　　　　　　　　　　　　　　　　（　　　）

A. 系统总体设计报告

B. 系统需求分析说明书

C. 系统设计说明书,含概要设计说明书和详细设计说明书

D. 数据字典

5. (　　　)开发策略适用于系统规模小、技术力量不强、缺乏开发经验的情况。　（　　　）

A. 自下而上　　　　　　　　　　B. 自上而下

C. 自上而下规划,自下而上实现　　D. 自顶向下,逐步求精,分而治之

第八章　网络信息安全

　　网络信息安全是一门涉及计算机科学、网络技术、通信技术、密码技术、信息论等的综合性学科。它主要是指网络系统的硬件、软件及其系统中的数据受到保护，不受偶然的或者恶意的原因而遭到破坏、更改、泄露，系统连续、可靠、正常地运行。

　　网络信息安全主要包含身份认证、桌面终端安全、移动终端安全、计算安全等。

第一节　身份认证

一、身份认证概述

　　在互联网迅猛发展的今天，人人都有机会发表自己的言论和看法，甚至可能成为网红和关键意见领袖。对于文化产业和内容产业而言，这或许是最好的时代。但对于网络平台而言，网络安全永远是平台管理的核心议题，在"互联网＋"的大环境下，如何维护绿色、健康的内容生态，同时如何找准用户信息安全和用户体验之间的平衡点是所有线上平台需要解决的难题，这也是很多行业在开展远程业务和移动化业务的同时面临的巨大考验。

　　医疗数据在黑客眼中简直就是个大金库，内有个人姓名、住址、联系方式、社会保险号码、银行账号信息、索赔数据和临床资料等海量信息。

　　为此，我国网络信息安全领域的法规也在不断演进，如2017年正式颁布的《中华人民共和国网络安全法》第二十一条明确指出，国家实行网络安全等级保护制度，网络运营者应当按照网络安全等级保护制度的要求，履行安全保护义务，防止网络数据泄露或者被窃取、篡改。

　　2018年11月1日，《公安机关互联网安全监督检查规定》开始施行。

　　除了在监督检查方面趋严外，身份认证也是一项基础的网络安全手段。随着云计算和互联网的发展，"公有云＋移动"成为行业趋势，在这种情况下，通过防火墙构建的网络边界越来越模糊，原先针对封闭互联网数据中心（IDC）系统的防护手段逐渐失效，业内开始需要基于"零信任"的全新解决方案，即利用身份认证来代替信任网络。

　　传统的身份认证主要依靠账户和密码，但随着黑客攻击手段以及电信诈骗手段的升级，撞库、拖库等攻击手段层出不穷，网络中的危险因素越来越多。目前，身份认证采用多种方法，包括用传统的户名＋密码、短信验证码、第三方认证、指纹识别、人脸识别等，在确认了用户身份的基础上，又采用了OIDC、SAML等联邦身份认证标准协议，实现更多应用的用户认证和授权。

在网络环境下的信息世界,身份是区别于其他个体的一种标识。为了与其他个体有所区别,身份必须具有唯一性。当然,唯一性也是有范围的,如电话号码,在一个区域内是唯一的,如果考虑多个区域,可能会有相同的号码,但只要再添加区域号段,又能唯一区分开来。网络环境下的身份不仅仅用于标识一个人,也可以用于标识一台机器、一个物体,甚至一个虚拟的东西(如进程、会话过程等)。因此,网络环境下的身份是只在一定范围内用于标识事、物、人的字符串。

身份认证的概念:用户要向系统证明他就是他所声称的那个人。

识别:明确访问者的身份(信息公开)。

验证:对访问者声称的身份进行确认(信息保密)。

身份认证的作用:限制非法用户访问网络资源。安全系统中的第一道关卡,是其他安全机制的基础,一旦被攻破,其他安全措施将形同虚设。

网络环境下的认证不是对某个事物的资质审查,而是对事物真实性的确认。综合起来考虑,身份认证就是要确认网络中另一端的个体是谁(人、物、虚拟过程)。

那么,怎么知道网络的另一端是谁呢? 通常,通信协议都要求通信者把身份信息传输过来,但这种身份信息仅用于识别,不能保证该信息是真实的,因为这个身份信息在传输过程中是可以被恶意篡改的。那么,怎样才能防止身份信息在传输过程中被恶意篡改呢? 事实上要完全杜绝恶意篡改是不可能的,特别是在公共网络(如互联网)上传输的信息,而能做的,就是在身份信息被恶意篡改后,接收端可以很容易检测出来。

要识别真伪,首先要"认识"真实的身份。通过网络传递的身份可能是陌生人的身份,如何判断真伪? 这里需要阐述一个观点:要识别真伪,必须先有信任。在网络环境下,信任不是对一个人的可靠性认可,而是表明已经掌握了被验证身份者的重要秘密信息,如密钥信息。假设 A 与 B 之间有一个得到确信的共享密钥,不管这个共享密钥是怎么建立的,他们之间就建立了相互信任。如果 A 确信掌握 B 的公开密钥,也可以说 A 对 B 建立了信任,但还不能说明 B 对 A 建立了信任。从上述讨论不难看到,在完全没有信任基础的情况下,新的信任是不能通过网络建立的,否则是不可靠的。

二、身份认证机制

身份认证的目的是鉴别网络中另一端的真实身份,防止伪造和假冒等情况发生。进行身份认证的技术方法主要是密码学方法,包括使用对称加密算法、公开密钥算法、数字签名算法等。

对称加密算法是根据 Shannon 理论建立的一种变换过程,该过程将一个密钥和一个数据充分混淆和置乱,使非法用户在不知密钥的情况下无法获得原始数据信息。当然,一个加密算法几乎总伴随着一个对应的解密算法,并在对称密钥的参与下执行。典型的对称加密算法包括数据加密标准(DES)和高级加密标准(AES)。

公开密钥算法需要 2 个密钥和 2 个算法:一个是公钥(公开密钥),用于对消息的加密;一个是私钥(私有密钥),用于对加密消息的解密。根据名称可以理解,公钥是一个能公开的密钥,而私钥只能由合法用户掌握。典型的公开密钥算法包括公钥密码算法(RSA)。

数字签名实际上是公开密钥算法的一种应用,其工作原理是,用户使用自己的私钥对某个消息进行签名,验证者使用签名者的公钥进行验证,这样就实现了只有拥有合法私钥的人才能产生数字签名(不可伪造性)和得到用户公钥的公众才可以进行验证(可验证性)的功能。

根据身份认证的对象不同,认证手段也不同,但针对每种身份的认证都有很多种不同的方法。如果被认证的对象是人,则有三类信息可以用于认证:①你所知道的(what you know),这类信息通常理解为口令;②你所拥有的(what you have),这类信息包括密码本、密码卡、动态密码生产器、U 盾等;③你自身带来的(what you are),这类信息包括指纹、虹膜、笔迹、语音特征等。一般情况下,对人的认证只需要一种类型的信息即可,如口令(常用于登录网站)、指纹(常用于登录电脑和门禁设备)、U 盾(常用于网络金融业务),而用户的身份信息就是该用户的账户名。在一些特殊应用领域,如涉及资金交易时,认证还可能通过更多方法,如使用口令的同时也使用 U 盾,这类认证称为多因子认证。

如果被认证的对象是一般的设备,则通常使用"挑战—应答"机制,即认证者发起一个挑战,被认证者进行应答,认证者对应答进行检验,如果符合要求,则通过认证;否则拒绝。移动通信系统中的认证就是一个典型的对设备的认证,这里设备标识是电话卡(SIM 卡或USIM 卡),认证过程则根据不同的网络有不同的方法,例如,GSM 网络与 3G 网络就有很大区别,LTE 网络又与前 2 种网络有很大不同,但都使用了"挑战—应答"机制。

在物联网应用环境下,一些感知终端节点的资源有限,包括计算资源、存储资源和通信资源,实现"挑战—应答"机制可能需要付出很大代价,这种情况下需要轻量级认证。为了区分对人的认证和对设备的认证,把这种轻量级认证称为对物的认证。其实,对物的认证不是很严格的说法,因为在具体技术上是对数据来源的认证。

三、对"人"的认证

人在网络上进行一些活动时通常需要登录到某个业务平台,这时需要进行身份认证。身份认证主要通过下面 3 种基本途径之一或其组合来实现:所知(what you know),个人所知道的或掌握的知识,如口令;所有(what you have),个人所拥有的东西,如身份证、护照、信用卡、钥匙或证书等;个人特征(what you are),个人所具有的生物特性,如指纹、掌纹、声纹、脸形、DNA、视网膜等。

(一)基于口令的认证

基于口令的认证方式是较常用的一种技术。在最初阶段,用户首先在系统中注册自己的用户名和登录口令。系统将用户名和口令存储在内部数据库中,注意,这个口令一般是长期有效的,因此也称为静态口令。当进行登录时,用户系统产生一个类似于时间戳的东西,把这个时间戳使用口令和固定的密码算法进行加密,连同用户名一同发送给业务平台,业务平台根据用户名查找用户口令进行解密,如果平台能恢复或接收到那个被加密的时间戳,则对解密结果进行比对,从而判断认证是否通过;如果业务平台不能获知被加密的时间戳,则解密后根据一定规则(如时间戳是否在有效范围内)判断认证是否通过。静态口令的应用案例随处可见,如本地登录 Windows 系统、网上博客、即时通信软件等。

基于静态口令的身份认证技术因其简单和低成本而得到了广泛使用。但这种方式存在严重的安全问题,安全性仅依赖于口令,口令一旦泄露,用户就可能被假冒。简单的口令很容易遭受字典攻击、穷举攻击甚至暴力计算破解。特别地,一些业务平台没有正确实现使用口令的认证流程,让用户口令在公开网络上进行传输,认证方收到口令后,将其与系统中存储的用户口令进行比较,以确认对象是否为合法访问者。这种实现方式存在许多隐患,一旦记录用户信息的文件泄露,整个系统的用户账户信息连同对应的口令将完全泄露。一系列网络用户信息被公开到网上的现象,反映的就是这种实现方式的弊病。另外,这种不科学的实现方式也存在口令在传输过程中被截获的安全隐患。随着网络应用的深入化和网络攻击手段的多样化,口令认证技术也不断发生变化,产生了各种各样的新技术。为了防止一些计算机模拟人自动登录,许多业务平台还增加了计算机难以识别的模糊图形。基于口令的身份认证容易遭受如下安全攻击:

(1)字典攻击。攻击者可以把所有用户可能选取的密码列举出来生成一个文件,这样的文件被称为"字典"。当攻击者得到与密码有关的可验证信息后,就可以结合字典进行一系列的运算,来猜测用户可能的密码,并利用得到的信息来验证猜测的正确性。

(2)暴力破解。暴力破解也称为"蛮力破解"或"穷举攻击",是一种特殊的字典攻击。在暴力破解中所使用的字典是字符串的全集,对可能存在的所有组合进行猜测,直到得到正确的信息为止。

(3)键盘监听。按键记录软件以木马方式植入用户的计算机后,可以偷偷地记录下用户的每次按键动作,从而窃取用户输入的口令,并按预定的计划把收集到的信息通过电子邮件等方式发送出去。

(4)搭线窃听。通过嗅探网络、窃听网络通信数据来获取口令。目前,常见的 Telnet、FTP、HTTP 等多种网络通信协议均用明文来传输口令,这意味着在客户端和服务器端之间传输的所有信息(包括明文密码和用户数据)都有可能被窃取。

(5)窥探。攻击者利用与用户接近的机会,安装监视设备或亲自窥探合法用户输入的账户和密码。窥探还包括在用户计算机中植入木马程序。

(6)社会工程学(Social Engineering)。这是一种通过对受害者心理弱点、本能反应、好奇心、信任、贪婪等设置心理陷阱采取诸如欺骗、伤害等手段,取得秘密信息的手法。

(7)垃圾搜索。攻击者通过搜索被攻击者的废弃物(如硬盘、U 盘、光盘等),得到与口令有关的信息。

为了尽量保证安全,在使用口令时通常需要注意以下几点:

(1)使用足够长的口令,不使用默认口令。

(2)不要使用结构简单的字母或数字,尽量增加密码的组合复杂度。

(3)避免在不同平台使用相同的口令,并且要定期更换口令。

为克服静态口令带来的种种安全隐患,动态口令认证逐渐成为口令认证的主流技术。顾名思义,动态口令是指用户每次登录系统的口令都不一样,每个口令只使用一次,因而也叫一次性口令(One Time Password,OTP),具有"一次一密"的特点,有效保证了用户身份的安全性。但是如果客户端与服务器端的时间或次数不能保持良好的同步,就可能发生无法使用的问题。OTP 的原理是采用一类专门的算法(如单向散列函数变化)对用户口令和不确定性因子(如随机数)进行转换生成一个一次性口令,用户将一次性口令连同认证数据提交给服务器。服务器接收到请求后,利用同样的算法计算出结果与用户提交的数据对比,对比一致则通过认证;否则认证失败。通过这种方式,用户每次提交的口令都不一样,即使攻击者能够窃听网络并窃取登录信息,但由于攻击每次窃取的数据都只有一次有效,并且无法通过一次性口令反推出用户的口令,从而极大地提升了认证过程的安全性。

OTP 从技术上可以分为 3 种形式:"挑战—应答"、时间同步和事件同步。

（1）"挑战—应答"。"挑战—应答"认证机制中，通常用户携带一个相应的"挑战—应答"令牌。令牌内置种子密钥和加密算法。用户在访问系统时，服务器随机生成一个挑战并将挑战数发送给用户，用户将收到的挑战数手工输入"挑战—应答"令牌中，"挑战—应答"令牌利用内置的种子密钥和加密算法计算出相应的应答数，将应答数上传给服务器，服务器根据存储的种子密钥副本和加密算法计算出相应的验证数，和用户上传的应答数进行比较来实施认证。不过，这种方式需要用户输入挑战数，容易造成输入失误，操作过程较为烦琐。近年来，通过手机短信实现 OTP 验证码用得比较广泛，是目前主流的 OTP 验证方式，被广泛用于交易系统以及安全要求较高的管理系统中。

（2）时间同步。原理是基于动态令牌和动态口令验证服务器的时间比对。基于时间同步的令牌，一般每 60 秒产生一个新口令，要求服务器能够十分精确地保持正确的时钟，同时对其令牌的晶振频率有严格的要求，这种技术对应的终端是硬件令牌。目前，大多数银行登录系统采用这种动态令牌登录方式，用户持有一个硬件动态令牌，登录到系统时需要输入当前的动态口令以便后台实现验证。近年来，基于智能手机的软件动态令牌逐渐受到青睐，用户通过在智能手机上安装专门的客户端软件并由该软件产生动态口令完成登录、交易过程。

（3）事件同步。事件同步机制的动态口令原理是通过特定事件次序及相同的种子值作为输入，通过特定算法运算出相同的口令。事件动态口令是让用户的密码按照使用的次数不断动态地发生变化。每次用户登录时（当作一个事件），用户按下事件同步令牌上的按键产生一个口令，与此同时系统也根据登录事件产生一个口令，两者一致则通过验证。与时钟同步的动态令牌不同的是，事件同步令牌不需要精准的时间同步，而是依靠登录事件保持与服务器的同步。因此，相比时间同步令牌，事件同步令牌适用于非常恶劣的环境中，即便是掉进水中也不会发生失步问题。

基于口令认证是目前使用最为广泛的身份认证技术，静态口令认证主要用于系统登录时的身份验证，如门户网站、网上银行的登录。而在银行支付、网上银行转账、交易时一般采用静态口令＋动态口令组合的方式进行认证。例如，在支付宝中交易时，支付宝系统要求用户同时输入支付口令及与该账户绑定的软件动态令牌。银行在进行低额度交易、转账时采用静态口令与短信动态验证码，这种双重保障的方式可以大大提高使用的安全性。

（二）双因子身份认证技术

在一些对安全要求更高的应用环境，简单地使用口令认证是不够的，还需要使用其他硬件来完成，如 U 盾，网银交易常使用这种方式。双因子认证，即口令认证与硬件认证相结合来完成对用户的认证，其中，硬件部分被认为是用户所拥有的物品。使用硬件设备进行认证的好处是，无论用户使用的计算机设备是否存在木马病毒，都不会感染这些硬件设备，从而在这些硬件设备内部完成的认证流程不受木马病毒的影响，从而可提高安全性。但另一方面，这些额外的硬件设备容易丢失，因此，需要双因子认证；这些硬件设备也容易损坏，因此，在增加成本的同时，也带来更多不便利。

实际应用中，每个用户均拥有一个仅为本人所有的唯一私钥，用于进行解密和签名操作，同时还拥有与接收方相应的公钥用于文件发送时进行加密操作。当发送一份保密文件时，发送方使用接收方的公钥对该文件内容进行加密，而接收方则能够使用自己所有的相应私钥对该文件进行解密，从而保证所发送文件能够安全无误地到达目的地，并且，即使被第三方截获，由于没有相应的私钥，该第三方也无法对所截获的内容进行解密。

使用 U 盾前,一般都要先在客户端 PC 上安装相应的驱动程序,使 U 盾能正常工作,同时还需安装数字证书认证身份。当用户需要交易,如向银行提交支付订单时,就需对用户的身份进行验证,此时系统会提示用户插入 U 盾,并输入 U 盾密码,系统会在后台对 U 盾提交的信息进行验证,用户看不到具体的验证过程,但验证一经通过,用户就可以继续后续操作,输入网上支付密码和验证码,验证通过后即可完成交易。因此,U 盾保障之下的在线交易,如果使用的设备没有感染病毒的话,是非常安全的。因此,在一些对安全要求相对较高的应用场合,如网银交易、NT 工作站登录、电子钱包、电子政务、电子税务、电子报关、网上证券等,通过使用 U 盾,可以完全满足在线交易的安全性需求。

(三)生物特征识别认证技术

由于人的生物特征具有稳定性和唯一性,有研究人员提出可以采用生物特征识别技术代替传统的身份认证手段,构造新型的身份认证技术。生物特征识别技术主要指使用计算机及相关技术,利用人体本身特有的行为特征和(或)生理特征,通过模式识别和图像处理的方法进行身份识别。生物特征主要分为生理特征和行为特征。生理特征是人体本身固有的特征,是先天性的特征,基本不会或很难随主观意愿和客观条件发生改变,是生物特征识别技术的主要研究对象,其中,比较具有代表性的技术主要有指纹识别、人脸识别、虹膜识别等;行为特征主要指人的动作特征,是人们在长期生活过程中形成的行为习惯,利用该特征的识别技术,主要包括声音识别、笔迹识别等。

基于生物特征的识别技术较传统的身份认证具有很多优点,如保密、方便、不易遗忘、防伪性能较好、不易伪造或被盗、随身携带和随时随地使用等。也正是由于这些优点,很多国家已经在个人的身份证明证件中嵌入了持有者的生物特征信息,如嵌入指纹信息等。多个国家也在使用生物特征护照逐步替代传统护照。由 Microsoft、IBM、Novell 等公司共同成立的 Bio API 联盟,其目标就是制定生物特征识别应用程序接口(API)工业标准。

指纹识别是人们最容易接触到的生物特征识别技术,目前,大多数公司都采用指纹识别设备对员工的考勤进行记录。与原有的射频识别技术相比,指纹识别技术的优点在于避免了员工忘记携带射频卡的情况发生,同时也可以减少员工相互替代打卡的行为。人的指纹信息通常在出生约 9 个月后成型且终身不会改变,且不同人具有相同指纹的概率极低,这种稳定性和唯一性使指纹可以作为生物特征识别的对象。指纹识别主要通过采集手指末端纹路的图案信息对其进行识别,指纹中的谷、脊和纹路的起始点、分叉点、中断点、转折点、汇合点等特征点提供了大量且详细的信息,通过对上述这些特征信息的采集就可以达到辨别身份的目的。指纹识别是目前造价最低、易用性最高、应用最广泛的基于生物特征识别的身份认证技术。同时该技术已经被政府及司法部门所接受,在全球范围内建立了犯罪指纹数据库和指纹鉴定机构。随着网络的互联互通,各国政府可以通过网络交换生物特征数据,确定犯罪分子位置,提前预警或实施抓捕,极大地打击了流动的国际犯罪行为。

指纹录入的过程主要包括:

(1)通过指纹识别器采集指纹图像。

(2)对采集的指纹图像进行预处理。

(3)提取指纹图像的特征信息。

(4)对特征信息进行编码或加密等处理。

(5)将处理后的特征信息录入数据库,与个人 ID 相绑定。

指纹识别的过程主要包括：

(1)通过指纹识别器采集指纹图像。

(2)对采集的指纹图像进行预处理。

(3)提取指纹图像的特征信息。

(4)对特征信息进行编码或加密等处理。

(5)将处理后的特征信息与数据库中的特征信息进行对比,如果找到相同的特征信息,返回个人 ID 信息或验证成功提示,否则,返回验证失败提示。

指纹识别技术的核心在于指纹识别算法的设计,而指纹识别算法的主要目的是在指纹图像上找到并对比指纹的特征。

指纹的特征分为总体特征和局部特征。总体特征主要指肉眼可以观察的特征,如纹型[环形(Loop)、弓形(Arch)、螺旋形(Whorl)等]、模式区(Pattern Area)、核心点(Core Point)、三角点(Delta)、纹数(Ridge Count)等;局部特征主要是指纹上节点的特征,两枚指纹可能会存在相同的总体特征,但其局部特征却不可能完全相同。通过对指纹纹路中出现的中断的、分叉的、转折点等特征点的确认,可以唯一地确定一个人的指纹信息。有英国学者提出,在考虑局部特征的情况下,通过对比特征点,只要发现 13 个特征点重合,就可以认为是同一指纹。

虽然指纹识别具有很多优点,但也有一定的技术缺点:某些人或某些群体可能因为指纹特征过少或纹路过浅等原因很难成像,造成指纹识别设备无法采集指纹(或误采集);非加密的指纹采集数据信息可能会造成个人指纹信息的泄露,而该信息一旦泄露,也正是由于稳定性和唯一性,个人指纹信息可能会被滥用,造成一定的经济损失或更严重的问题;指纹采集设备需要与手指相接触才可以读取指纹信息,采集设备头表面会留下用户的指纹印痕,这些指纹印痕存在被复制的可能性,通过手模等技术同样也可以复制个人的指纹信息。

其他的生物特征识别技术还有虹膜识别。虹膜是一个位于眼睛瞳孔和巩膜之间的环状区域。人眼图像中,虹膜区域的冠状物、环状物、斑点、细丝、水晶体、射线、皱纹等形成了特有的纹理,是人眼的典型特征。人的虹膜结构十分复杂,可变项多达 260 多项,且在一生中几乎不会发生变化,具有非常高的稳定性、唯一性、非侵犯性、高准确性、防伪性等优点,也因此被认为是可靠性最高的生物特征识别技术。

虹膜识别的过程主要包括：

(1)通过全自动照相设备采集人眼虹膜图像。

(2)对虹膜图像信息进行预处理,包括归一化、增强等。

(3)提取虹膜图像的特征信息。

(4)对特征信息进行编码或加密处理。

(5)将数据库中虹膜模板的特征向量与待识别的虹膜特征向量进行相似性对比,如果相似度超过某一阈值,则认为两虹膜图像来自同一眼睛。

虹膜识别的优点:便于用户使用;由于低错误率和可识别率,虹膜识别可能是目前最可靠的生物识别技术;虹膜识别技术无须使用者与虹膜采集设备接触,避免了个人虹膜信息的物理泄露,同时也避免了疾病的传播。缺点:虹膜识别目前还没有唯一性认证试验;对采集精度有很高的要求,采集设备尺寸较大,且造价昂贵;容易受外界环境影响,如虹膜图像采集时需要外部有较好的光源,否则可能产生采集到的图像不清晰或图像发生畸变。

基于生物特征信息的认证是目前身份认证的一个流行趋势。由于生物特征的唯一性、普遍性、长久性等特点,使利用生物特征的身份认证优于传统身份认证方式,具有广阔的应用前景和市场潜力。采用生物特征为身份识别带来诸多优势的同时,由于其自身固有的一些性质,在实际应用中也会碰到很多非常严峻的挑战,特别是安全问题,如对生物特征信息的存储安全问题、对认证算法的安全性问题等,都有待于学者们进一步研究解决。另外,目前还没有一种生物特征识别技术能够达到完美无缺的要求,如眼睛病变可能会导致使用者的虹膜发生变化,无法采用虹膜识别对其进行身份认证。因此,采用人的多种生理特征和(或)行为特征,综合多种数据进行身份识别,可以避免单生物特征识别带来的问题,进一步提高生物特征识别系统的准确率和可靠性,也是生物特征识别技术未来的一个发展趋势。

四、对"机"的认证

这里的"机"是指具有智能处理能力的电脑设备和大型计算平台。相对于人来说,"机"具有更好的记忆,因此,可以使用高熵密钥实现认证。对设备认证的传统方法是"挑战—应答"机制。为了更好地说明"挑战—应答"机制的工作原理,假设 A 和 B 之间已经建立起共享密钥 k。A 要对 B 发起认证,因此 A 发送一个随机数 r 给 B,B 使用共享密钥 k 对 r 进行加密,然后将加密结果 c 作为应答发送给 A,A 使用共享密钥 k 也对 r 进行加密,然后比较加密结果是否与 c 一致,若一致,则对 B 的认证通过;否则认证失败。事实上,用于认证的加密算法不必要可逆,即不一定是有相应解密算法的加密算法,可以使用带密钥的消息认证码作为"挑战—应答"过程中的加密算法。

上述方案只是实现"挑战—应答"认证机制的一种,实际上可以有多种方法,典型的"挑战—应答"认证机制是移动通信中对用户的认证。下面以 GSM 的认证过程为例说明实际中的"挑战—应答"认证是如何实现的。

在 GSM 系统中,用户终端设备(UE)有一个用户注册域(HLR)和一个用户访问域(VLR)。用户 UE 和注册域 HLR 之间有一个共享密钥 Ki,这个密钥在用户购卡时就建立了。在实际使用过程中,用户 UE 首先与访问域 VLR 联系,访问域 VLR 跟用户注册域 HLR 联系,得到认证向量,然后 VLR 将认证向量中的挑战信息发送给用户,用户 UE 根据挑战信息进行应答,VLR 根据用户应答信息情况判断是否为合法用户,具体流程如图 8-1 所示。

在图 8-1 中,挑战信息 RAND 是一个随机数,对该挑战的应答信息 RES 是根据挑战信息 RAND 使用共享密钥 Ki 和一种固定的密码算法 A3 计算得到的,RES＝A3(Ki,RAND),XRES 是用户注册域使用同样方法计算得到的,因此正常情况下应该满足 RES＝XRES。如果这一等式不成立,则请求入网的用户为非法用户,或哪里出了问题。另外,认证的目的是数据的安全传输,因此,在 GSM 系统中,认证成功后会在用户 UE 和访问域 VLR 之间建立一个共享的临时会话密钥 Kc＝A8(Ki,RAND),以实现对接下来的数据通信(主要是语音)进行加密。

为什么要挑战—应答呢?让用户终端直接告诉网络自己的身份不可以吗?当然不可以,因为终端会撒谎,不是终端设备撒谎,而是攻击者会假冒合法用户。如果使用共享密钥呢?如 UE 告诉网络说,"我是 IDi,C＝E(Ki,IDi)是加密确认",其中,IDi 是终端的真实身份,Ki 是共享密钥,这看似也使用了共享密钥,但因为没有了挑战过程,传递的数据变成了恒定的,所以攻击者可以截获,然后实施重放攻击,即把截获到的信息(IDi,C)发送给网络,

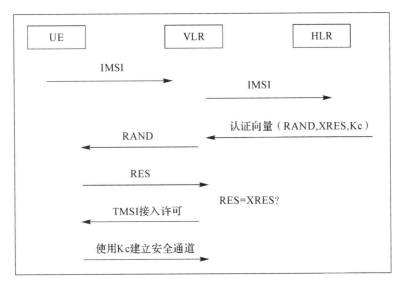

图 8-1　GSM 系统中使用"挑战—应答"机制对用户的认证过程

因为是合法密钥产生的 C,当然可以成功假冒用户 IDi。即使用户使用了随机数,也很难抵抗重放攻击。分析表明,使用"挑战—应答"是一种非常有效的抵抗重放攻击和许多其他假冒攻击的方法,挑战信息的随机性或不可预测性对保证挑战—应答机制的安全性是至关重要的。

五、对"物"的认证

这里的"物"与前面的"机"从物理实体上看没有本质区别,但对"物"的认证更需要强调轻量级属性。在物联网环境中,"物"意味着终端感知节点或 RFID 标签,这些"物"的资源有限,因此不能使用传统的针对"机"的认证方法。那么,如何对"物"进行认证呢? 回顾一下认证的目的就知道,对人认证的目的是让用户合法登录并使用有关的业务操作,包括一些服务的调用;对智能设备的认证在于建立安全通道,为接下来的数据传递提供安全保障。对物的认证其实也一样,认证的目的在于使数据能安全可靠地传递,这里的安全是指不被非法获取,可靠是指能鉴别假冒欺骗等行为。考虑到资源有限的"物"通常所传递的数据量也很有限,因此,对物的认证其实是对数据来源的认证,即一个数据无论经过多少次转发,其原始来源应该可以得到鉴别。

为了说明轻量级认证与传统认证的区别,给出一个认证协议实例进行说明。如图 8-2所示的协议是一个对消息来源进行认证的协议,如果认证通过,则接收数据;否则进行异常处理。

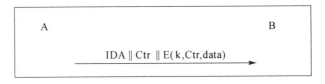

图 8-2　一种轻量级认证加密方案

在图 8-2 的认证加密方案中,IDA 为 A 的身份标识;Ctr 为计数器,可以是系统时钟,每次加密都将递增;k 为 A 与 B 的共享密钥,通常为对称密钥,否则很难满足轻量级的要求。协议的执行无须信息交互,只需要 A 向 B 发送数据的同时附带一些认证信息,当 B 收到 A 发过来的数据后,首先检查 Ctr 是否合法,如果是计数器,则与自己的记录进行比对;如果是系统时钟,则检测是否在允许的范围内。然后根据节点 A 的身份信息找到加密密钥 k 进行解密,解密后的 Ctr 与解密前的 Ctr 进行对比,如果一致,则接受解密后的数据,否则作为异常情况处理。

不难看出,图 8-2 的认证协议可以看作是轻量级认证协议。首先,数据交互次数最少;其次,当数据较小时,整个认证数据量可以包含在一个数据分组(或数据帧)内,也最少;最后,只需要执行一次加密算法操作。虽然这不是一个单纯的身份认证,但其中身份认证的过程是完整的。

从安全性角度来说,轻量级认证协议的安全性低于传统的身份认证协议,只能提供短期的安全和抵抗低成本的攻击手段,这对许多物联网感知节点的安全性来说已经足够了。

六、其他身份认证技术

上述几种认证技术是根据认证对象来分的。下面根据认证方法的不同,介绍几种身份认证技术。

(一)数字签名技术

数字签名(Digital Signatures)是签名者使用私钥对待签名数据的杂凑值做密码运算得到的结果,该结果只能用签名者的公钥进行验证,用于确认待签名数据的完整性、签名者身份的真实性和签名行为的抗抵赖性。

数字签名是一种附加在消息后的一些数据,它基于公钥加密技术,用于鉴别数字信息。一套数字签名通常定义了 2 种运算,一个用于签名,另一个用于验证。数字签名只有发送者才能产生,别人不能伪造这一段数字串。由于签名与消息之间存在着可靠的联系,接收者可以利用数字签名确认消息来源以及确保消息的完整性、真实性和不可否认性。

(1)数据完整性:由于签名本身和要传递的消息之间是有关联的,消息的任何改动都将引起签名的变化,消息的接收方在接收到消息和签名之后经过对比就可以确定消息在传输的过程中是否被修改,如果被修改过,则签名失效。这也表明签名是不能够通过简单的拷贝从一个消息应用到另一个消息上。

(2)真实性:由于与接收方的公钥相对应的私钥只有发送方有,从而使接收方或第三方可以证实发送者的身份。如果接收方的公钥能够解密签名,则说明消息确实是发送方发送的。

(3)不可否认性:签名方日后不能否认自己曾经对消息进行的签名,因为私钥被用在了签名产生的过程中,而私钥只有发送者才拥有,因此,只要用相应的公钥解密了签名,就可以确定该签名一定是发送者产生的。但是,如果使用对称性密钥进行加密,不可否认性是不被保证的。

数字签名的实施需要公钥密码体制,而公钥的管理通常需要公钥证书来实现,即通过公钥证书来告知他人所掌握的公钥是否真实。数字签名可以用来提供多种安全服务,包括数据完整性、数据起源鉴别、身份认证以及非否认等。数字签名的一般过程如下:

（1）证书持有者对信息 M 做杂凑，得到杂凑值 H。国际上公开使用的杂凑算法有 MD5、SHA1 等，在我国必须使用国家规定的杂凑算法。

（2）证书持有者使用私钥对 H 变换得到 S，变换算法必须跟证书中的主体公钥信息中标明的算法一致。

（3）将 S 与原信息 M 一起传输或发布。其中，S 为证书持有者对信息 M 的签名，其数据格式可以由国家相关标准定义，国际常用的标准有 PKCS♯7，数据中包含了所用的杂凑算法的信息。

（4）依赖方构建从自己的信任锚开始、信息发布者证书为止的证书认证路径并验证该证书路径。如果验证成功，则相信该证书的合法性，即确认该证书确实属于声称的持有者。

（5）依赖方使用证书持有者的证书验证对信息 M 的签名 S。首先使用 S 中标识的杂凑算法对 M 做杂凑，得到杂凑值 H′；然后使用证书中的公钥对 S 变换，得到 H″。比较 H′ 与 H″，如果两者相等，则签名验证成功；否则签名验证失败。

数字签名可用于确认签名者身份的真实性，其原理与"挑战—响应"机制相同。为避免中间人攻击，基于数字签名的身份认证往往需要结合数字证书使用。例如，金融行业标准 JR/T 0025.7—2018《中国金融集成电路(IC)卡规范 第七部分：借记贷记应用安全规范》规定了一种基于数字签名的动态数据认证(DDA)过程。动态数据认证采用了一个三层的公钥证书方案。每一个 IC 卡公钥由它的发卡行认证，而认证中心认证发卡行公钥。这表明为了验证 IC 卡的签名，终端需要先通过验证 2 个证书来恢复和验证 IC 卡公钥，然后用这个公钥来验证 IC 卡的动态签名。

(二)数字证书

数字证书也称公钥证书，是由证书认证机构(CA)签名的包含公开密钥拥有者信息、公开密钥、签发者信息、有效期以及扩展信息的一种数据结构。最简单的数字证书包含一个公开密钥、名称以及证书授权中心的数字签名。一般来说，数字证书主要包括证书所有者的信息、证书所有者的公钥、证书颁发机构的签名、证书的有效时间和其他信息等。数字证书的格式一般采用 X.509 国际标准，是广泛使用的证书格式之一。

数字证书提供了一种网上验证身份的方式，主要采用公开密钥体制，还包括对称密钥加密、数字签名、数字信封等技术。可以使用数字证书，通过运用对称和非对称密码体制等密码技术建立起一套严密的身份认证系统，每个用户自己设定一把特定的仅为本人所知的私有密钥（私钥），用它进行解密和签名；同时设定一把公共密钥（公钥）并由本人公开，为一组用户所共享，用于加密和验证签名。当发送一份保密文件时，发送方使用接收方的公钥对数据加密，而接收方则使用自己的私钥解密，通过数字的手段保证加密过程是一个不可逆过程，即只有用私钥才能解密，这样信息就可以安全无误地到达目的地了。因此，保证了信息除发送方和接收方外不被其他人窃取；信息在传输过程中不被篡改；发送方能够通过数字证书来确认接收方的身份；发送方对于自己的信息不能抵赖。

数字证书采用公钥密码技术，公钥密码技术解决了密钥的分配与管理问题。在电子商务技术中，商家可以公开其公钥，而保留其私钥。购物者可以用人人皆知的公钥对发送的消息进行加密，然后安全地发送给商家，商家用自己的私钥进行解密。而用户也可以用自己的私钥对信息进行加密，由于私钥仅为本人所有，这样就产生了别人无法生成的文件，即形成了数字证书。采用数字证书，能够确保以下两点：

（1）保证信息是由签名者自己签名发送的，签名者不能否认或难以否认。

（2）保证信息自签发后至收到为止未曾做过任何修改，签发的文件是真实文件。

根据用途的不同，数字证书可以分为以下几类：

（1）服务器证书（SSL 证书）：被安装在服务器设备上，用来证明服务器的身份和进行通信加密。服务器证书可以用来防止欺诈钓鱼站点。SSL 证书主要用于服务器（应用）的数据传输链路加密和身份认证，绑定网站域名。不同的产品对于不同价值的数据要求不同的身份认证。

（2）电子邮件证书：用来证明电子邮件发件人的真实性。它并不证明数字证书上面 CN 一项所标识的证书所有者姓名的真实性，它只证明邮件地址的真实性。收到具有有效电子签名的电子邮件，除了能相信邮件确实由指定邮箱发出外，还可以确信该邮件从被发出后没有被篡改过。另外，使用接收的邮件证书，还可以向接收方发送加密邮件。该加密邮件可以在非安全网络传输，只有接收方的持有者才可能打开该邮件。

（3）客户端个人证书：主要被用来进行身份验证和电子签名，被存储在专用的智能密码钥匙中，使用时需要输入保护密码。使用该证书需要物理上获得其存储介质智能密码钥匙，且需要知道智能密码钥匙的保护密码，这也被称为双因子认证。这种认证手段是目前在 Internet 上最安全的身份认证手段之一。

（三）匿名认证技术

匿名是指在一组由多个用户组成的匿名集中，用户不能被识别的状态。换言之，无法将这组对象中的用户或用户的行为进行任何关联。对象的匿名性必须是在一个对象集合中，基于此类的对象集合组成一个匿名集合。例如，如果无法从一个发送者集合中找到信息的真实发送者，则实现发送匿名。匿名通信是指掩盖实际发生的通信连接关系，使窃听者无法直接获得或能够通过观察推测出通信参与方及参与方之间的通信连接关系。匿名通信的重要目的就是实现通信双方的身份匿名或者行动的无关联，为用户提供通信隐私保护和不可追踪性。匿名认证是指用户在证明自己身份合法性的同时能够确保自己的身份信息、位置信息的匿名性。常见的实现匿名性的方法有零知识证明身份认证、假名认证等。匿名认证技术在 RFID 隐私性保护、智慧医疗系统的病例隐私性保护、网络投票上有广泛应用。

实现匿名认证的另一种技术是零知识证明。零知识证明指的是证明者能够在不向验证者提供任何有用的信息的情况下，使验证者相信某个论断是正确的，即证明者向验证者证明并使其相信自己知道或拥有某一消息，但证明过程不能向验证者泄露任何关于被证明消息的信息。用零知识构造的身份认证协议可以在完成身份认证的同时不泄露任何身份信息，也就是实现了身份的匿名性。

（四）群组认证技术

群组认证是指证明方向验证方证明他是某个群体的合法成员，而验证者也只能验证该用户是否属于某个群体，不能知道证明者的具体身份。达到该目标的方法有群签名、环签名、集合认证等。

群签名就是满足这样要求的签名：一个群体中的任意一个成员可以以匿名的方式代表整个群体对消息进行签名。与其他数字签名一样，群签名是可以公开验证的，而且可以只用单个群公钥来验证，也可以作为群标志来展示群的主要用途、种类等。

环签名可以被视为一种特殊的群签名,它因签名按一定的规则组成一个环而得名。在环签名方案中,环中每个成员可以用自己的私钥和其他成员的公钥进行签名,却不需要得到其他成员的允许,而验证者只知道签名者来自这个环,但不知道具体的签名者。它没有可信中心、没有群的建立过程,对于验证者来说签名者是完全匿名的。环签名提供了一种匿名泄露秘密的巧妙方法。环签名的这种无条件匿名性在对信息需要长期保护的一些特殊环境中非常有用。

第二节　桌面终端安全

一、桌面终端安全概述

计算机在人们日常生活中的应用越来越广泛,为了对计算机桌面实施有效的安全防护,就需要对计算机桌面安全防护系统有所了解。计算机桌面系统的安全关系到计算机整体系统的安全,因此计算机桌面安全防护系统的设计和管理对人们的隐私保护起到不小的作用,不仅维护人们的生命财产不受侵犯,还促进了我国科技事业的进步和经济的发展。随着计算机应用的逐渐普及,其信息安全的警钟已经敲响了。因此,我国很多单位都很重视对计算机桌面安全防护系统的研究,只有安全的网络传输环境才能满足用户对计算机的需求。计算机桌面安全防护系统就是保证我们的机密信息不被泄露的强有力的武器。在公钥基础设施(PKI)管理模式的基础上,结合电子钥匙且具备身份认证协议、加密法选择、用户权限分配和证书生成等安全防护功能的管理模块,可以防止非授权用户的恶意破坏,以此来解决计算机桌面系统的安全管理问题。

计算机桌面安全防护,要从以下几个方面进行理解:计算机的系统功能应便于扩展和完善,以此来适应计算机科技的发展和用户对功能的需求的变化。在安全透明模块中,计算机桌面安全防护系统在运行的时候会对用户身份进行识别认证等,对于不需要用户干预的事件都由计算机系统直接完成,增加安全模块对用户的透明性。另外,计算机桌面安全防护系统界面清晰一点、提示信息多一些,这样用户就可以轻而易举地掌握并操作了。

(一)计算机桌面安全防护系统的功能

安全是我们应用计算机的最重要保障。计算机桌面安全防护系统由单机安全防护系统(就是不联网的情况下的安全防护,其中包括桌面安全锁定、桌面操作监视和安全日志设计等多项功能)、针对网络安全的防护系统(就是对于联网的情况下计算机桌面安全防护系统的防护,包括事件的操作伪装、传输加密等功能)、安全管理系统三个部分组成。计算机桌面安全防护系统就是维护用户的信息不被泄密,保证用户之间的信息能够安全传输。计算机桌面安全防护系统通过用户身份验证、加密算法等来解决信息网络传输安全问题。

(二)攻击入侵方式

桌面用户上网时可能会遇到的入侵大概包括以下几种方式:

(1)系统被病毒(如木马、蠕虫等)、间谍软件、流氓软件攻击。

(2)浏览网页时被恶意程序攻击。

（3）P2P 工具（如 QQ 等）被攻击或泄露信息。

（4）垃圾信息。

（5）操作系统或应用软件存在漏洞，易受黑客攻击。

（6）敏感信息被盗。

（7）其他黑客攻击。

二、桌面终端安全体系

随着互联网的发展，信息获取手段和传播范围发生着日新月异的变化。桌面终端在日常工作中已被广泛使用，成为基本工具。桌面终端需要频繁地访问与生产运行密切相关的各种各样的信息系统。大量敏感或涉密信息存储在桌面或移动存储介质中。来自计算机网络外部或内部的攻击活动有增无减，变化无常，加之目前桌面非法接入的情况较为普遍，以及桌面安全管理规章制度没有切实有效执行。目前，信息安全面临严峻的挑战，如何保证桌面终端的安全，从而保证整体信息安全，成为日益突出的问题。强有力和切实可行的桌面安全管理手段，将成为保障信息安全的基础。

（一）桌面终端的安全要求

随着信息化建设的迅速发展，终端计算机数量大量增加。桌面终端是网络的最基本组成部分，涉及大量敏感或涉密数据，管理较为复杂，也是管理的最薄弱环节，往往成为信息外泄的源头。

应根据自身的网络环境，结合基本情况，统一部署防病毒系统和补丁分发系统，并定期对病毒定义文件进行升级和补发安全补丁。同时为了确保终端用户合规接入网络，应建立以端点准入控制系统为基础的安全防护体系，并执行制定的安全策略，阻止不符合安全策略的终端用户接入网络。终端用户的桌面安全环境需要由完善的桌面管理系统提供保障，除了利用防病毒和补丁系统来防范和控制木马程序、恶意软件及内网的攻击行为，还要对终端用户的桌面制定相应的安全机制，确保每个接入网络的终端用户都符合安全策略，规范终端桌面的安全行为，使桌面终端工作在一个安全的防护体系中，保证网络在一个安全、稳定的环境中运行。

（二）桌面终端安全防护体系建设

随着信息技术应用的不断深入，信息系统集中程度的不断提高，业务对信息系统的依赖程度不断加大。现有的安全防护系统仍不能完全预防来自内部或外部网络的入侵和攻击，所以需要完善安全防护体系建设，统一建立以防病毒系统、补丁分发系统和端点准入控制系统为基础的桌面安全防护系统，使信息化应用系统的安全性得到有效保障。

（1）防病毒系统。防病毒系统体系由总部服务器获取最新病毒定义文件下推到各级单位，实现病毒定义文件的逐级升级。防病毒体系的统一部署，有效地防止了病毒和恶意软件的大面积爆发，为桌面终端安全提供了强有力的保障。

（2）补丁分发系统。补丁分发系统采用总部服务器过滤最新系统安全补丁并下发到地区服务器，地区服务器自动下发到终端用户的总体架构方式。补丁管理系统可以帮助网络内各种软件和应用系统进行维护和控制，克服安全漏洞并保持生产环境的稳定性。

（3）端点准入控制系统。端点准入安全防护体系由总部服务器下发总体安全策略，接收总部策略后根据本地实际情况制定个性化策略,管理个人计算机。端点准入控制系统需要提供全面的端点保护功能,实现多层次的安全防护策略,有效应对病毒(如木马、蠕虫等)入侵,有效应对来自互联网和内部网络的恶意扫描、恶意入侵等安全威胁。

(4)桌面安全流量监控体系。通过桌面安全流量监控系统,将桌面安全事件和桌面安全技术支持团队有机联系在一起,建立"发现—定位—处理"循环往复的工作模式,以安全管理团队自上而下的监督、支持和协同作战,推动各级安全管理团队的工作,提升管理水平,保证在桌面端少出问题,从而增强整体的信息安全水平。

(5)数据文件电子加密。网络中最有价值的是数据,敏感或涉密数据的安全性越来越重要。网络安全产品大部分集中在这些数据的外围,并没有针对数据本身的安全保障提出有效的解决方案。所以建立电子文档加密系统,可以为员工提供方便易用的文件加密工具,切实增强信息安全意识和水平,有效防止敏感信息泄漏。这对提高整体的信息安全也是切实可行的。电子文档加密系统是为桌面用户提供文件加密工具。加密后的文件可有效防范丢失、失窃或在网络上传输时被非法截获等情况下的信息外泄。

(6)系统安全审计。建立系统安全审计,为安全部门或管理员提供及时有效的数据分析,以发现在何处发生了违反安全方案的事件。利用安全审计结果,可调整安全政策,堵住出现的漏洞,为此,系统安全审计应该具备以下功能:

①记录关键事件:由安全相关部门统一定义违反安全的事件,并决定将什么信息记入审计日志。

②提供可集中处理审计日志的数据形式:以标准的、可使用的格式输出安全审计信息,使安全员能够直接利用软件工具处理这些事件。

③实时安全报警:扩展现有管理工作的能力,并将它们与数据链路驱动程序和安全审计能力结合起来,当发生与安全有关的事件时,安全系统就报警通知相应的部门。

(7)加强桌面安全管理。

①建立必须严格遵守的规章制度。依据国家法律法规根据实际情况制定相关规章制度,让终端用户遵守相关制度,可以有效地减少终端安全事故的发生。

②培养终端用户良好的安全意识。安全意识低的必然结果就是信息安全实践水平较差,所以培养终端用户的安全意识可以防止攻击软件利用终端入侵网络。

③加强桌面用户安全培训。经常组织安全培训可以提高终端用户的安全防护意识,提升桌面终端的防御能力。

三、桌面终端安全防护措施

桌面终端是网络运行的基础,也是信息安全最脆弱的部位,所以应该根据需求建立相应的安全体系,增加桌面终端的安全防护能力,减少网络面临的安全威胁。

(一)电脑操作系统及时安装更新补丁

尽管很多更新属于功能方面的增加,但还是有部分更新属于修补安全方面出现的问题。在部署桌面系统时,首先要做的事情,就是确保已经修复了所有的补丁。不要部署存在已知未修复漏洞的桌面系统。这一要求适用于所有类型的系统,而不是仅仅限于 Windows 系统。

(二)关闭文件共享功能

如果在日常工作中需要使用文件共享功能的话,可以选择忽略该措施。但对于没有文件共享需求的桌面系统来说,就应该选择关闭该功能。对于 Windows 系统来说,单击打开控制面板,选择[网络连接]—[本地连接属性]。在该窗口中选择取消文件和打印机共享功能,就完成了设置。

(三)禁用来宾账户并删除未使用的账户

来宾账户可能导致出现很多问题,尤其是在大量用户使用来宾账户的时候都不设置密码保护的情况下,就更容易出现问题。尽管看起来来宾账户使用的范围有限,似乎不会出什么问题,但是让来宾可以进行连接本身就带来了安全方面的风险。所以,最好的做法就是禁用所有来宾账户。这种情况同样适用于未使用的账户。在很多公司中,机器被一名使用者移交给另一名使用者,而原有的用户账户却并没有被删除,不要让这样的情况发生在自己身上。确保系统中的用户都是有效的,并且存在连接机器的需求,否则的话,也属于安全方面的漏洞。

(四)选择功能强大的密码策略

这个问题不用多说,用户使用简单的密码容易被猜测到。但是,如果不利用安全策略的话,就不得不选择在用户层面上进行强制执行了。不要对该问题掉以轻心,脆弱的密码是导致机器被破坏的普遍原因之一。

(五)将个人文件及文件夹标注出来

在开启了文件夹/文件共享功能的机器上,可能还会存在个人文件夹,对于个人信息来说,这是非常重要的。更改文件夹的安全限制,这样只有使用者可以访问该部分。为此,右键单击文件夹,选择"属性",从"属性"窗口中选择"安全",选择"编辑"的权限,以限制其他使用者的访问。

第三节 移动终端安全

一、移动终端安全概述

随着移动通信技术的发展,移动终端发生了巨大的变化,朝着智能化的方向不断迈进。伴随着终端智能化以及网络宽带化的趋势,移动终端功能已经从只提供单一的语音服务变得丰富多彩,移动互联网业务层出不穷,日益繁荣。与此同时,移动终端越来越多地涉及商业秘密和个人隐私等敏感信息,面临各种安全威胁,如恶意订购、自动拨打声讯台、自动联网等,造成用户的话费损失;木马软件可以控制用户的移动终端,盗取账户,监听通话,窃取本地信息等。移动终端作为移动互联网时代最主要的载体,面临着严峻的安全挑战,移动终端将成为恶意软件攻击的主要目标。

然而,目前对移动终端安全的重视程度却远远不如 PC 端。当移动互联网发展驶入快车道的时候,移动终端的安全性问题有可能成为制约移动互联网发展的重要瓶颈。因此,解决移动终端的安全问题已迫在眉睫。

目前,移动互联网发展迅速,移动终端在硬件、软件及带宽三个方面都得到了巨大发展。移动终端操作系统繁多,内在的安全机制差异也很大,其结果是,不同厂商的智能终端面临的安全风险截然不同,甚至同样的操作系统,由于不同原始设备制造商对其安全加固程度不同,也呈现出不同的安全特性。移动互联网的快速发展为移动应用的发展开辟了广阔空间,同时也带来了新的安全隐患。

移动互联网的安全问题主要存在三个方面:移动终端安全、网络安全和应用安全。用户通过移动终端使用移动业务,并将大量用户个人信息存储在移动设备中。因此,既要保证移动业务的安全,实现移动网络与移动终端之间的通信安全,同时还要保证用户个人信息的安全。由此可见,移动终端的安全对整个移动互联网的安全至关重要。本节简要介绍移动终端面临的安全风险,重点介绍 Android、iOS 平台的系统架构、安全机制、系统安全分析及安全防护措施。

二、移动终端安全风险

(一)系统漏洞

与传统的 PC 操作系统不同,移动终端操作系统呈现显著的碎片化现象。目前,Android 系统的发布与更新基本是由各终端厂商独立完成的。这就使其操作系统的安全性面临更加复杂的挑战,安全漏洞也层出不穷。如 Android 平台的签名漏洞、提权漏洞、挂马漏洞、静默安装/卸载漏洞、短信欺诈漏洞、后台发送消息漏洞、后台拨打电话漏洞等;iOS 平台的字符串漏洞、锁屏漏洞、充电器漏洞等。这些漏洞成为恶意软件攻击的重点目标,可能导致恶意软件大规模传播、用户利益受损。

(二)恶意软件

移动终端恶意软件是一种破坏性程序,与计算机恶意软件(程序)一样具有传染性、破坏性。移动终端恶意软件可能会导致用户移动终端死机、关机、资料被删、向外发送邮件、拨打电话、窃取隐私等。根据恶意软件(程序)的行为,主要分为以下几类:

(1)恶意扣费:在用户不知情或未授权的情况下,通过隐蔽执行、欺骗用户点击等手段,订购各类收费业务或使用手机支付,导致用户经济损失。

(2)隐私窃取:在用户不知情或未授权的情况下,获取涉及用户隐私的信息。

(3)远程控制:在用户不知情或未授权的情况下,接受远程控制端指令并进行相关操作。

(4)恶意传播:通过自动复制、感染、投递、下载等方式将自身、自身的衍生物或其他恶意代码扩散。

(5)资费消耗:在用户不知情或未授权的情况下,通过自动拨打电话、发送短信、彩信、邮件、频繁连接网络等方式,导致用户资费损失。

(6)系统破坏:通过感染、劫持、篡改、删除、终止进程等手段导致移动终端或其他非恶意软件的部分或全部功能、用户文件等无法正常使用,干扰、破坏、阻断移动通信网络、网络服务或其他合法业务正常运行。

(7)诱骗欺诈:通过伪造、篡改、劫持短信、彩信、邮件、通信录、通话记录、收藏夹、桌面等方式诱骗用户。

(8)流氓行为:对系统没有直接损害,也不对用户隐私、资费造成侵害的恶意行为。

三、移动终端安全防护措施

(一)安全地使用 Wi-Fi

目前,Wi-Fi 陷阱有两种:一是"设套",主要是在宾馆、饭店、咖啡厅等公共场所搭建免费 Wi-Fi,骗取用户使用,并记录其在网上进行的所有操作;二是"进攻",主要针对一些在家里组建 Wi-Fi 的用户,即使用户设置了 Wi-Fi 密码,如果密码强度不高的话,黑客也可通过暴力破解的方式破解家庭 Wi-Fi,进而可能对用户机器进行远程控制。

安全地使用 Wi-Fi,要做到以下几点:

(1)勿见到免费 Wi-Fi 就用,要用可靠的 Wi-Fi 接入点。关闭手机和平板电脑等设备的无线网络自动连接功能,仅在需要时开启。

(2)警惕公共场所免费的无线信号为不法分子设置的钓鱼陷阱,尤其是一些与公共场所内已开放的 Wi-Fi 同名的信号。在公共场所使用陌生的无线网络时,尽量不要进行与资金有关的银行转账与支付。

(3)修改无线路由器默认的管理员用户名和密码,将家中无线路由器的密码设置得复杂一些,并采用强密码,最好是字母和数字的组合。

(4)启用 WPA/WEP 加密方式。

(5)修改默认 SSID 号,关闭 SSID 广播。

(6)启用 MAC 地址过滤。

(7)无人使用时,关闭无线路由器电源。

(二)如何防范"伪基站"的危害

2012 年以来出现了一种利用"伪基站"设备作案的新型违法犯罪活动。"伪基站"设备是一种主要由主机和笔记本电脑组成的高科技仪器,能够窃取以其为中心、一定半径范围内的手机卡信息,并任意冒用他人手机号码强行向用户手机发送诈骗、广告推销等短信息。犯罪嫌疑人通常将"伪基站"放在车内,在路上缓慢行驶或将车停放在特定区域,从事短信诈骗、广告推销等违法犯罪活动。"伪基站"短信诈骗主要有两种形式:一是"广种薄收式",嫌疑人在银行、商场等人流密集地以各种汇款名目向一定半径范围内的群众手机发送诈骗短信;二是"定向选择式",嫌疑人筛选出手机号后,以该号码的名义向其亲朋好友、同事等熟人发送短信,实施定向诈骗。

防范"伪基站"诈骗短信可从如下几方面着手:

(1)当用户发现手机无信号或信号极弱时仍然能收到推销、中奖、银行相关短信,则用户所在区域很可能被"伪基站"覆盖,不要相信短信的任何内容,不要轻信收到的中奖、推销信息,不轻信意外之财。

(2)不要轻信任何号码发来的涉及银行转账及个人财产的短信,不向任何陌生账号转账。

(3)安装手机安全防护软件,以便对收到的垃圾短信进行精准拦截。

第四节　计算安全

一、计算安全概述

计算已经广泛应用于智慧交通、智慧医疗、智慧电网、智慧工厂、智慧城市等关键领域。由于应用环境复杂、计算量庞大、在计算和存储上资源受限，并且很多应用在设计之初未能完备地考虑安全风险，传统的安全防护手段已经不能完全适应防护需求，加之有很多系统在设计之初未考虑安全问题，因此如果一旦被攻击控制，那么带来的将是整个城市的安全，甚至危害国家安全。

从安全角度分析，计算安全在架构上的设计和实现，一方面要考虑到传统安全能力在计算中的实现，比如：安全功能需要能够适配计算的特定架构；安全功能要能够灵活地进行部署和扩展；安全功能要具备在一定时间内持续抵抗攻击的能力；能够容忍一定程度和范围内的功能失效，但基础功能始终保持运行；具有高度的可用性以及故障恢复能力。

另一方面，考虑到计算主要的应用场景，在安全设计上，需要考虑到特定安全能力方面，比如：安全功能的轻量化，保证安全功能部署在各类硬件资源中；海量的设备接入使得传统的基于信任的安全模型不再适用，需要按照最小授权原则重新设计安全模型（白名单）；在关键的节点设备（如智能网关）实现网络与域的隔离，对安全攻击和风险范围进行控制，避免攻击由点到面扩展；安全和实时态势感知无缝嵌入整个边缘计算架构中，实现持续的检测与响应；尽可能依赖自动化实现，但人工干预也必不可少。

计算安全服务模型如图 8-3 所示。

二、可信计算

可信并不等同于安全，但它是安全的基础，因为安全方案、策略只有运行在未被篡改的环境下才能进一步确保安全目的。保证系统和应用的完整性，可以确保使用正确的软件栈，并在软件栈受到攻击发生改变后能及时被发现。总的来说，在系统和应用中加入可信验证能够减少由于使用未知或遭到篡改的系统/软件而遭到攻击的可能性。

可信计算的基本思想如下：在计算机系统中，建立一个信任根，从信任根开始到硬件平台、操作系统、应用，一级度量一级，一级信任一级，把这种信任扩展到整个计算机系统，并采取防护措施，确保计算资源的数据完整性和行为的预期性，从而提高计算机系统的可信性。

以 PC 机可信为例，通俗来讲，可信就是在每台 PC 机启动时检测 BIOS 和操作系统的完整性和正确性，保障你在使用 PC 机时硬件配置和操作系统没有被篡改过，所有系统的安全措施和设置都不会被绕过；在启动后，对所有的应用，如社交软件、音乐软件、视频软件等应用可进行实时监控，若发现应用被篡改立即采取止损措施。

具体来说，可信计算技术对安全有如下提升：

操作系统安全升级，如防范 UEFI 中插入 rootkit、防范 OS 中插入 rootkit，以及防范病毒和攻击驱动程序的注入等。

应用完整性保障，如防范在应用程序中插入木马。

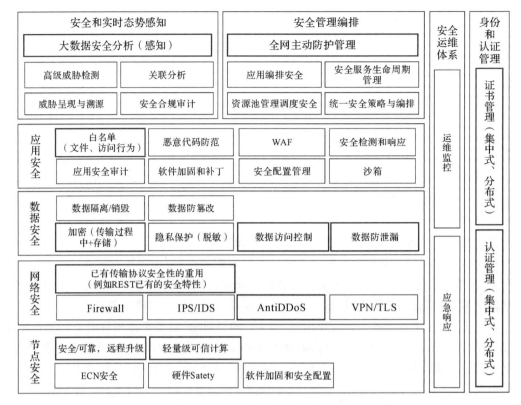

图 8-3 计算安全服务模型

安全策略强制实现,如防范安全策略被绕过/篡改、强制应用只能在某个计算机上使用、强制数据只能有某几种操作等。

可信主要通过度量和验证的技术手段实现。度量就是采集所检测的软件或系统的状态,验证是将度量结果与参考值比对,判断是否一致,如果一致表示验证通过,如果不一致则表示验证失败。

度量分为静态度量和动态度量两种。静态度量通常指在运行环境初装或重启时对其镜像的度量。度量是逐级的,通常先启动的软件对后一级启动的软件进行度量,度量值验证成功则标志着可信链从前一级软件向后一级软件的成功传递。以启动操作系统为例,可信操作系统启动时基于硬件的可信启动链,对启动链上的 UEFI、loader、OS 的图片进行静态度量,静态度量的结果通过云上可信管理服务来验证,以判断系统是否被改动。

动态度量和验证指在系统运行时动态获取其运行特征,根据规则或模型分析判断系统是否运行正常。

可信计算的另一个核心部分是可信根,通常是可信硬件芯片。可信计算通过芯片厂家在可信硬件中植入算法和密钥,以及集成的专用微控制器对软件栈进行度量和验证来确保可信。根据安全芯片和其上运行的可信软件栈(Trusted Software Stack)分类,业界目前主流的可信计算标准主要有三种:Trusted Platform Module(TPM)、Trusted Cryptography Module(TCM)和 Trusted Platform Control Module(TPCM)。

三、云计算安全

云计算安全(云安全)指一系列用于保护云计算数据、应用和相关结构的策略、技术和控制的集合,属于计算机安全、网络安全的子领域,或更广泛地说属于信息安全的子领域。

云计算具有随时随地访问信息资源、灵活扩大缩小资源范围、降低总运营成本等优势。云计算的发展趋势也是不可阻挡,但是云计算的安全性问题一直以来都是值得深究的话题。

那么,云计算面临的安全威胁主要在哪些层面呢?

1. 基础设施安全(网络层次)更容易遭受网络攻击

云计算必须基于随时可以接入的网络,便于用户通过网络接入,方便地使用云计算资源。云计算资源的分布式部署使路由、域名配置更加复杂,更容易遭受网络攻击,比如 DNS 攻击和 DDoS 攻击。对于 IaaS,DDoS 攻击不仅来自外部网络,也容易来自内部网络。

(1)隔离模型变化形成安全漏洞。逻辑隔离代替物理隔离,使企业网络原有的隔离产生安全漏洞。企业网络通常采用物理隔离等高安全手段保证不同安全级别的组织或部门的信息安全,但云计算采用逻辑隔离的手段隔离不同企业,以及企业内部不同的组织与部门。

(2)资源共享风险。共享计算资源带来的风险,包括隔离措施不当造成的用户数据泄露,用户遭受相同物理环境下的其他恶意用户攻击;网络防火墙/IPS 虚拟化能力不足,导致已建立的静态网络分区与隔离模型不能满足动态资源共享需求。

2. 基础设施安全(主机层次)

(1)Hypervisor 的安全威胁。Hypervisor 为虚拟化的核心,可以捕获 CPU 指令,为指令访问硬件控制器和外设充当中介,协调所有的资源分配,运行在比操作系统特权还高的最高优先级上,一旦 Hypervisor 被攻击破解,在 Hypervisor 上的所有虚拟机将无任何安全保障,直接处于攻击之下。

(2)虚拟机的安全威胁。虚拟机动态地被创建、被迁移,虚拟机的安全措施必须相应地自动创建、自动迁移。虚拟机没有安全措施或安全措施没有自动创建时,容易导致接入和管理虚拟机的密钥被盗,未及时打补丁的服务(FTP、SSH)等遭受攻击,弱密码或者无密码的账号被盗用,没有主机防火墙保护的系统遭受攻击。

3. 基础设施安全(应用层次)

基于云计算接口的开放性,基础设施提供商与应用的提供商很可能是不同的组织,应用软件也被云调度到不同的虚拟机上分布式运行,应用安全必须考虑基础设施与应用软件配合后的安全能力,如果配合不好,会产生很多安全漏洞。

4. 数据与存储

数据与存储安全主要涉及以下几个方面:

(1)静态数据的安全威胁。

(2)数据处理过程的安全威胁。

(3)数据线索的挑战。

(4)剩余数据保护。

5. 接入安全管理

云计算支持海量的用户认证与接入,对用户的身份认证和接入管理必须完全自动化,为提高认证接入管理的体验效果,需要简化用户的认证过程。

第五节　数据防泄漏

一、数据泄漏的现状分析

随着信息技术的飞速发展,计算机网络已成为日常办公、通信交流和协作互动的必备工具。数据的保密性、完整性和可用性关系到政府、重要行业和企业的竞争力。但是,信息系统在提高人们工作效率的同时,也对防止信息在存储、访问及传输过程中丢失和泄漏等一系列问题提出了安全需求。目前,对局域网安全的解决方案还停留在采用防火墙、入侵检测、网络防病毒等保护网络、限制信息访问或者监控行为的被动防护手段上。经不完全统计,全球 98.2％的计算机用户使用杀毒软件,90.7％的计算机用户设有防火墙,75.1％的计算机用户使用反间谍程序的软件,但却有 83.7％的用户遭遇过至少一次病毒攻击事件,79.5％的用户遭遇过至少一次间谍程序攻击事件。国家计算机信息安全测评中心数据显示:由于内部重要机密通过网络泄漏而造成经济损失的单位中,重要资料被黑客窃取和被内部员工泄漏的比例为 1∶99。调查显示,互联网接入单位由于内部重要机密通过网络泄漏而造成重大损失的事件中,只有 1％是被黑客窃取造成的,而 99％都是由于内部员工有意或无意的一些泄密行为所导致的。

电子邮件、即时通信、可移动存储介质等在提升人们工作效率的同时,也不可避免地扩展了数据泄漏的通道。

(一)数据泄漏问题的严重性

(1)每 400 封邮件中就有 1 封包含敏感信息。

(2)每 50 份通过网络传输的文件中就有 1 份包含敏感数据。

(3)全球 80％的企业存在着信息泄漏的风险。

(4)在发生的数据泄密事件中,96％是因为员工的防漏密意识不强和敏感数据管理制度的缺失造成的。

(二)数据泄漏的信息分类

(1)隐私数据保护:如客户身份证号码、客户账户、交易记录、卡号、账单信息、联系地址、医院个人病历等。

(2)知识产权:如产品战略规划、产品设计文档、软件产品代码、咨询报告、解决方案资料、大客户的相关资料等。

(3)公司机密:如公司年报、公司季报、CEO 邮件、重要会议的会议纪要、预算、采购计划、重要项目投资计划等。

(三)安全风险分析

来自内部的安全威胁主要有以下几类:

(1)窃取者将自己的计算机通过网络交换设备或者直联网线非法接入内网或计算机终端,窃取内网重要数据。

(2)窃取者直接利用局域网中的某一台主机,通过网络攻击或欺骗的手段,非法取得其他主机甚至是某台网络服务器的重要数据。

（3）内部员工将只允许在局域网内部使用的数据通过磁盘复制、打印、非法拨号外联等手段泄漏到单位外部。

（4）内部人员窃取管理员用户名和密码，非法进入单位重要的业务和应用服务器获取内部重要数据。

（5）内部员工在工作时间浏览无关的网站，导致恶意程序在内网横行，阻塞正常网络带宽。

（6）应用系统（OA、业务系统）等未考虑应用级的安全，任何文件都是明文传输、明文存储在应用系统的数据库，这样文件极易被截获，并且文件容易被人从数据库中提取，发生泄密事件。

（7）内部数据存储在硬盘中，由于未使用数据加密技术，在电脑出现故障，需要维修时，维修人员可以轻易地从硬盘中获得任何数据。

（8）目前办公内网所使用的监控和审计系统虽然提供了一定的网络控制功能，但其重点是对网络数据进行记录和审计，因此并不能很好地阻止单位信息泄密事件的发生。一旦发生泄密事件，对单位已经造成损失。因此，此类产品的安全作用有限。

（9）使用文档加密系统来对敏感数据进行保护的方式，主要是采用各种加密软件实现对计算机数据的加密，但是其对网络、计算机、用户的管理不灵活，而且内网资源众多，需要分别进行权限的设置，管理难度大，尤其当用户权限发生频繁更换的时候，容易造成漏洞。此类产品并不利于单位内部信息的安全管理。

二、数据泄漏的原因

数据泄漏的原因可分为业务层面和技术层面。

(一)业务层面

1. 缺乏对安全角色的正确理解

人们对便利性的需求远大于安全，为了利润最大化而轻视安全问题的例子不在少数。安全防护其实是一套自上而下的业务解决方案，各企业应将安全整合到企业的发展战略中，促进安全性转化为商业价值。

2. 认为安全方案达标即万事大吉

在数据安全的监管压力下，所投入的预算往往仅为满足项目的需求，而不是以保护数据安全为出发点。而实际上，达到监管部门的要求也只是让系统能正常运行的基本要求而已，黑客们可以通过网络跳板或是窃取特权访问到企业的敏感数据。如常见的网络分段其实是不堪一击的，通过盗用数字证书，入侵者可以轻易地骗取更深层网段用户的信任，套取到更多的机密信息。

3. 安全体系基础设施

多数企业更习惯于在项目的基础设施和业务方案中投入精力与预算，如安装杀毒软件与防火墙等，但这没有真正考虑到当前高级安全威胁带来的挑战，这些手段虽然还能起到一定的作用，但会因相对无效性从未来的安全体系中逐渐淡出。

4. 过于关注先进技术

诚然，关注先进的技术无可厚非，但单纯的技术往往治标不治本。要成功实现全面的信息安全，必须整合进成套的管理方法及业务安全操作流程，作为企业文化的一部分被长期贯彻。

5. 未能充分调用员工的能动性

仅仅提升员工对威胁的识别能力是永远不够的，许多员工并不了解他们正在使用的数据的价值所在，并错误地以为数据安全是由专人负责的，并未充分认识到自己也是企业数据安全中的重要角色。企业需要对员工进行纵向及交叉的培训，让各部门对彼此在安全防护中的职责有相互的了解，并结合周期性的安全演习，以检验培训的效果。

(二)技术层面

1. 新旧技术之间的融合问题

企业所面临的最大挑战之一就是如何在现有的基础设施上融入新兴技术，以提升安全体系的等级。为了与新兴技术相匹配，许多企业将基础设施作为发展的重点，却忽略了所要保护的数据本身，也没有意识到一些先进的技术很可能导致部署的不匹配，白白耗费大量时间、人力与财力，反而留下了安全隐患。

2. 移动与云计算将弱化基础设施的作用

在移动互联及云计算高度发展的今天，数据可能出现在任何位置。这也是企业必须将关注重心由基础设施转为数据的另一个重要原因，移动化及数据增值正弱化基础设施在多层架构中的安防效果，加大基础设施的建设力度并不能为云数据提供相匹配的安全保障。

3. 传统安全解决方案没有完全跟上各类威胁的快速演变

即便拥有充足的预算，新技术的使用与安全解决方案的开发都很难与威胁的演变同步，两者之间的差距使得多数解决方案在用户覆盖上存在不足。如何覆盖移动用户，顾及 https 与私有 VPN 的盲点，以行为分析摆脱对签名技术的过度依赖，才是真正需要预算投入的地方。

4. 多数安全系统没有自主学习能力

在传统的安全技术下，攻击者可以通过改变代码的方式绕过安全监测，让防火墙和反病毒解决方案失效。若系统不能实时升级以应对新的乱码攻击，就会留下许多极易被利用的漏洞。

5. 缺乏整合是大多数企业的致命弱点

多数情况下，网络上附加的安全功能并不是越多越好，它们在功能上的重叠不会让系统变得更为强大，相反会因为不能共享彼此的信息而浪费资源。企业需要一些新的途径部署统一的控制面板，在实现对安全项目高度统合管理的同时，将各自的安全智能进行整合，实时收集相关数据，供安全团队作出明智的决策。

三、数据防泄漏主流技术

数据防泄漏本身并非什么新兴概念，面向数据的安全防护技术在多年前就已成为信息安全领域所关注的重要课题。为了保证数据的保密性、完整性和可用性，信息安全业内先后提出过多种技术方案，从不同的角度来解决数据防泄漏问题，其中使用较为广泛的主流技术以控制类、加密类及过滤类技术为代表。

(一)控制类技术

控制类技术的核心思想是权限概念的延伸，主要通过权限的设置，对计算机输入输出进行集中控制和管理，并定期进行检查和事后审计，实现对关键数据的传输进行控制，防止未经授权的数据外泄。在具体实现上主要采用软件控制、端口控制等手段对计算机的各种端口和应用实施严格控制和强审计。该类技术通常不对数据的存储进行加密保护，而主要关注数据在传输过程中的合法性。控制类技术的这一特点，使得单纯采用该技术的数据防护方案往往无法解决如磁盘丢失、笔记本被盗等被动泄密风险。同时，因为数据传输的途径极为丰富，单纯的"围追堵截"式的控制类技术难免百密一疏，所以单纯采用控制类技术实现的数据防泄露方案目前已经越来越少。

(二)加密类技术

加密类技术是较为传统的数据防护技术，其主要理念是将数据的二进制存储转为密文，能够简单有效地解决数据的存储安全问题。加密类技术在数据安全防护领域中的应用可细分为以下几类：

1. 文件级加密技术

文件级加密是目前国内使用最为广泛的数据安全解决方案，之所以被广泛采用，主要是因为其具有技术简单、开发周期短和用户接受度高的特点。文件级加密技术最新型的应用被称为"透明加解密技术"，其原理主要是通过建立应用程序的进程和相应文件之间的关联来达到对特定文件数据加密的目的，通常在操作系统底层对文件进行处理，其加解密过程对用户透明。但是，由于受该技术的实现机制所限，决定了文件是否加密主要取决于应用程序和文件的关联关系，这导致安全系统与应用程序的具体实现密切相关，对用户环境的兼容性较差，甚至有可能出现数据被破坏的情况。

2. 磁盘级加密技术

磁盘级加密技术通过在磁盘读写时对磁盘扇区进行加解密来实现，由于避开了文件读写的处理，该技术避免了与应用程序相关的限制。采用该技术的数据防泄露方案以BitLocker 为代表。但是，单一的磁盘级加密技术主要适用于被动泄密防护需求，无法防止通过网络和其他途径的主动泄密行为，这一弱点极大地限制了磁盘级加密技术在数据防泄漏方面的应用。

3. 硬件级加密技术

该技术直接由数据的存储设备提供加密特性，最具代表性的是希捷 DriveTrust 技术，它将强大的、全自动的、基于硬件的安全保护与编程基础结合起来，使基于安全的软件应用更为容易，从而实现整个机构的加密密钥管理、多重用户认证以及其他有助于锁定静态数字信息的功能。DriveTrust 技术通过在硬盘中加入安全操作来发挥作用，使用起来与使用硬盘一样简单而经济。但是硬件级加密这类技术的弱点与磁盘级加密技术相同，无法有效防止通过网络等途径的主动泄密行为。

4. 网络级加密技术

网络级加密技术通常与其他加密技术结合使用，用于保障数据在网络传输时的安全。根据实现层次的不同可以分为网络层的 IPSec VPN、应用层的 SSL VPN、专用 IP 数据包格式变换等。由于此类技术无法对通过存储介质传递的数据进行保护，因此通常不能作为完整的数据防泄露解决方案，而需要与其他技术结合使用。

(三)过滤类技术

相对于其他技术而言，过滤类技术的优点是无须在终端安装软件，其使用模式是在内网的出口,即网关处安装内容过滤设备,这些设备可以分析 HTTP、POP3、FTP、即时通信等常见网络协议,并且对协议的内容进行分析及过滤,比较先进的设备可以识别上百种文件格式。安全管理人员通过设置过滤规则和关键字过滤相关的内容,防止敏感数据的泄露。

但是这种方案也存在固有的弱点:首先是无法识别一些特殊的网络协议;其次是无法识别被用户特殊处理过的通信内容,如果恶意用户对出关的数据进行加密和隐写术(Steganography)处理,便可以轻易地穿透网关;最后是由于要进行深度的内容过滤,因此设备性能往往成为限制其应用的瓶颈。

(四)虚拟化技术

虚拟化数据防泄露是利用虚拟化技术的特点,将虚拟化技术应用于数据防泄露领域。相对于传统的操作系统来说,虚拟化技术的特点决定其更符合数据防泄露的一些要求,主要体现在以下几个方面:

(1)传统操作系统存在配置、管理、使用等各种权限无法清晰地分开的弊端,使系统各类操作权限容易被盗用,系统存在各种漏洞,由此带来各种入侵、数据被窃取等问题。利用虚拟化技术可以将管理和使用的权限划分清楚,可以做到用户在虚拟系统里只能使用某些应用,绝无破坏系统、非法获得权限、盗取数据的可能。

(2)虚拟化帮助不同用户之间的操作环境相互隔离,而传统操作系统无法真正做到用户之间的隔离。每个虚拟环境之间无论从应用还是存储都是相互隔离的,效果相当于两台相互独立的计算机,可以分别连接不同安全等级的网络,起到一个逻辑隔离的作用,文件无法直接在不同安全等级的网络间传输,避免了数据泄露的风险。

(3)虚拟化环境可以被集中配置和管理,管理者对每台虚拟机的掌控力度远比对一个个零散的真实计算机要强。用户在虚拟机里可用的程序、空间大小、上网的行为都可以被集中管控,而要对每一台真实计算机的上述特征进行集中管理需要安装很多额外的软硬件,即便这样也无法达到对虚拟机的集中管控程度。这样用户的使用行为会更加安全有序,无法私自将机密数据带出机密环境。

四、数据防泄漏技术的优劣比较

在数据防泄漏领域的实际应用中,各类防护技术依据其实现原理不同,有着各不相同的特性,具体如表 8-1 所示。

表 8-1　各类防护技术的特性

技术类别	能否防范主动泄密	能否防范硬件失窃	是否需要改变硬件架构	与应用程序兼容性	是否易被绕过	是否易造成数据损坏	对效率的影响	是否改变使用习惯
控制类技术	是	否	否	普通	普通	否	不影响	是
文件级加解密技术	是	是	否	普通	较难	是	基本不影响	是
磁盘级加密技术	否	是	否	较好	较难	否	基本不影响	否

续表

技术类别	能否防范主动泄密	能否防范硬件失窃	是否需要改变硬件架构	与应用程序兼容性	是否易被绕过	是否易造成数据损坏	对效率的影响	是否改变使用习惯
硬件级加密技术	否	是	是	极好	较难	否	基本不影响	否
网络级加密技术	部分	否	由具体实现方式决定	较好	较难	否	有一定影响	是
过滤类技术	部分	否	由具体实现方式决定	极好	普通	否	易成为网络瓶颈	否
虚拟化技术	是	是	否	极好	较难	否	基本不影响	否

由表 8-1 可以看出,目前除了虚拟化技术之外的其他较为流行的数据防泄漏技术,各有其优势,也都或多或少存在一些弱点,尤其是在应用程序兼容性、防护强度、效率影响等方面存在的问题,造成了当下缺乏数据防泄漏成熟产品的现状。没有使用虚拟化技术的各个单位往往不得不采购多种产品来实现数据防泄漏目标,但即便如此,由于各个产品缺乏整体设计上的一致性,配合起来常常是貌合神离,事倍功半。

总之,虚拟化技术虽然不可能是数据安全领域的万用灵丹,但通过虚拟化技术,形成基于数据使用生命周期的统一防护模型,是完全值得期待的。虚拟化技术不仅在数据防泄漏方面具有无限潜力,而且有能力覆盖数据安全的其他方面,成为统一解决数据防丢失、防泄漏、防滥用的全面解决方案。

首先,以虚拟化技术为基础,数据的统一灾备可以更精确地执行。这是因为,虚拟化技术有能力将用户的关键数据与垃圾信息区分开来,将关键数据统一存放在虚拟磁盘中,数据灾备方案可以做到有的放矢。同时,数据的虚拟化存储也使得数据灾备在实现上更加容易。

其次,虚拟化技术可以延伸到数据的外发流程,从而实现数据防滥用需求。将虚拟化技术应用于优盘等存储介质,能够在存储介质的读写过程中加入虚拟层,由虚拟层统计数据被使用的权限、次数、时间等信息,并可以据此对数据的使用做出限制,达到防止数据被滥用的目的。

五、医疗数据防泄漏

(一)医疗数据危机四伏

医疗数据共享、防篡改、防泄漏一直是困扰医疗行业的难题。

医疗信息的一个安全隐患就是黑客攻击。统计资料表明,2017 年仅在美国出现的重大医疗信息泄露事件就有 15 次,保守估计,共有约 300 万名患者的信息被泄露。而在我国,这一问题同样十分严重。2017 年 9 月《法制日报》就报道了一家医院的服务信息系统遭到黑客入侵,被泄露的公民信息达 7 亿多条,8000 多万条公民信息被贩卖。近些年来,这样的安全事件频频发生。

毫无疑问,医疗数据有着很高的价值,其中包含的患者姓名、年龄、居住地址、电话、病史、银行账户等信息,蕴含着重要的财富价值,这也使得医疗数据成为不法分子窃取的目标。在利益等因素的驱使下,医疗系统内部泄漏信息的事件也频频发生。

近年来,病历电子化、医院上云、远程问诊等业务的开展,患者的病历等信息也逐渐转为电子版,越来越多的个人健康信息连入网络。虽然这在很大程度上提升了便捷性,但同时也增加了患者信息数据泄露的风险。

首先,医护人员的安全意识较为薄弱,调查资料显示,21%的内部人员表示,登录医疗相关系统的用户名和密码记录就放在自己的电脑旁,而且,医护人员共用账号的现象也非常严重,如果出现安全事故,很难进行安全追溯;其次,医疗机构对内部工作人员的管理不够严格,导致不法分子有机可乘;再次,医疗系统账号安全等级低,很容易遭到黑客的暴力破解、撞库、钓鱼邮件、木马病毒、SQL注入等攻击,然后窃取医疗数据进行倒卖牟利,甚至控制医院关键信息系统,勒索巨额赎金,严重影响医院的正常经营秩序。

层出不穷的安全事件时刻提醒着我们,安全线就是生命线,其中的第一道防线就是身份认证。因此,提升医疗信息系统的安全性刻不容缓。除了必须加强员工的安全意识之外,还需要通过技术手段提高身份认证的安全性,并做到安全追溯、责任到人。

(二)医疗数据防泄漏方法

从技术角度而言,大数据的隐私保护主要还是依赖于传统数据隐私保护的一些密码学技术,而医疗数据的特殊性对防泄漏的要求也有别于其他系统。将需要保护的内容聚焦于以下几点,并结合目前已有的技术手段进行讨论。

1. 标识隐私匿名保护

在患者诊疗档案中,往往会以患者的姓名、身份证号码等作为患者的唯一标识,但是这些信息本身就应该是隐私保护的内容,所以需要在不影响信息准确性的前提下对这些信息进行匿名保护。如在数据发布中先删除身份标识,然后对准标识数据进行处理,在保护隐私的同时进一步提高了信息有效性,并采用概化和有损连接两种实现方式。可以看出标识匿名隐私保护,主要是采取在保证数据有效性的前提下损失一些数据属性,来保证数据的安全性。目前大部分技术采用了这种方式。但是在目前患者电子诊疗信息交互过程中,信息的损失可能会影响正常流程的运行。在很难同时兼顾可用性与安全性的前提下,需要一种针对医院及区域性平台运作特点的算法,来找到可用与安全的折中点。

2. 医疗数据的分级保护制度

以一份完整的诊疗档案为例,其构成应当包含了各种信息,如患者基本信息、诊断信息、医嘱信息、检验检查信息、药品信息、收费信息、主治医生信息等。这些信息在隐私保护中都有着不同的权重,如果一概而论对所有信息都采用高级别的保护手段,会影响实际运作的效率,同时也是对资源的浪费。但如果只对核心信息进行保护,也会造成隐形泄露的问题。如只对检验报告进行保护,那么检验数据的泄露也可以容易地推导出检验报告的结果。所以需要建立一套数据的分级制度,对于不同级别的信息采用不同的保护措施,但由于涉及不同的系统和运作方式,制定一套完善的分级制度有相当的难度,同时还涉及访问权限的控制。

3. 基于访问控制的隐私保护

医疗系统中隐私保护的难点还在于参与的人员节点多,导致了潜在的泄露点也多。访问控制技术可以对不同的人员设置不同的权限来限制其访问的内容,这其实就包括了数据分级的问题。如财务部门的人员应该只能访问相关的收费信息而不能访问医生的诊断信息。而目前大多数的访问控制技术是基于角色的访问控制,能很好地控制角色访问的内容以及相应的操作。但是规则设置与权限分级的实现手段比较复杂,无法通过统一的规则设置来进行统一的授权,许多情况下需要对角色的特殊情况进行单独设置。

通过对不同问题、不同技术手段的分析可以看出,在医疗大数据领域技术手段还不能很好地满足实际应用的需求。同时,需要建立一套适用于医疗大数据领域的完整隐私保护体系,在医疗数据的存储环节、访问环节、应用环节等形成系统性保护。而在构建隐私保护体系时,除了相关技术外,更应该完善制度。

第六节　数据备份与恢复

一、数据备份与恢复提出的背景

随着信息技术的广泛应用,数据越来越成为企业、事业单位日常运作中不可缺少的资源和领导决策的依据。但是,计算机的使用有时也会造成隐患,那就是计算机数据非常容易丢失和遭到破坏。

随着计算机系统越来越成为企业不可或缺的数据载体,如何利用数据备份来保证数据安全也成为迫切需要研究的一个课题。数据遭到破坏,有可能是人为的因素,也可能是由于各种不可预测的因素,主要包括以下几个方面:

(1)计算机硬件故障。计算机是一台机器,其硬件是整个系统的基础。由于使用不当或者计算机产品质量不佳、配件老化等,计算机的硬件可能被损坏而不能使用。例如,硬盘的磁道损坏。

(2)计算机软件系统的不稳定。由于用户使用不当或者系统的可靠性不稳定等,计算机软件系统有可能瘫痪,无法使用。

(3)误操作。这是人为的事故,不可能完全避免。例如,在使用 DELETE 语句的时候,不小心删除了有用的数据。

(4)破坏性病毒。病毒是系统可能遭到破坏的一个非常重要的原因。随着信息技术的发展,各种病毒也随之泛滥。现在,病毒不仅仅能破坏软件系统,还可能破坏计算机的硬件系统,如当前流行的每月 26 日发作的 CIH 病毒,就是一个典型的破坏计算机硬件系统的病毒。

(5)自然灾害,如大火、洪水、地震等。这是一种人力无法抗拒的原因。

二、数据库备份与恢复的重要性

摩根斯坦利是一家大型投资银行。当纽约世贸中心中许多大公司的商务数据一瞬间"灰飞烟灭"时,该中心最大的主顾之一摩根斯坦利却在灾后的第二天就恢复了正常工作状态。危急时刻,摩根斯坦利花费巨资添置的远程数据防灾系统忠实地工作到大楼倒塌前的最后一秒钟,将重要的业务信息完好无损地传送到了几英里以外的另一个办事处。在这次大劫难中,摩根斯坦利几年前就制定的数据安全战略发挥了极大的作用,将突发危机的不利影响下降到最低程度。

目前,国际上对电脑安全技术越来越重视,人们的安全意识越来越高,体现在电脑安全技术的应用从个别的特殊行业发展到各行各业;从对电脑设备的重视发展到对核心数据安全的重视,这已经是一个不可逆转的趋势。医院信息系统(HIS)应用已经非常广泛,深入到医院管理的各个环节,挂号、收费、摆药、取药、药品出入库、患者入院、住院医嘱信息、押金、结账等数据都存放在服务器的数据库中,实时性要求非常高。数据的安全性关系到整个系统能否正常运行,最终关系到能否为患者提供正常的服务。所以,服务器的备份、数据库的实时备份显得尤其必要。

三、备份与恢复的几个层次

(一)用笔记本电脑解决双机热备问题

通过磁盘阵列 RAID0、RAID1 只能解决硬盘的问题,并不能解决数据库的问题。一般都考虑双机热备方案,但双机热备势必要增加一台服务器,增大投资。医院的 HIS 可分为病房和门诊,病房的实时性要求并不是很高,而门诊的实时性非常高。针对门诊的实时性,可以应用笔记本电脑安装门诊各应用程序,包括门诊挂号、门诊收费等应用程序,相当于小服务器,数据库和应用程序与主服务器一致,每天下班前系统管理员将所有公共字典导出备用,确保所有字典都是最新字典,包括收费项目和药品字典。一旦主服务器有问题,门诊可用笔记本电脑收费与划价,药房可根据处方拿药,确保了门诊的实时性。2019 年,福建省某家医院因机房搬迁切断光纤几小时,门诊部就使用此种方法,保证了连续不间断收费划价与发药,确保了门诊患者不受影响。

(二)利用数据库的计划作业进行备份和异地备份与恢复

利用数据库的计划作业进行多个备份计划,比如在工作量比较少的时候,每天夜里 24 点进行备份,在凌晨 3 点时做异地备份计划,即将备份文件储存在局域网中的其他计算机的硬盘上,确保服务器硬盘坏掉时有一份脱机的备份数据,然后可利用还原功能还原数据库。它的优点是可对整个数据库进行还原,且速度比较快。

(三)利用应用数据库的数据文件和日志文件直接用命令进行备份与恢复

此种方法的优点是恢复的速度比较快,简单实用。缺点是对管理员要求比较高。

(四)利用应用程序导出导入进行备份与恢复

利用应用程序的系统管理员模块 Sysadmin 中的导出功能,每天下班之前将所有数据导出,即导出所有的表(table),需要时将表导回,它的优点是比较灵活,可针对表进行恢复,如果只是某一个表有问题,比如误操作、误删除,只需要将前一天备份的表导回即可。如福建省某家医院的检验信息系统(LIS)刚投入使用时,检验人员对操作还不熟悉,误将检验项目编码搞乱,无法出检验报告,就可以利用这个功能将检验字典导回,问题就迎刃而解。

总之,医院信息管理系统中的数据备份和恢复非常重要,尤其是现在医保、物价部门对医院的要求非常严格的情况下,数据一旦丢失,对医院、社会都会造成无法估量的损失。这就要求计算机管理人员做好充分准备,能够及时进行数据的备份,一旦数据库出现故障,要能够及时进行恢复。

第七节　应用容灾

以医院为例,随着医院信息化建设的稳步推进,各种信息系统已渗透到医院业务的各个方面,医院对于信息系统的依赖程度逐渐增强。在系统的可用性得到保证的情况下,医院更关注的是如何实现系统的有效运维,即实现核心业务系统数据不丢失和应用不间断的目标。为了能够保障整体业务系统的高效运转,规避原有双机方案存在的风险,通过采用一体化容灾方案,实现对医院内重要的 HIS、LIS 等系统的应用容灾,确保业务系统数据不丢失和应用不间断。

一、需求分析

(一)核心医疗信息系统现状

目前,医院核心医疗业务基本已实现信息化。其中,核心业务主要包括门诊数据库、住院数据库、电子病历数据库、检验检查数据库等。

(二)业务持续风险分析

1. 业务中断风险(软件硬件问题)

目前门诊数据库采用了集群方式。集群虽然实现了高可用,但是并不能完全避免故障。

集群技术虽然避免了由于硬件单元故障造成的业务中断,但是共用一版本数据,当逻辑错误发生时,无法保证业务数据有效、可用。在这种情况下,集群技术就显示出巨大的不足,主要包括以下几个方面:

(1)由于集群是"孪生"同构,当工作机出现上述问题而崩溃时,备机极有可能波及。由于仅有一个版本的操作系统及应用软件,该版本出现问题时,备机不能成功接管业务。

(2)当业务数据出现逻辑错误导致工作机崩溃时,由于共享存储,且只拥有单一版本的业务数据,备机所接管的业务数据不可用,备机不能成功接管业务。

(3)集群软件本身的不稳定导致切换应用失败。

2. 数据丢失风险

(1)本地存储数据存在安全隐患。服务器虽然做了磁盘阵列(RAID),为系统提供了相对安全、可靠的运行和存储环境,但也成了系统的单一故障节点。虽然 RAID 本身有一定的安全策略,但是在极端情况下发生故障(控制器、RAID 卡故障或其他软硬件故障),医院的业务将全部中断,数据将可能永久丢失。

(2)无实时数据保护技术。目前采用手工、定时自动备份方式,工作量大,数据不能验证,数据安全不能保证。

(3)数据库自身机制不能快速恢复数据。目前采用数据自身机制对日志文件做定时自动或手动备份,无其他本地快速恢复手段,一旦出现硬件故障或软件故障时:

• 备份的数据无法验证。备份数据是否可用需经验证才能确定,传统验证方法需备份的数据回写到原应用环境下进行测试,这意味着要中断现有系统运行。

• 数据需要从备份服务器中回写至应用服务器,本地再还原,因此一旦发生医院业务系统中断情况,业务恢复时间较长。

• 恢复过程复杂不可控。安装业务系统往往比较复杂,而且很多时候需要业务系统的开发方或集成商进行安装,这将导致数据的恢复过程复杂而且不可控。

3. 维护难度大,维护力量不足

(1)预检维护制度落实难度大。系统持续运行的要求比较高,基本无主动停机进行维护维修的机会,预检维护制度无法落实。即便有数据备份措施,也无法确认备份的数据是否有效,因为如需验证,就必须将数据拷回原系统运行,这样原系统就需停顿。

(2)专业要求高、人员流动大。新旧技术、新老系统混杂,信息技术层出不穷,维护人员需要具备较高的专业背景和业务能力,这给经常性的运行维护带来较大的难度。

(3)应急演练、快速恢复手段少。在不中断业务情况下,无法组织经常性的应急演练,平常也很难进行实际操作的训练,无法保证维护人员在灾难情况下的处置水平。

目前的系统维护都是面向维护工程师设计的,一线维护人员缺乏简单、有效的快速恢复业务的技术手段。在灾难发生时,一线值班人员实际上基本做不到快速恢复系统,需等待相关维护人员、厂商服务商到场,业务中断时间、数据丢失的风险不可控。

二、容灾系统解决方案

以医院为例,简述容灾系统解决方案。

(一)设计思路

按照"可应用、容灾、持续运营"的全面业务持续管理思想,保持现有网络架构、容灾设计不变,增加一套统一容灾系统做全方面容灾部署。提升统一容灾、持续运营能力,实现"业务不中断、数据不丢失、简单可控"的运维目标,达到运行、维护、管理的"可控、简单"。

(二)业务持续保障

1. 系统拓扑

根据医院的实际情况与切实需求,HIS门诊数据库、HIS住院数据库、HIS电子病历数据库、检验数据库等作为医院核心数据库,具有访问量大、系统硬件性能要求高、系统实时性要求高、数据完整性要求高的特点。因此,在医院信息中心部署一套统一容灾系统对信息中心的所有系统进行保护。

根据信息系统的基础架构现状,根据网络情况、服务器情况及应用保护需求建立应急容灾拓扑结构。

2. 方案概述

统一容灾系统的作用首先是给被保护服务器增加一个逻辑存储空间,并通过网络映射给被保护服务器,服务器的操作系统、应用环境、相关数据自动备份到逻辑存储空间中。当服务器发生任何软硬件故障时,服务器转换为虚拟机启动应急模式,统一容灾系统将按照事先设置的策略将备份在逻辑存储空间中的操作系统、应用环境、相关数据映射到统一容灾系统内置虚拟平台上,通过虚拟机接替故障服务器,快速恢复业务运行。

3. 复制策略

通过制定合理的复制策略,实现集中、无人值守、自动化的数据在线复制。在灾难发生时,对系统和数据进行应急接管,及时恢复业务运行,使损失减至最小。

在系统第一次复制时,通过初始复制模式对整个系统盘进行复制,在以后运行中可按需进行有计划的增量复制,可设置具体的复制策略。

4. 实现效果

(1)应用服务器快速恢复。当业务系统出现故障时,容灾系统能快速接管业务系统的运行,并重新提供业务服务,业务中断时间小于 5 分钟,实际业务恢复时间等于原系统重启时间。

(2)HIS 数据的实时保护。

(3)数据查询分离:为 HIS 门诊、住院系统的核心数据库复制出一个服务子系统,提供面向其他单位的数据查询和检索功能,隔离核心数据库与外界的联系,降低核心系统的资源消耗。

(4)HIS 电子病历数据库服务器、检验数据库服务器等应用服务器,采用快照技术,对数据库服务器上的数据变化,形成连续时间点快照。当灾难发生时,可以选择任意时间点的快照形成副本,保证业务数据丢失小于 1 小时。

(5)极简操作模式,一线值班人员可以简单完成业务容灾。

(6)采用虚拟机、网络启动应急方式,适应各种软硬件故障导致的业务系统应急。

(7)在线复制与在线还原,不影响系统的正常运行。

(8)复制的系统、应用和数据独立于生成系统之外。

(9)自动生成多版本快照,确保可用、可靠。

(10)完全国产,自主可控,独立于第三方运维工具。

(11)不影响生成系统的正常工作,方便经常性应急演练。

(12)具有充分的可扩充的网络容灾应急设计,最大限度保护前期投资。

5. 方案特点

(1)分钟级业务恢复的产品设计。当发生中断时,使用容灾系统直接接替故障系统工作,不需要长时间的硬盘数据回写,几分钟即可恢复业务运行。确保业务系统同时具备快速的灾难恢复能力,使业务的连续性得到保障。

(2)秒级数据保护的产品设计。对核心数据库实现数据库数据实时同步,实现核心数据库的数据捕获、迁移,当发生故障时,可立即恢复数据库业务。

(3)全面在线复制的产品设计。容灾系统不仅仅复制业务系统的数据,而且复制包括业务服务器操作系统以及业务运行的完整软件环境,包括操作系统、数据库系统、中间件系统、各种应用系统等。

(4)便于演练验证。灾难恢复演练作为业务连续性管理的一个重要环节,通常具有操作复杂、资源占用较大的问题,成功进行一次演练的难度很高。

使用容灾系统,可以大大降低演练的技术难度,只需要部署一个简单的演练环境,就可以使用容灾系统中虚拟机的应急功能,在极短的时间内就可以将所有的业务系统运行起来,从而实现检验容灾备份的可用性、灾难恢复应急预案的可执行性等演练目的,从而使业务系统在发生灾难后恢复得到保障。

(5)易于扩展的一体化容灾技术。容灾系统采用软、硬件一体化设计,可方便地进行"交钥匙"式交付。

容灾系统采用模块化设计,可根据需要灵活选择相应的功能模块。同时,当应用环境变化时,可以方便地进行升级扩展,包括存储容量的扩展、应急方式的扩展、保护服务器数量的扩容等,可有效地保护用户的初期投资。

三、统一容灾系统工作原理

(一)在线复制

在统一容灾系统部署完成后,将为每台生产服务器分配一组容灾存储,配合安装在生产服务器上的客户端。根据预先设定的策略,自动对各服务器的操作系统、应用软件、数据及数据库实施在线复制,复制后在统一容灾系统上生成用于应急、容灾的快照,供应急、容灾、恢复时选用。

(二)启智数据库同步(DSS)

启智数据库同步(DSS)是一种基于 Oracle 在线日志(Redolog)分析技术的结构化数据复制备份软件产品。

DSS 利用数据库日志在线跟踪、分析技术,将产生数据库的交易信息以事务为单位,通过异步的方式,实时传递、装载到目标数据库中,以达到源端、目标端复制数据保持同步的目的。

(三)应急启动

服务器产生故障时,使用同一容灾系统管理器中提供的虚拟机应急功能,统一容灾系统会将容灾副本以自身集成的虚拟化平台启动,启动时不需要进行任何物理到虚拟的操作,启动完成后,业务系统恢复正常功能。

总之,一旦服务器发生故障,通过多种应急手段使用简单的操作,即可在分钟级内恢复故障服务器业务。

(四)事后恢复

当实施网络启动操作系统、应用软件并恢复业务功能后,可在系统 I/O 比较少的时间(如深夜),使用统一容灾系统的恢复功能,自动或手动对各服务器原有的磁盘进行恢复操作;将存放在网络里的可用操作系统、应用软件、数据及数据库恢复(回写)到本地盘,该操作支持对数十台服务器的自动恢复,非常便于运营管理。

当完成对本地盘的全部系统和数据的恢复后,根据需要只需要重启系统,并选择本地启动即可将运营切换到本地盘上。

习 题

1. 下列不属于对身份认证的内容是　　　　　　　　　　　　　　　　　　　　　(　　)

A. 对"人"的认证　　B. 对"数据"的认证　　C. 对"机"的认证　　D. 对"物"的认证

2. 以下哪一个不是桌面终端安全防护措施　　　　　　　　　　　　　　　　　　(　　)

A. 电脑操作系统及时安装更新补丁　　　　　B. 将个人文件及文件夹标注出来

C. 启用来宾账户　　　　　　　　　　　　　D. 关闭文件共享功能

3. 桌面用户上网时可能会遇到的入侵方式不包括　　　　　　　　　　　　　　　(　　)

A. 系统被病毒(木马、蠕虫等)、间谍软件、流氓软件攻击

B. P2C 工具

C. 浏览网页时被恶意程序攻击

D. 流氓软件

4. 双机热备不能解决以下什么问题 （ ）

A. 数据库问题　　　　　　　　　　B. 硬盘问题

C. 实时性问题　　　　　　　　　　D. 以上都能解决

参 考 文 献

[1]白春学,赵建龙.物联网医学[M].北京:科学出版社,2016.

[2]贝乾,胡思聪,汪春亮.医院信息安全建设探讨[J].医学信息,2012,25(12):1-2.

[3]曾红武.物联网技术及医学应用[M].北京:中国铁道出版社,2020.

[4]程颖,戴飞,祁海霞,等.基层医疗卫生机构管理信息系统软件设计与实现[J].信息系统工程,2017(10):102-103,107.

[5]黄千程.如何从网络安全角度入手维护医院信息系统安全[J].网络安全技术与应用,2017(4):157,164.

[6]卡马尔.物联网导论[M].李涛,卢冶,董前琨,译.北京:机械工业出版社,2020.

[7]孔琳.LIS在现代医院中的应用[J].医学信息,2016,29(1):1.

[8]刘建炜,李丽娟,董兆婧.医学影像存储与传输系统(PACS)与医院信息系统(HIS)的融合技术分析[J].计算机系统应用,2006(1):2-5.

[9]罗书练,郑萍,侯世方,等.医院信息化建设面临的机遇与挑战[J].西北国防医学杂志,2011,32(3):239.

[10]毛志军.基层医疗卫生机构管理信息系统软件设计与实现[J].科技传播,2018,10(13):147-148.

[11]孙强.医院现代化信息管理中网络安全问题的管理与维护[J].中国卫生产业,2019,16(13):171-172.

[12]王建强,仲晓伟,夏开建."互联网+"环境下的医院信息安全研究[J].中国数字医学,2018,13(8):66-67,78.

[13]王明时.医院信息系统[M].北京:科学出版社,2016.

[14]王瑱,计光跃,钱明平,等.医疗安全信息管理系统在综合性医院中的应用[J].现代医药卫生,2019,35(17):2752-2754.

[15]王彦成,路杰,姚进文,等.基层医疗卫生机构管理信息系统建设的现状分析与建议[J].中国科技成果,2012,13(5):43-45.

[16]王赠,李伟.医院信息系统的网络安全管理与维护[J].通讯世界,2017(12):113.

[17]魏明,罗希.基于PACS标准化通用型信息管理系统[J].中国医疗设备,2017(2):141-143.

[18]吴前兵,刘静,程西雅.医院信息安全建设探索[J].医学信息学杂志,2020,41(8):57-61.

[19]杨亚萍,蔡立志,吴建华,等.电子病历系统应用水平分级测评实践[J].计算机与数

字工程,2018,46(1):68-73,77.

[20]叶明全,吴少云,尹荣章.HIS课程教育及其实践教学研究[J].医学信息,2006,19
(1):36-38.

[21]易工.数字化医院与超声科数字化建设[J].医学信息,2009,22(6):832-833.

[22]张怀亮,马继锋.HIS系统与PACS系统的整合探讨[J].中国卫生信息管理杂志,
2011,8(1):55-58.

[23]张伟棋.探析网络安全技术在医院信息系统中的应用[J].信息通信,2018(8):115-
116,120.

[24]赵霞,李小华,刘晓辉.应用《电子病历应用水平分级评价方法及标准》促进医院信
息化建设持续发展[J].中国数字医学,2014,9(1):48-49,61.

[25]赵子鹏.浅谈医院信息安全建设[J].数字化用户,2019(48):26.

[26]周洪波.物联网:技术、应用、标准和商业模式[M].2版.北京:电子工业出版
社,2011.

[27]朱旭光.试析信息管理与信息系统在医院的应用[J].电子世界,2018(24):
176,178.

浙江大学出版社 ZHEJIANG UNIVERSITY PRESS

互联网+教育+出版

立方书

教育信息化趋势下，课堂教学的创新催生教材的创新，互联网+教育的融合创新，教材呈现全新的表现形式——教材即课堂。

 轻松备课　 分享资源　 发送通知　 作业评测　 互动讨论

"一本书"带走"一个课堂"　教学改革从"扫一扫"开始

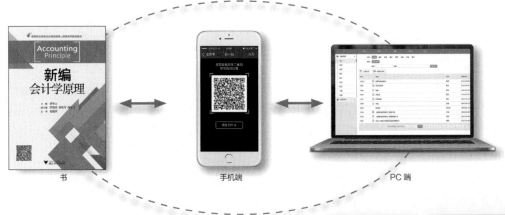

书　　　　　　　　　手机端　　　　　　　　　PC端

打造中国大学课堂新模式

【创新的教学体验】

开课教师可免费申请"立方书"开课，利用本书配套的资源及自己上传的资源进行教学。

【方便的班级管理】

教师可以轻松创建、管理自己的课堂，后台控制简便，可视化操作，一体化管理。

【完善的教学功能】

课程模块、资源内容随心排列，备课、开课，管理学生、发送通知、分享资源、布置和批改作业、组织讨论答疑、开展教学互动。

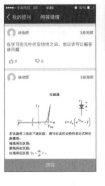

扫一扫 下载APP

教师开课流程

➡ 在APP内扫描封面二维码，申请资源
➡ 开通教师权限，登录网站
➡ 创建课堂，生成课堂二维码
➡ 学生扫码加入课堂，轻松上课

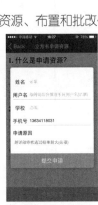

网站地址：www.lifangshu.com
技术支持：lifangshu2015@126.com；电话：0571-88273329